改訂新版

# 貧血の人の基本の食事

監修
同愛記念病院
血液内科部長
鈴木 謙

料理制作
管理栄養士・
料理研究家
検見﨑 聡美



Gakken

# はじめに

　貧血は女性にとって、思春期、妊娠、更年期までと一生無縁ではいられない病気です。女性だけではなく、男性も貧血の症状が出ることがあります。男性や閉経後の女性、あるいは急に貧血が進んだ場合、貧血の裏に大きな病気が隠されていることがありますので、早めの受診をおすすめします。貧血の症状として、動悸、息切れ、立ちくらみ、疲れやすさなどがありますが、年齢や運動不足や疲労からきている症状と思い込んで正しい診断が遅れてしまうことが心配です。

　貧血にもいろいろな原因がありますが、もっとも多くを占めるのが、鉄欠乏性貧血です。日本の40代女性の4人に1人がかかっているといわれています。その名の通り、鉄が不足して起こります。「貧血気味で……」と自覚症状はあるものの、病気と考えておらず、なんとなく鉄分補強食品を食べて満足しているということはないでしょうか。鉄分をとろうとしていることはいいことですが、あくまで補強食品。日頃の食生活で鉄分を多く含む食材を使ったバランスのとれた食事をすることが何より大切です。

　本書では、貧血の人の基本の食事法を紹介しています。毎日の食事を安心して食べられることはもちろん、無理なく続けられることが、食事療法では大切です。貧血と診断されていなくても、貧血気味かなと気になる方、患者さんのご家族にもおすすめのレシピばかりです。

　また、レシピの他に巻頭・巻末やコラムでは、貧血の食事療法の基本や調理法、病気の基礎知識も掲載していますから、あわせてご覧ください。

　本書が、患者さんやご家族にとって、日々の食事の一助となれば幸いです。

同愛記念病院血液内科部長
鈴木　謙

貧血と診断されたら、まずは鉄分をとるように心がけましょう。赤身の肉や魚、豆類、野菜、海藻に、多く鉄分が含まれています。ただ、鉄分は体内にとり入れても、そのままでは吸収されにくいので、ビタミンやたんぱく質が必要になります。そのために、バランスのよい食事が必要となってきます。

鉄分が多い食材であるレバー、ほうれん草、小松菜、あさり、大豆などをふんだんに使ったレシピを考えました。臭みや食感が苦手な人が多いレバーは、下処理の方法をいろいろと紹介しています。また、鉄分が多いのにあまり知られていない、なまりぶし、とんぶり、赤芽なども多く使っています。使い方を知っていただき、他のレシピでも応用していただければと思っております。また、患者さんへの食事とはいえ、健康な人でも満足を得やすいようなボリュームのあるレシピになるように心がけました。

本書では、それぞれのレシピに、エネルギー、鉄分、塩分の数値を明記してあります。また、主菜や麺・丼・ワンプレートにはそれらに合う副菜、汁物・スープなどのおすすめ献立例も紹介しています。患者さんご自身の総摂取カロリー量も計算しながら、組み合わせて毎日の献立に活用いただければと思います。

まずはレシピ通りにつくって、分量やどんな食材や調味料が貧血には向いているのかを確認してみましょう。

患者さんや、健康が気になるという方にとって、この本が毎日の食事をつくる上での工夫や助けになれば幸いです。

管理栄養士・料理研究家
検見﨑聡美

# 楽しく、長く続けるための5つのポイント

貧血と診断されたり、貧血気味と感じて、食生活を見直してみようと思ったものの、鉄分が多いものといってもレバーやほうれん草ぐらいしか思いつかないし……と、毎日同じようなメニューになっていませんか。この本では次の5点を重視して、食事療法を無理なく、長く続けるためのポイントを紹介しています。

苦手な臭みも気にならない

## ポイント 1 レバーの下処理方法をいろいろ教えます!!

鉄分が多い食材といえば、いちばんにレバーと答える人は多いでしょう。しかし独特の臭みや食感が苦手という人もいます。鉄分が豊富な食材なので積極的に食べてもらえるように、水にさらす臭み取りの方法やかりかりに焼いて食感が気にならなくなるコツを多く紹介しています。

しっかりと水にさらします。下処理をしっかりとすることで、臭みが抜けて気になりません

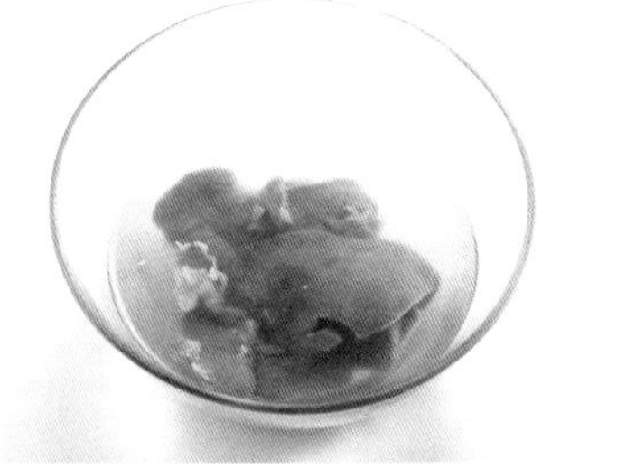

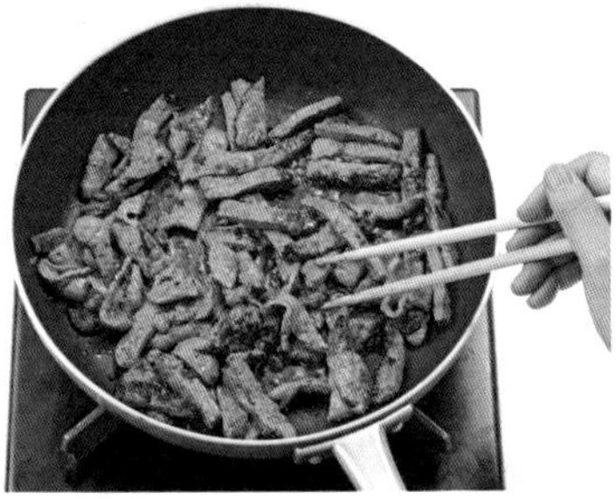

かりかりに焼くことで、苦手とする食感が気にならなくなります。さらに味つけを工夫すれば、普通のお肉のように食べられます

特別なものは使いません

## ポイント 2 材料も調味料も身近なものばかり!!

全レシピに近所のスーパーで買える食材、調味料を使っています。とんぶり、なまりぶし、けしの実、赤芽など普段使いなれない食材もあるかもしれませんが、実はこれらはスーパーに売られていて、手に入りやすい食材です。どれも鉄分が豊富。日常のレシピに取り入れましょう。

黒いつぶつぶは、とんぶり。「畑のキャビア」と呼ばれています。鉄分が豊富で低カロリー食材。つぶつぶの食感がおいしい野菜です

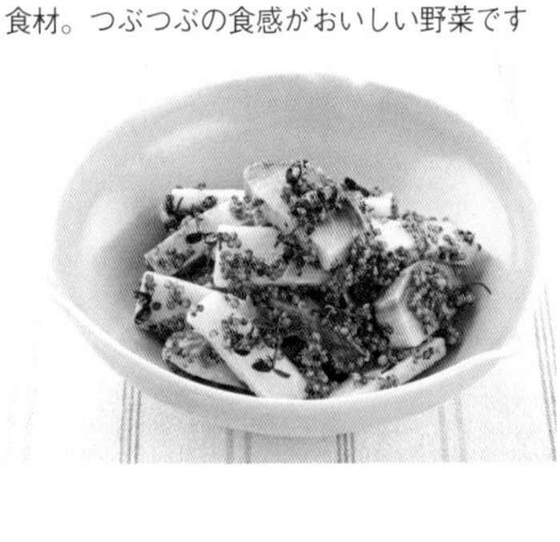

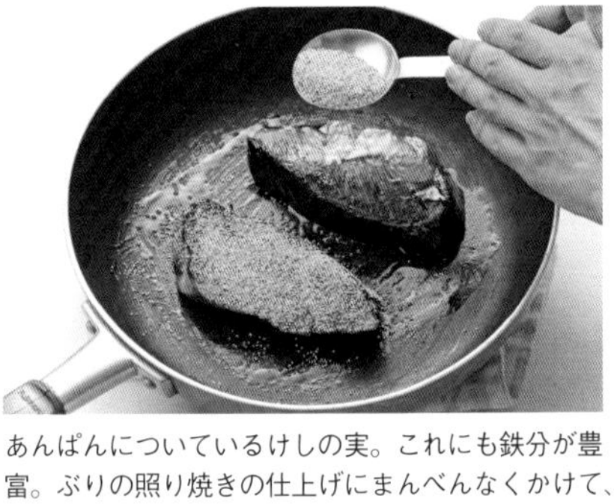

あんぱんについているけしの実。これにも鉄分が豊富。ぶりの照り焼きの仕上げにまんべんなくかけて、鉄分アップ

デザートだって食べたい

ポイント

## 3 甘いものも楽しめる!

食後の甘いものが楽しみという方も多いでしょう。鉄分豊富なごま、干しぶどう、春菊、そら豆などを使って、デザートにも鉄分を加えましょう。

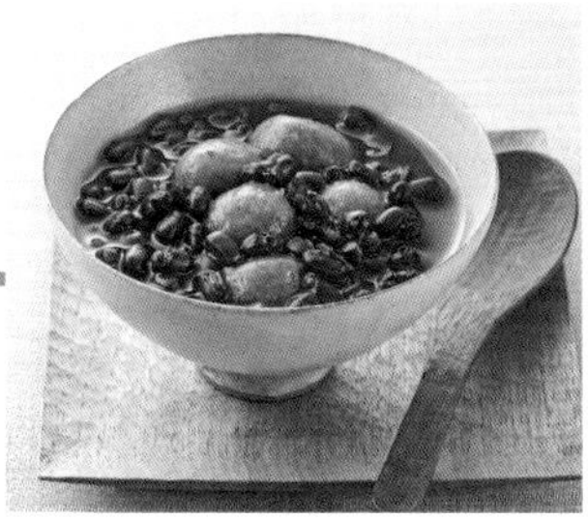

白玉の中に、よく使うよもぎではなく、春菊を混ぜ込んで鉄分をアップ

栄養が凝縮されたドライフルーツ。中でも、干しぶどう、干しあんずには鉄分がたっぷり。コンポートにしておくと作りおきも可能

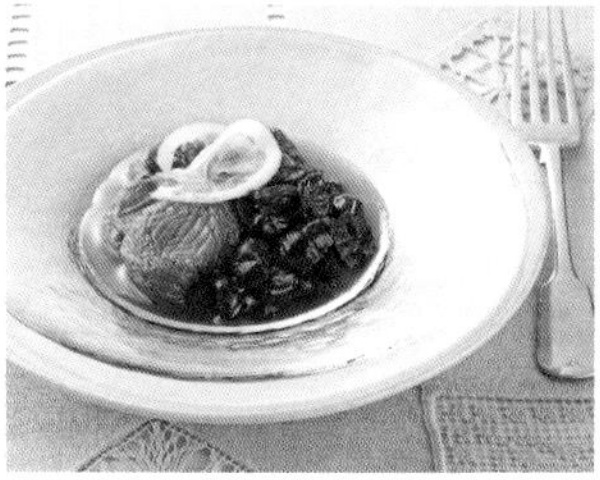

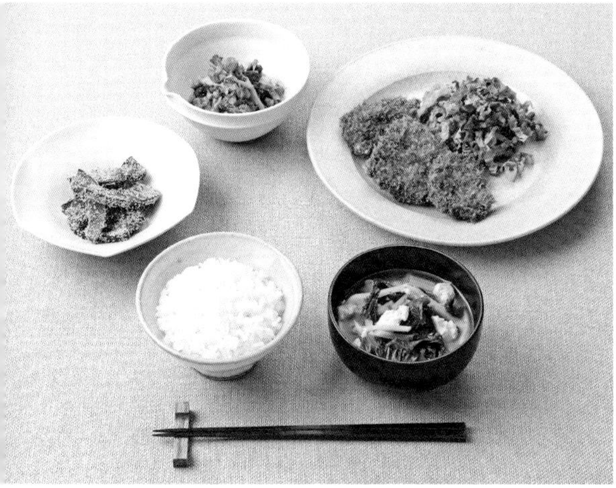

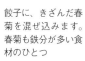

この本で紹介している主菜、副菜、汁物のレシピを組み合わせれば、献立がすぐできる

献立作りの負担を減らします

ポイント

## 4 主菜、副菜、汁物別の掲載で献立作りが簡単!!

主菜を選んだら、副菜、汁物を選ぶだけで献立のできあがり。主菜、ワンプレートのレシピには、それに合わせるおすすめの副菜、汁物例も紹介しています。巻末には、鉄分の数値別の索引を掲載しました。

家族もいっしょに

ポイント

## 5 安心・おいしい食事を楽しめる!!

ハンバーグ、から揚げ、えびチリ、餃子など、家庭料理の定番レシピを紹介しています。鉄分豊富食材を使い、調理法を工夫するだけで、貧血の人も、家族も、いっしょに安心しておいしい食事を楽しむことができます。

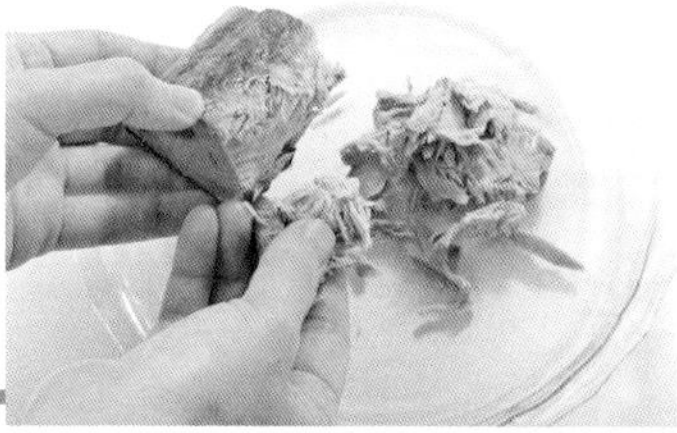

かつおの加工品である、なまりぶしには鉄分が豊富。ほぐしてハンバーグに混ぜて使うアイディアも

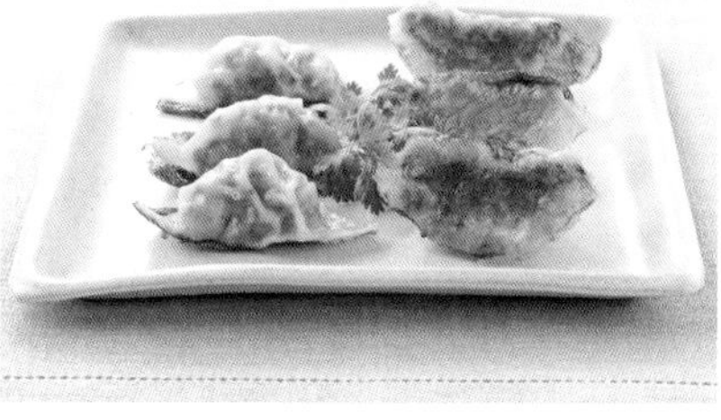

餃子に、きざんだ春菊を混ぜ込みます。春菊も鉄分が多い食材のひとつ

# 目次



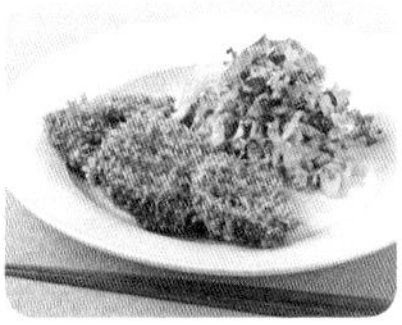



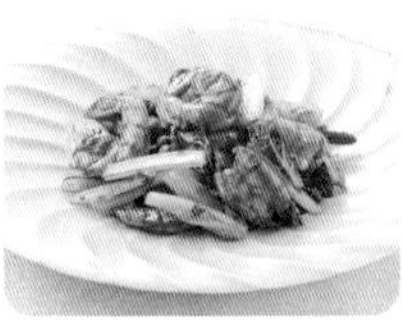

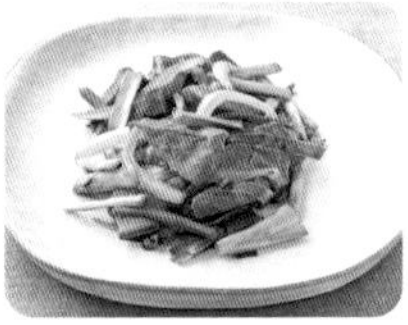

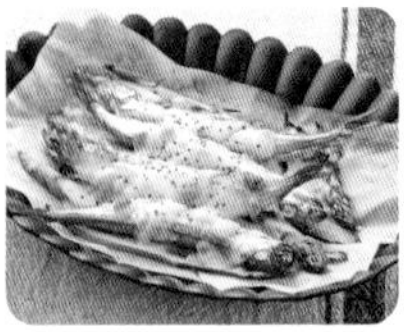

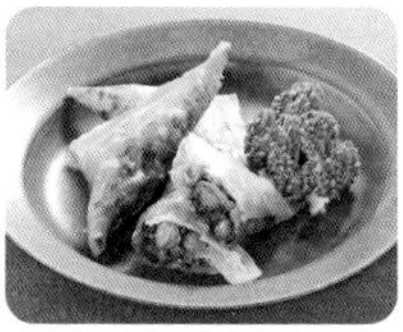

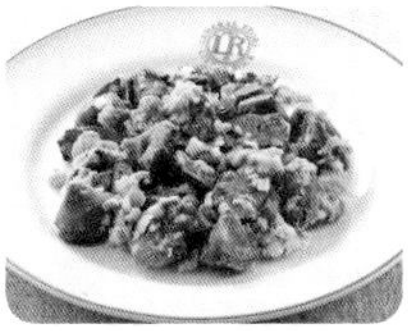



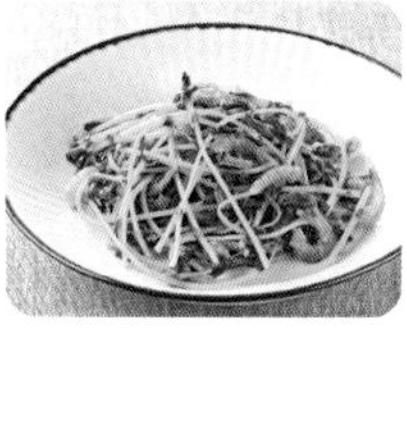

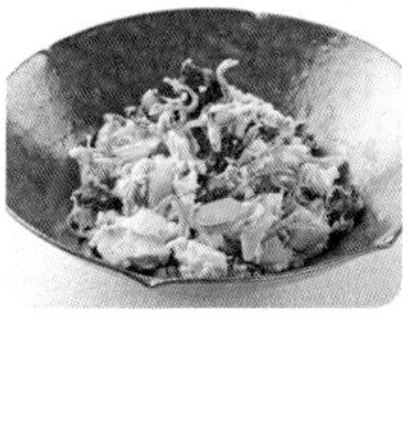

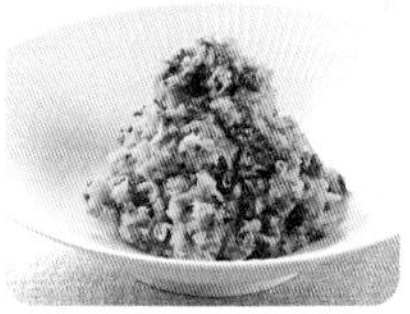



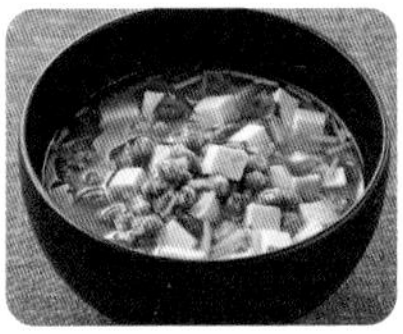



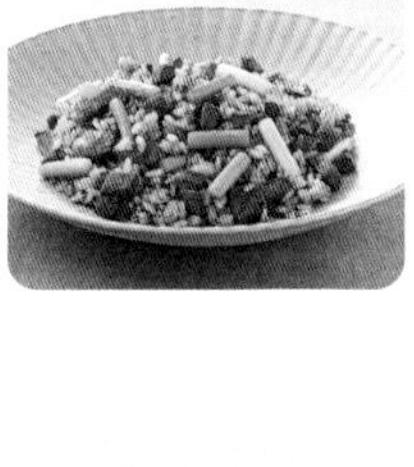

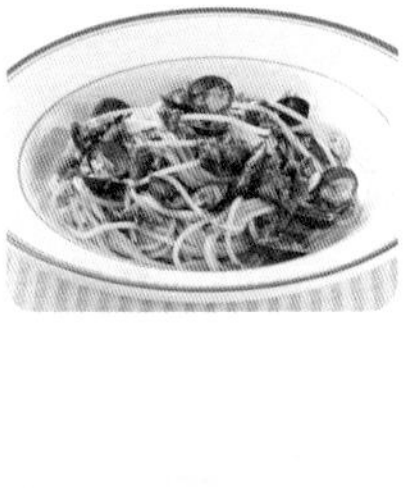

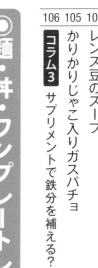

## ◎もう一品（常備菜／デザート）レシピ　125



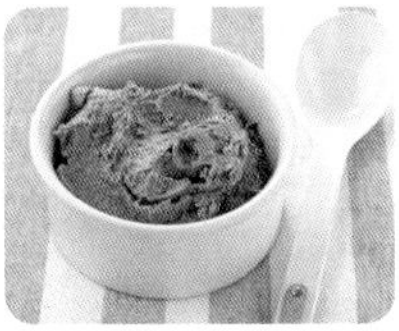

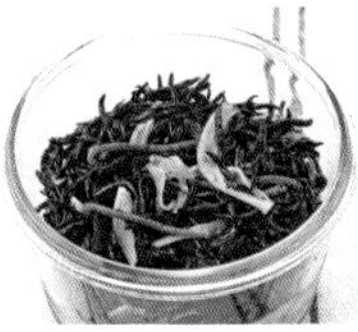

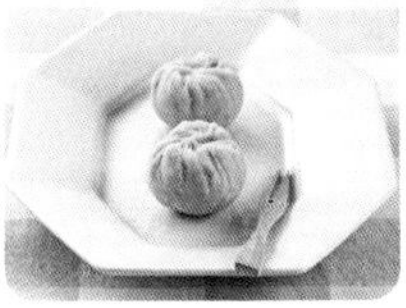

## ◎貧血の基礎知識　137



**参考文献**


◎鈴木謙、末永みどり『貧血の人のおいしいレシピブック　やさしい食事療法』（保健同人社）
◎福田千晶、牧野直子『貧血を治すおいしいレシピ　美と健康を守る』（主婦の友社）
◎南雲久美子『よくわかる最新医学　新版　冷え症・貧血・低血圧』（主婦の友社）

# 食事内容の見直しが病気の進行を抑えるカギ!!

## 生活改善で貧血を克服

貧血の中でもっとも多いのが、**食生活の乱れに端を発するもの**。もちろん、もっと重大な病が隠れていることもあるので、健康診断などで貧血を指摘されたら、まずは内科を受診して原因を突き止めることが大切です。それで問題がない、大きな病気がないとなれば、自分の食生活について振り返ってみましょう。

特に朝食を抜いたり、野菜が明らかに不足している、ダイエットと称して極端な食事制限などをしていないでしょうか？　これらの行為は**赤血球の酸素を運ぶ機能の要である「鉄」が十分摂取できていないこと**が多いものです。またその鉄の吸収を助ける栄養素やビタミンの不足、血球そのものをつくる材料となる栄養素も、十分ではありません。

そこで行われるのがまず**食生活の改善**です。また、体内に貯蔵されている鉄を使い切ってしまっているなど、非常に悪化している場合は、鉄剤の処方を受け、それを服用することになります。

## 偏りのない食事が一番

食生活のコントロールといっても、特別なことをするわけではありません。本来の理想的な食事というのは、主食、主菜、汁物、果物といったバラエティの中で、バランスはとれるはずなのですから、それを実行するということです。

少し具体的に言うならば、穀類（主に糖質）やたんぱく質、ビタミン、ミネラルのバランスよい食事をとる。不足しがちな野菜や果物を食べる。多品目を組み合わせて食べる。そして特定の食品をとらないような過激なダイエットをやめる。

こういったことで栄養状態が改善され、貧血予防のカギである鉄の吸収、赤血球

### ■朝食は抜かずに、きちんと食べる

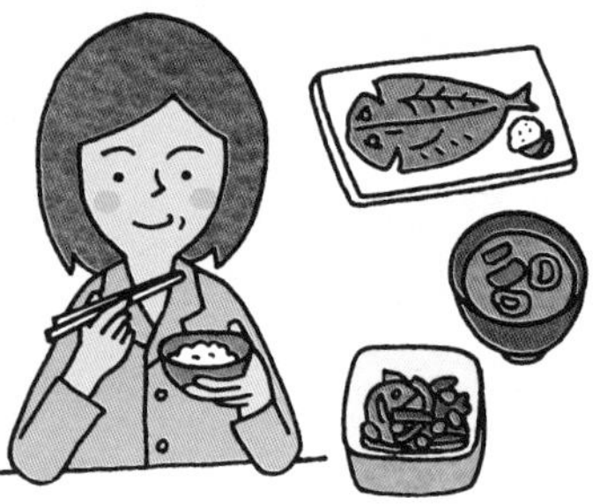

**NG**

- ✕「パンと牛乳」だけの朝食
- ✕野菜が足りない

↓

**変更点**

- ●朝の光と軽い運動で、食欲を増進させる
- ●食欲がないときは、酸味のあるものや消化のよいものにする

＝

**バランスのよい、野菜の多い朝食を!!**

## 食品の偏りなく食べる

- 栄養バランスの低下は鉄分やビタミン、たんぱく質の不足などから貧血につながる
- 健康のためと思っていても、特定のものばかり食べたり、肉、魚などを食べないと貧血になりやすい
- バランスの悪い、または過激なダイエットは貧血を起こしやすくする
- 砂糖や脂質の多い高エネルギー（高カロリー）のものばかりを食べていると多品種がとれなくなる
- 酒の飲みすぎは、食事がきちんととれなくなりがちなので注意する

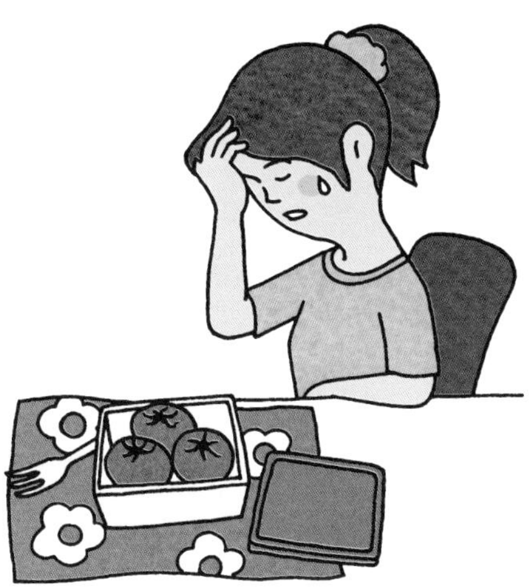

### 「○○抜き」「○○だけ」ダイエットは危険

一時的に体重は落ちやすいですが、身体に必要な栄養素を補うことができなくなってしまいます。それにより、ひどいむくみ、代謝の低下が起こり、むしろ痩せにくい身体になってしまうことがあります。カロリーコントロールをしながら、身体に必要な栄養はバランスよくとるように心がけましょう。

への利用が促進されれば、貧血状態も徐々に改善していきます。

サプリメントや鉄強化食品での補充も考えられますが、補えるのはわずかですので、やはり基本は食事重視でいきましょう。

### 朝食をしっかり食べる

そしてもうひとつ。ぜひやっていただきたいことが**「バランスのとれた朝食をしっかり食べる」**ことです。朝食をきちんととらない人の場合、食事回数が減るわけですから、栄養素、品目数とも減少し、バランスを欠くことが多いようです。特に野菜の摂取は不足しがち。

「パンと牛乳」だけの朝食では全く不足。穀類に加え、動物性たんぱく質（肉、魚、卵、乳製品）、植物性たんぱく質（豆類）や野菜などをバランスよく食べましょう。

また朝に定時起床し、朝日を浴びる、体を動かすなどによって、食欲が出てくることも見逃せません。どうしても簡素な朝食しか胃が受け付けないならば、最

## 食品に含まれる２種類の鉄

### ヘム鉄

**肉や赤身の魚に**

・レバー（牛、豚、鶏）
・赤貝
・かつお
・まぐろ
・さんま
・いわしなど

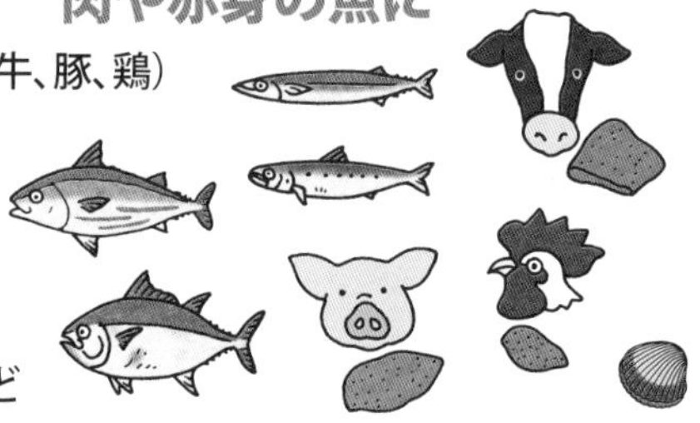

※ヘム鉄の十分な吸収には、ビタミンC、たんぱく質が必要

### 非ヘム鉄

**野菜、穀類、豆、海藻に**

・ほうれん草
・小松菜
・大豆
・そら豆
・枝豆
・ひじきなど

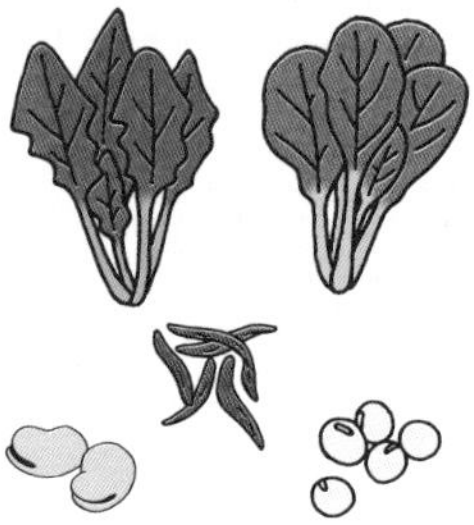

初は早起きすることと、消化がよく胃に負担のかからないスープなどから徐々に試してみるのもよいでしょう。

### 鉄の種類を理解する

食品に含まれる2種類の鉄＝ヘム鉄と非ヘム鉄を理解しておきましょう。ヘム**鉄とは肉や魚の赤身に含まれているもので、非ヘム鉄は穀類や豆類、野菜、海藻に含まれています。**血液の中で、酸素を運ぶ役割を持つ赤血球の能力は、このヘム鉄とある種のたんぱく質が結びついた「ヘモグロビン」の作用によるものです。

しかし鉄分を含む食品をとった、あるいはサプリを飲んだからといって、そのままでは吸収されにくかったり、血液に使うことができないものです。そのために、ビタミンCや多様なたんぱく質などが必要になります。多品種、バランスの取れた食事が求められるのはそういった理由なのです。

### あなたの食生活を検証

では、あなた自身の食生活習慣が血液の状態、特に貧血に対して、影響を与えているのでしょうか？　貧血の症状がまだ出ていないだけで、栄養のバランスが崩れた状態かもしれません。左ページに簡単なチェックシートを作りましたので、まずはそれで確認してください。

内容としては「朝食を抜く」「ダイエット」「偏食」「外食」など、一般的なものです。それぞれがどのように貧血と深く関わっているのかは、今後、別項（↓P22）で解説していきます。

### 適正摂取エネルギー量とは？

無理なダイエットが貧血症状を招くということは、医療関係者の間ではよく知られていますが、一般的にはあまり浸透していません。ある種の栄養素を全くとらない、あるいはある種の食品しか食べないというような極端なダイエットは当然ですが、全体量をしぼり過ぎても、やはり各種の栄養素、ビタミン、ミネラルは不足します。もちろん、鉄もこの例に漏れません。

そこで、ウエイトコントロールをする

## ■食生活チェックシート

チェックシートで、あなたの食生活をチェックしてみましょう。ひとつでも該当したら、貧血の可能性があります。

- □ 朝食を抜くことが多い
- □ ダイエットをしたことがある
- □ 現在ダイエット中である
- □ 食べ物に好き嫌いがある
- □ 肉、魚、卵、大豆、大豆製品（豆腐、みそなど）をあまり食べない
- □ 野菜や果物、海藻などはあまり食べない
- □ 外食やコンビニ弁当などをよく利用する
- □ お酒を飲む機会が多い
- □ 緑茶やコーヒー、紅茶などを毎日たくさん飲む
- □ お菓子の食べすぎやお酒の飲みすぎで、食事がいい加減になることがある

## ■適正摂取エネルギー量、肥満度を出してみよう

### ●あなたの１日あたりの適正摂取エネルギー量

□ kcal ＝ 身長（m）× 身長（m）× 22※（係数）× 体重1kgあたりの所要エネルギー量

※係数 22 のときが、統計学的にもっとも病気になりにくいとされている。

あてはまる日常生活を選びましょう

| 体重1kgあたりの所要エネルギー量 | | | |
|---|---|---|---|
| | 軽労働 | 25～30kcal | デスクワークが中心。基本的に座っていることが多い人。 |
| | 中労働 | 31～35kcal | 外回りの多い営業。家事の多い専業主婦。 |
| | 軽重労働 | 36～40kcal | 立ち仕事が多い。1日1時間以上運動をする人。 |
| | 重労働 | 41～50kcal | 農業、漁業、建設現場など力仕事。1日1時間以上の激しい運動をする人。 |

※例：身長 175cm 体重 70kg 中労働・男性では

→ **1.75 × 1.75 × 22 × 35 = 2358kcal**

### ●あなたの肥満度（BMI値）

**BMI値（体格指数）＝ 体重（kg）÷（身長（m）× 身長（m））**

30.0以上▶肥満

25.0以上30.0未満▶やや肥満

18.5以上25.0未満▶標準

18.5未満▶痩せ過ぎ

※例：身長 175cm 体重 70kg・男性では

→ **70 ÷（1.75 × 1.75）≒ 22.9**

ならば自分の目標となる**「適正摂取エネルギー量」**と**「肥満度」**を算出し、それに沿ってビタミンやミネラル、たんぱく質の量を落とさないように、カロリーの制限を行うようにしましょう。

# 献立例から見る具体的な改善ポイント

今まで食べていた食事が、どのような栄養バランスだったのか、本書のレシピを献立にしたものと比較してみましょう。食材を少し変えただけで、同じ料理でも鉄分量がグンとアップするのがわかります。

## 改善前の食事

### ロースカツ定食

1人分

| エネルギー | 鉄分 | 塩分 |
|---|---|---|
| 972kcal | 4.7mg | 2.9g |

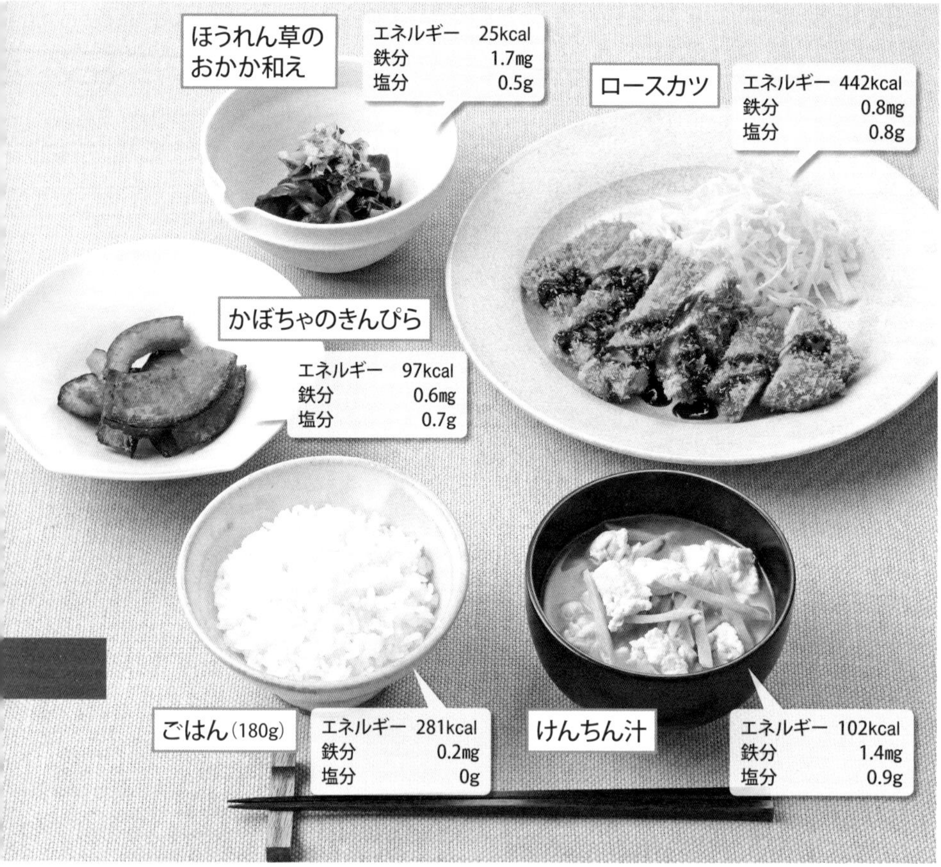


### 改善すべきポイント

**鉄分豊富な食材を加えるだけで鉄分量アップ!!**

貧血の場合、厳しい食事制限はありませんが、やはり鉄分は多くとるように心がけましょう。また、鉄分だけでは体内に吸収されにくいので、いっしょにビタミンやたんぱく質もとるようにします。

主菜では、肉の代わりにレバーを使うと、格段に鉄分がアップします。下処理をしっかりすれば臭いや食感も気になりません。たれ味の焼き鳥のレバーを使うと、味もついているので手軽です。

副菜や汁物・スープには、ほうれん草、かぶの葉、小松菜などを使いましょう。鉄分、葉酸、ビタミン$B_{12}$が含まれています。

## 本書のレシピを献立にした
# 改善後の食事

## 豚レバーカツ定食

1人分

| エネルギー | 鉄分 | 塩分 |
| --- | --- | --- |
| 959kcal | 19.8mg | 3.7g |

- 納豆を加えることで、ほうれん草だけのときよりも鉄分がアップ。大豆、枝豆、そら豆など豆類は鉄分豊富なので進んでとりたい食材。

- 豚肉を、豚レバーに変えることで、鉄分が 13.1mgもアップ。下味をしっかりとつけているので、レバー独特の臭みが気にならない。
- 付け合わせをキャベツから、鉄分の多いサニーレタスに変更。

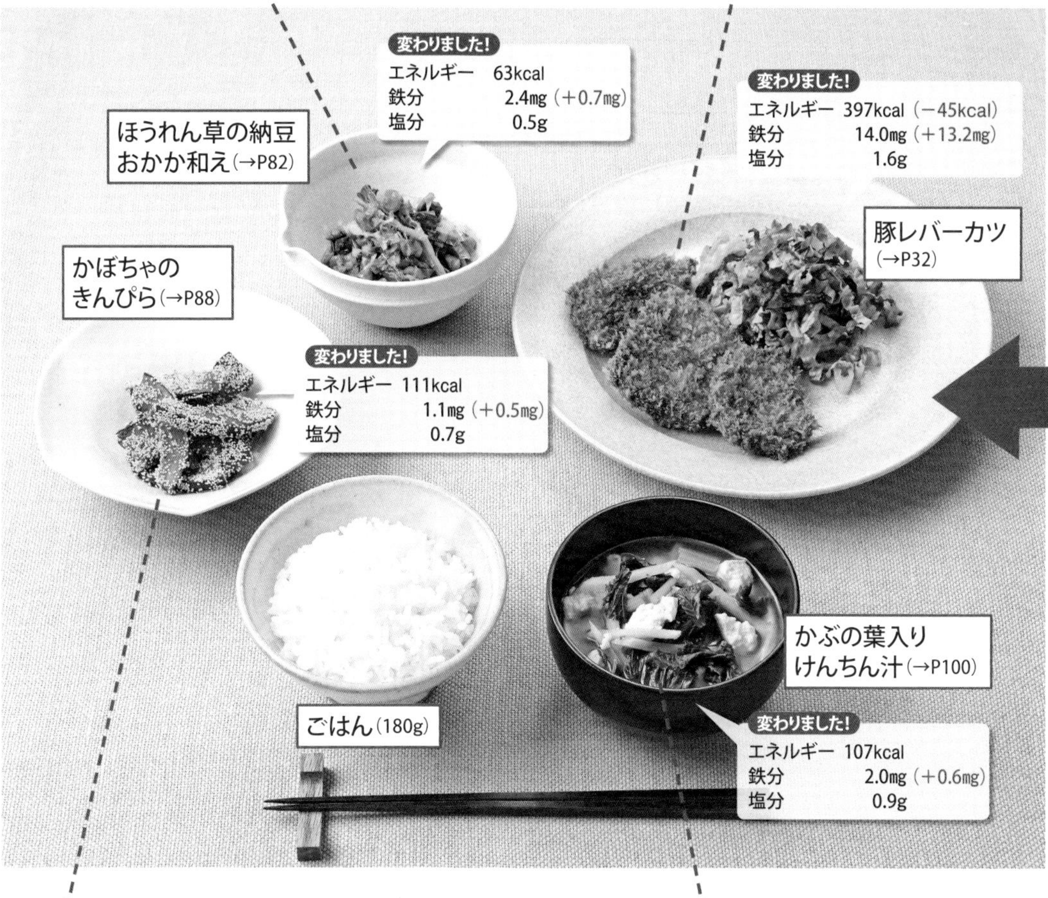


- 右ページと同じかぼちゃをメインとしたきんぴらだが、けしの実をプラス。鉄分を多く含んでいるので、ふりかけるだけで鉄分を手軽にアップできる。

- かぶの葉を加えることで、鉄分が増えている。かぶの葉は、炒めたり、煮びたしにしたりいろいろと使える食材。大根の葉はスーパーなどでは切られて売られていることも多いが、かぶはそのままなことが多いので積極的に使いたい。

# 鉄不足対策には この食品をとろう

## 食品に含まれる鉄は2種類ある

貧血の大部分を占める「鉄欠乏性貧血」はその名のとおり、食品の中にある鉄分がカギを握っています。しかしその鉄にも2種類があるのです。

**肉や魚の赤身に含まれる「ヘム鉄」と、植物に含まれる「非ヘム鉄」**がそれです。

血液中の「ヘモグロビン」や、筋肉の赤い色素たんぱく質「ミオグロビン」の中に含まれているのが「ヘム鉄」です。一方、野菜や穀類などに含まれている鉄が「非ヘム鉄」になります。

なお**ヘム鉄のほうが2〜3倍吸収されやすく**、他の食品と食べ合わせても吸収を妨げられにくい特徴があります。また、**吸収されにくい非ヘム鉄も、野菜などに含まれるビタミンCといっしょに摂取すれば吸収力は上がります**ので、野菜で鉄をとることは無意味ではありません。基本はバランスのとれた食事です。

## 男女とも少ない摂取量

鉄はミネラルの中でも吸収率が高くありません。**1日に必要な鉄の量は成人男性で1mg、月経のある成人女性で2mg**と言われていますが、食物としては男性でも1日7〜7・5mg、女性ですと10・5〜11mgは必要とされています。

ところが、左ページの表を比べて見ていただければわかるように、実際の摂取量は男女とも基準量を以前に比べて上回ってきていますが、月経のある女性はもう少し摂取したいところ。これは生活習慣としての食事の偏りや、ダイエットによる食事量の少なさが影響していると考えられます。

1日3食のバランスのとれた食事を適切な量、食べる習慣を心がけるとともに、鉄の多い食品をとることを心がけましょう。国によっては、食品への鉄分の添加が義務づけられているところもあります。

### ■ヘム鉄・非ヘム鉄を含む食品とは

吸収されやすく、他の食品を合わせても吸収力が下がらない

**ヘム鉄**

| | |
|---|---|
| 肉(赤身) | 牛レバー、豚レバー、鶏レバー |
| 魚介(赤身) | かつお、まぐろ、さんま、赤貝 |

ビタミンCをプラスして吸収力アップ

**非ヘム鉄**

| | |
|---|---|
| 野菜 | ほうれん草、小松菜、とうもろこし |
| 豆類 | 大豆、レンズ豆、納豆、そら豆、枝豆 |
| 海藻 | ひじき、青のり |

## 鉄分を多く含む食品

この表は、鉄分を多く含む食材の一覧です。料理の際に、進んで使うように心がけると鉄分補給に役立ちます。

| 食品 | mg |
|---|---|
| 豚レバー（80g） | 10.4 |
| 鶏レバー（50g） | 4.5 |
| 牛レバー（80g） | 3.2 |
| 牛もも肉（80g） | 1.9 |
| あさり水煮缶詰（１缶150g） | 45.0 |
| かつお（なまりぶし80g） | 4.0 |
| どじょう（水煮７尾50g） | 2.8 |
| ほや（生50g） | 2.9 |
| かたくちいわし（煮干10g） | 1.8 |
| あゆ（天然・焼魚１尾30g） | 18.9 |
| はまぐり（20g） | 0.4 |
| かき（養殖・水煮45g） | 1.3 |
| きびなご（生20g） | 0.2 |
| いかなご（煮干10g） | 0.7 |
| にしん（生20g） | 0.2 |
| うるめいわし（丸干１尾10g） | 0.5 |

レバーの中では鶏レバーがくせがあまりなく一番使いやすい

水煮缶を使うと砂出しの手間が省けるので便利

なまりぶしは、加工してあるので生よりも保存がきく

| 食品 | mg |
|---|---|
| 小松菜（生70g） | 2.0 |
| ほうれん草（生70g） | 1.4 |
| 大根（葉・生30g） | 0.9 |
| レンズ豆（乾燥50g） | 4.5 |
| がんもどき（１個80g） | 2.9 |
| 大豆（乾燥80g） | 3.9 |
| 生揚げ（1/2枚100g） | 2.6 |
| 糸引き納豆（50g） | 1.7 |
| 湯葉（生30g） | 1.1 |
| そら豆（生40g） | 0.9 |
| 枝豆（生30g） | 0.8 |
| ひじき（乾燥30g） | 1.9 |
| 青のり（5g） | 3.9 |

乾物なので常備しておきたい食材のひとつ

※資料：日本食品標準成分表2020年版（八訂）より作成

## 鉄の摂取の基準を解説

それぞれの年齢、性別によって摂取したい鉄分の量は変わります。目安として覚えておきましょう。

### ●鉄の摂取基準（mg／日）

| 年齢 | 男性 | 女性（月経なし） | 女性（月経あり） |
|---|---|---|---|
| 18～29歳 | 7.0 | 6.0 | 10.5 |
| 30～49歳 | 7.5 | 6.5 | 11.0 |
| 50～69歳 | 7.5 | 6.5 | 11.0 |
| 70歳以上 | 7.0 | 6.0 | |
| 妊娠初期（付加量） | | +2.5 | |
| 中期・末期（付加量） | | +15.0 | |
| 授乳婦（付加量） | | +2.5 | |

※資料：日本人の食事摂取基準（2020年版）より作成

### ●鉄の実際の摂取量（mg／日）

| 年齢 | 男性 | 女性 |
|---|---|---|
| 20～29歳 | 7.4 | 6.2 |
| 30～39歳 | 7.2 | 6.4 |
| 40～49歳 | 7.6 | 6.7 |
| 50～59歳 | 8.1 | 7.2 |
| 60～69歳 | 8.8 | 8.4 |
| 70歳以上 | 9.0 | 8.2 |

※資料：平成30年国民健康・栄養調査より作成

# 鉄の吸収力をアップする たんぱく質とビタミンC

## ■ 1日にとりたいたんぱく質が多く含まれる食品（1食あたり）

| 動物性たんぱく質 | g |
|---|---|
| かつお（春どり・1切れ100g） | 25.8 |
| うなぎの蒲焼き（1串100g） | 23.0 |
| 本まぐろ赤身（1切れ80g） | 21.1 |
| とびうお（1切れ80g） | 16.8 |
| さば（1切れ80g） | 16.5 |
| 豚もも肉（80g） | 16.4 |
| ビーフジャーキー（30g） | 16.4 |
| 紅ざけ（1切れ70g） | 15.7 |
| 豚ロース肉（80g） | 15.4 |
| 和牛ひれ肉（80g） | 15.3 |

| 植物性たんぱく質 | g |
|---|---|
| スパゲッティ、マカロニ（100g） | 5.8 |
| 焼き豆腐（1/2丁150g） | 11.7 |
| 大豆（30g） | 6.9 |
| 干しそば（75g） | 10.5 |
| 高野豆腐（20g） | 10.1 |
| 木綿豆腐（1/2丁150g） | 10.5 |
| 中華麺（1玉180g） | 8.8 |
| がんもどき（60g） | 9.2 |
| 納豆（1/2パック50g） | 8.3 |
| かぼちゃの種（生30g） | 0.6 |

※資料：日本食品標準成分表2020年版（八訂）より作成

**良質なたんぱく質**

＝

**必須アミノ酸をバランスよく含む**

↓

1日に魚1切れ（80～100g）、肉60～80g、卵1個、牛乳200ml、木綿豆腐1/3丁が目安

## たんぱく質はなぜ必要？

たんぱく質は細胞を構成する中心になっている物質です。筋肉も、血液（血球）もたんぱく質がなければつくることができません。人間の身体を構成しているたんぱく質は、もとを正せば20種類のアミノ酸の組み合わせでできています。この20種類の中で、人間が身体の中で合成できないものを必須アミノ酸といい、これを必要な量の細胞がつくれるように、バランスよく食べることが大切なのです。

**「良質なたんぱく質」**という表現がありますが、これは**必須アミノ酸をバランスよく含むということ**。貧血の人はこれに相当する肉、魚、卵、牛乳といったものを食べることを心がけましょう。

## 貧血対策にもビタミンC

ビタミンCは皮膚や血管組織を強くする、免疫力の向上、抗がん効果がある、ストレスに対抗する、老化を防ぐ、など体内でさまざまな役割を果たしています。植物などに含まれ、そのままでは動物の

## ■ビタミンCが多く含まれる野菜や果物（1食あたり）

| 食品（野菜） | mg |
|---|---|
| 赤ピーマン（生・1/2個60g） | 100.0 |
| ブロッコリー（花・生70g） | 98.0 |
| 芽キャベツ（生50g） | 21.0 |
| 赤キャベツ（生100g） | 68.0 |
| カリフラワー（花・生70g） | 57.0 |
| 高菜（葉・生100g） | 69 |
| ゴーヤ（生40g） | 30.0 |
| かぶ（葉・生25g） | 21.0 |
| さやえんどう（生30g） | 18.0 |
| からし菜（葉・生20g） | 13.0 |
| しし唐辛子（生20g） | 11.0 |
| さつまいも（生1本190g） | 48.0 |
| じゃがいも（生1個140g） | 39.0 |

※資料：日本食品標準成分表2020年版（八訂）

ジュースで飲めば手軽に摂取できる

1個食べるだけでビタミンCが110mgもとれる

高菜の漬け物を炒め物に変えれば調味料代わりにも

実より葉のほうが栄養たくさん

| 食品（果物） | mg |
|---|---|
| アセロラ（10%果汁200ml） | 240.0 |
| 柿（1個150g） | 110.0 |
| ネーブル（1個130g） | 78.0 |
| はっさく（1個150g） | 60.0 |
| キウイフルーツ（1個85g） | 60.0 |
| ぶんたん（1/4個120g） | 54.0 |
| バレンシアオレンジ（1個130g） | 52.0 |
| いちご（5個70g） | 43.0 |
| ぽんかん（1個100g） | 40.0 |
| 夏みかん（1/2個100g） | 32.0 |
| グレープフルーツ（1/2個100g） | 36.0 |
| 温州みかん（1個80g） | 26.0 |
| レモン（1切れ17g） | 17.0 |

### 1日にとりたいビタミンC量

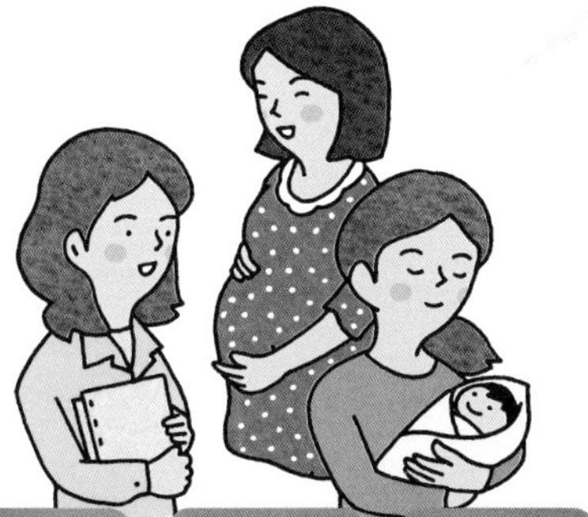

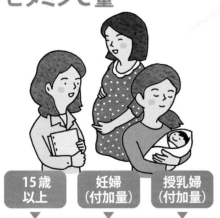

| 15歳以上 | 妊婦（付加量） | 授乳婦（付加量） |
|---|---|---|
| 100mg | +10mg | +45mg |

※資料：日本人の食事摂取基準（2015年版）より作成

**妊婦や授乳婦は、標準の100mgよりも多くとる必要があります**

体内では吸収しにくい「**非ヘム鉄**」も、**ビタミンCによって利用しやすくなる**のです。つまり、赤血球を作り、酸素を十分に運ぶ血液にするという点で、欠かせないビタミンなのです。

　このビタミンCを多く含むのが、野菜や果物であることはご存じのとおりです。含まれる量は食品によりさまざまですが、野菜は1日に350g（うち緑黄色野菜を120g）、果物は1日に150gを目安に食べましょう。

# 造血ビタミンをとろう
# ビタミンB群の中の$B_{12}$と葉酸

## 妊産婦に必須の葉酸

各種あるビタミンのうち、**ビタミンB群に含まれる葉酸とビタミン$B_{12}$**は、不足すると巨赤《きょせき》芽《が》球《きゅう》性貧血を起こしてしまいます。

葉酸はほうれん草から発見されたビタミンで、**細胞を新しくつくる際に必要なDNA、RNA（リボ核酸）を合成する過程に深く関わっています**。さらに、胎児の脳や脊髄の発達に重要な役割を持っていることがわかってきたという、妊産婦には特に重要なビタミンです。

水に溶けやすく熱に弱いので、野菜類は生で食べる、加熱時間を短くする、汁ごと食べるといった工夫が必要になりますが、卵黄に含まれる葉酸は加熱調理しても80％が残るとも言われており、上手に利用したいところです。なお海外では食品の一部に添加が義務づけられている国があるほど重要視されています。

## 微量でも大切な$B_{12}$

もう一方、**レバーを代表とする肉、そして魚や卵、牛乳などに含まれているビタミン$B_{12}$**ですが、植物にはほとんど含まれていません。ところが**発酵食品（納豆、みそ、しょうゆなど）には含まれている**という変わった特徴があります。

ごく微量摂取すればよいので、健康体であれば普通に食事をとっていれば日常不足することはありませんが、胃の粘膜から分泌される分子と結合して吸収されるため、胃を手術した人や高齢で胃が弱って粘膜が萎縮している人では不足しがちになります。

微量必要とは言え、不足すると貧血のほか、手足のしびれや記憶力・集中力の低下、認知症など神経・精神症状を起こすことも知られています。

### 「造血ビタミン」とは？

- 新しい血球をつくるために、必要なビタミンである
- 不足すると貧血や舌痛、手足のしびれを起こす

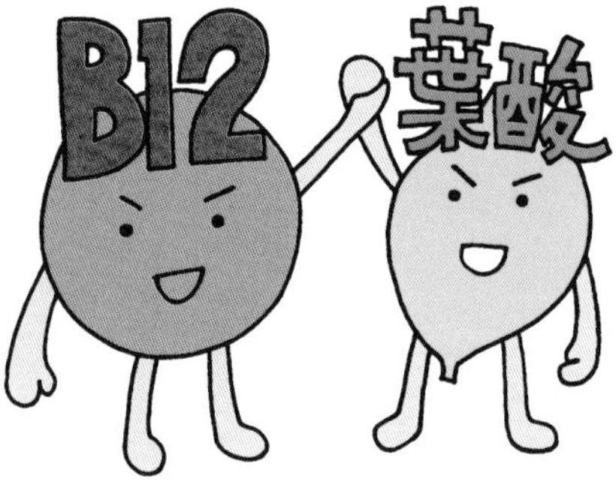


**葉酸の1日あたり摂取基準**

| 年齢 | μg |
|---|---|
| 12歳以上 | 240 |
| 妊婦 | 480 |
| 授乳婦 | 340 |

**ビタミン$B_{12}$の1日あたり摂取基準**

| 年齢 | μg |
|---|---|
| 12歳以上 | 2.4 |
| 妊婦 | 2.8 |
| 授乳婦 | 3.2 |

※資料：日本人の食事摂取基準（2020年版）より作成

## どのような食品に多く含まれるか

葉酸とビタミン$B_{12}$が多く含まれる食品の表です。毎日の食事にとり入れるように心がけましょう。

### 葉酸を多く含む食品（1食あたり）

| | 食品 | μg |
|---|---|---|
| 肉・卵 | 牛レバー（80g） | 800.0 |
| | 鶏レバー（50g） | 650.0 |
| | 豚レバー（80g） | 650.0 |
| | 鶏卵（1個） | 25.0 |
| 豆類 | 枝豆（生30g） | 96.0 |
| | そら豆（乾燥30g） | 78.0 |
| | 大豆（乾燥30g） | 36.0 |
| | 納豆（50g） | 60.0 |
| 海藻 | のり（1枚0.5g） | 10.0 |
| 果実 | いちご（5個70g） | 63.0 |
| | アボカド（1/2個70g） | 58.0 |
| | 甘栗（10個50g） | 37.0 |

| | 食品 | μg |
|---|---|---|
| 野菜 | ブロッコリー（花・生70g） | 150.0 |
| | カリフラワー（葉・生70g） | 66.0 |
| | ほうれん草（葉・生80g） | 170.0 |
| | 高菜（葉・生100g） | 180.0 |
| | モロヘイヤ（生50g） | 130.0 |
| | 芽キャベツ（生50g） | 39.0 |
| | アスパラガス（3本60g） | 110.0 |
| | ニラ（葉・生50g） | 50.0 |
| | 大豆もやし（生50g） | 43.0 |
| | 春菊（葉・生50g） | 95.0 |
| | からし菜（葉・生20g） | 62.0 |
| | きんときにんじん（生50g） | 55.0 |
| いも類 | さつまいも（1本190g） | 93.0 |

※資料：日本食品標準成分表2020年版（八訂）

### ビタミン$B_{12}$を多く含む食品（1食あたり）

| | 食品 | μg |
|---|---|---|
| 肉 | 牛レバー（80g） | 42.4 |
| | 鶏レバー（50g） | 22.0 |
| | 豚レバー（80g） | 20.0 |
| | 牛腎臓（80g） | 17.6 |
| 卵 | 鶏卵（全卵・生1個10g） | 0.1 |
| | うずらの卵（全卵・生1個10g） | 0.5 |
| 魚介類 | にしん（生1尾100g） | 11.0 |
| | むろあじ（焼魚1尾130g） | 15.6 |
| | ほっきがい（生50g） | 24.0 |

| | 食品 | μg |
|---|---|---|
| 魚介類 | あさり（生30g） | 15.6 |
| | かき（養殖・生45g） | 10.4 |
| | しじみ（生20g） | 13.6 |
| | すじこ（18g） | 9.7 |
| | なまりぶし（80g） | 8.8 |
| | たらこ（生30g） | 5.4 |
| | いくら（10g） | 4.7 |
| | あゆ（天然・焼魚1尾30g） | 15.0 |
| | うるめいわし（丸干し1尾10g） | 1.4 |

※資料：日本食品標準成分表2020年版（八訂）

# ライフステージ別 食事のポイントとは？

**成長期**

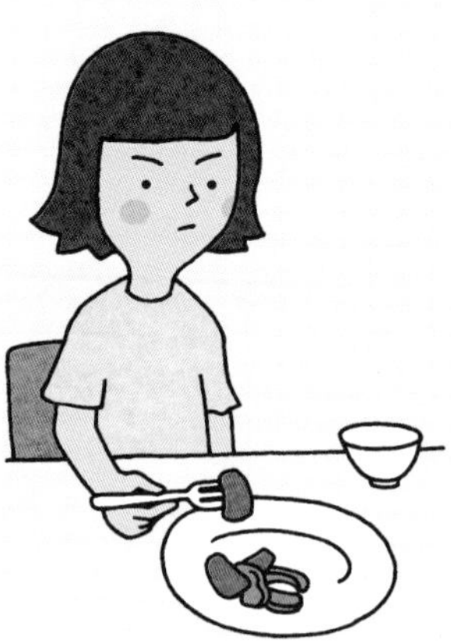

- 成長により血液量も増加しなくてはならない
- 食欲がない
  - ➡鉄分を強化したおやつを与える
- 好き嫌いが多い
  - ➡嫌いな食品を細かくきざんだり、工夫をして食べさせる

## 成長期 好き嫌いに気配りを

成長期の子供はどんどん大きくなります。筋肉も骨も、そして血も増やさなければならないのです。しかし食が細かったり好き嫌いが多いと、栄養バランスの点で問題が生じます。昨今は菓子やジュース類ばかりで満腹感を感じて、食事を食べようとしない例もあります。

やはり筋肉をつくる**たんぱく質**や骨の材料の**カルシウム**、**ビタミン類**、そして**鉄をはじめとするミネラル**を十分に摂取しなければ身体の成長によくありません。

ある程度の好き嫌いは成長とともになおっていきますが、**鉄分を強化したお菓子を与える**ことや、**嫌いなものの代替となる食品を探す**、**偏食を克服できるように細かくきざんで食事に取り入れる**、といったことで、鉄を含む栄養のバランスを改善できるように、保護者が努力する必要があります。ただし、無理に嫌いなものを食べさせようとして、かえってますます嫌いになってしまうこともありますので注意してください。

## 思春期 月経とダイエット

思春期になると、女子は月経が始まります。身長や体重も大きく変化をするうえに、その**出血が鉄をさらに必要とする**のです。

ところが、この時期は自分の身体についての興味も出てきますので、ダイエットへの関心も高まります。太ることを気にした極端な食生活をしていれば、鉄が不足するのは当然ですし、他の栄養素も足りなくなります。

また、これは女子に限らずこの時期の男子も同様の問題を抱えていますが、簡便なインスタント食品やコンビニ弁当、スナック菓子とドリンク類など、バランスを無視した食生活で過ごしてしまうことも多く見られます。貧血ばかりでなく、

## 思春期の女子

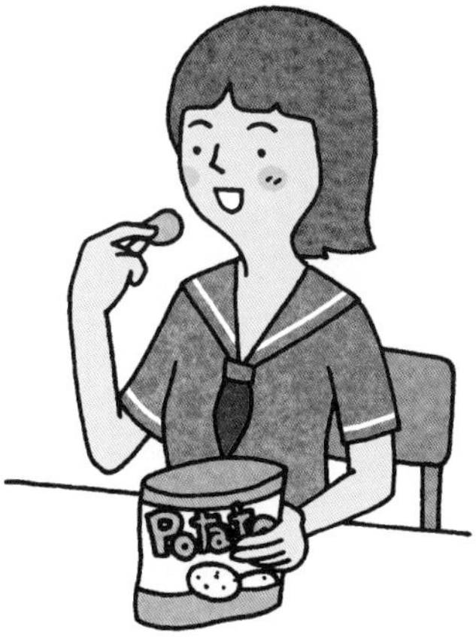

- 月経が始まる
- ダイエットの影響

> ➡バランスよく食事をしながらのダイエットをすすめる

- 朝食抜きなどの食生活の乱れ

> ➡ゆとりを持って起床するなど、朝食を食べるようにすすめる

- スポーツ貧血

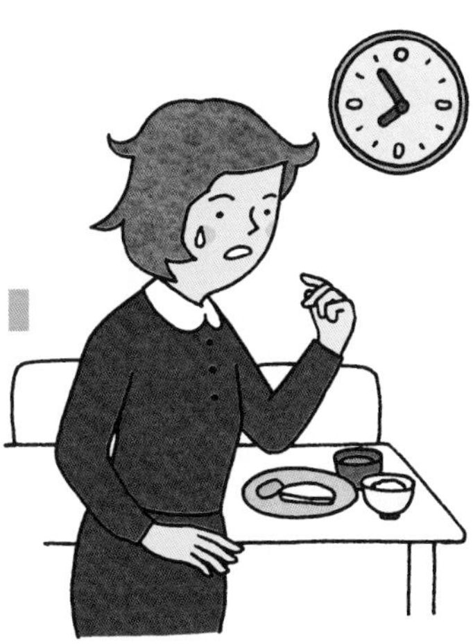

## 20～40歳代の女性

- 仕事などでの食生活の乱れ
- 無理なダイエット
- お酒の飲みすぎ
- 子宮筋腫などの婦人科疾患
- 妊娠、出産など鉄の需要の増加

その他の健康を考えても、よいことではありません。

　朝、ゆとりを持って起床して朝食を食べ、1日3食、バランスを考えた食事をすることで、健康の維持に努めましょう。

### 20～40歳代　食生活の乱れに注意

　進学、そして就職となると、生活形態も大きく変わります。自分の思うがままの生活は難しくなってきます。時間に追われて、中高生時代以上に食事内容がぞんざいになることも少なくありません。朝はパンと牛乳だけ、あるいは朝食抜き。昼はコンビニやファーストフード。加えて夜は飲酒の席ということも出てきます。お酒中心でつまみを少々、お腹がふくれればそれでいいという人も見かけます。

　それでありながら、さらにダイエットをしたりすれば、これはもう、貧血をはじめとする体調不良へまっしぐらです。こういう生活では、**鉄分やビタミン等は意識しないととれません。**

　仕事ができる人でも、スタイルのいい美人でも、不健康ならそれは台無し。こ

### 新生児の貧血

※顔色だけで貧血か判断することは難しい。また、自覚症状を訴えることができないので気づきにくい。

- 生理的貧血
- （未熟児の）早期貧血
- 鉄欠乏性貧血（離乳食開始後）

➡鉄分を多く含む食材をとるようにすることで改善する

### 妊娠・授乳期の女性

- 胎児の成長に栄養・鉄が必要
- たんぱく質、鉄、カルシウム、ビタミンなどを十分に
- 特に葉酸が大切
- 食べられなければ食事を５食に分けるなど、少量ずつでも栄養をとること

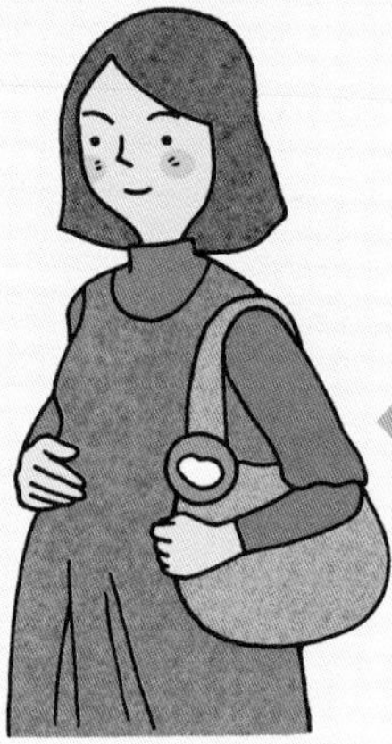

### 65歳以上の女性

- 少食からくる栄養、鉄分不足
- 吸収力の低下に注意
- 生活習慣病対策も
- 大腸がんなどの消化器疾患

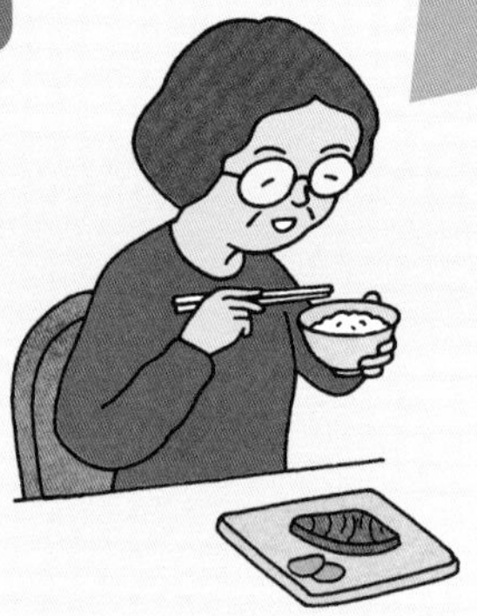

こは「健康美人」を目指しましょう。

## 妊娠・授乳期の女性
## 注意したい妊娠と授乳

女性の場合、**妊娠と授乳という鉄が多く必要になるシーン**があります。妊娠前から鉄はもちろん、**ビタミンB群、葉酸**を積極的にとりましょう。もちろん、**たんぱく質**や**カルシウム**も忘れずにとるように心がけます。

妊娠すると胎児や胎盤に栄養を送るために、**循環血液量が４割も増えます**。それに加えて胎児が成長していくにつれて**胎児にも鉄が必要**になります。母体の健康状態にかかわらず、胎児はどんどん鉄を吸収していくのです。

貧血が重くなると、流産や早産、妊娠中毒症を起こしやすくなりますが、分娩時にも注意が必要です。微弱陣痛の可能性が大きくなるのです。異常出血、そして、産後の回復も遅れがちになるため注意が必要です。

## 65歳以上
## 高齢者ならではの貧血

高齢者になると、身体各部の衰えから小食になります。また「ごはんや麺類に漬け物だけ」のように品数も減って、食事のバランスを崩しがちになります。

さらに消化器系の衰えから、栄養の吸収能力も下がります。これはエネルギーや鉄ばかりでなく、他のビタミンやミネ

## 男性も注意！　危険な貧血

●男性が急に貧血になったら、その裏に重大な病が隠れている確率が高い

### がん

胃がん、大腸がんなど出血を伴う消化器系のがんの場合、貧血が起こる

### 胃潰瘍、慢性胃炎

胃がん同様、出血に伴って貧血が起きる。ピロリ菌が原因のことも

### 感染症や膠原病

結核や心内膜炎などの感染症やリウマチなどの膠原病に伴う炎症で貧血が起こる

### 肝硬変

肝臓の基本機能である物質の代謝が十分にできなくなり、血液をつくる機能も低下してしまう

### 腎不全

腎臓では赤血球の生成を促すホルモンがつくられているが、それが出なくなるため貧血になる

### 白血病

血液がんのため、骨髄で総じて血液をつくることができなくなるので貧血の症状が出る

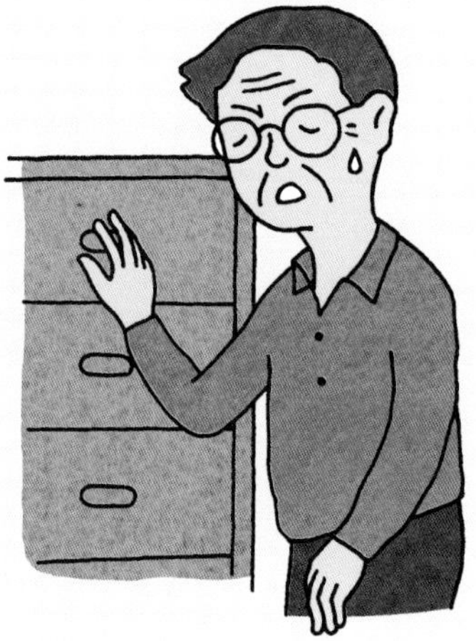

ラルも同様です。貧血を起こしやすくなるだけでなく、それ以外の、いわゆる生活習慣病のリスクも上がります。

**肉、魚や大豆製品、野菜や果物など、できる限り多様な食品を食べるように心がけましょう。**

## 油断禁物！　男性の貧血

もちろん貧血は女性だけの病ではありません。男性でも女性同様の生活習慣に伴う鉄不足の可能性はありますが、月経や妊娠出産がないことで、発症しにくい場合が多いと考えてよいでしょう。

ただし、男性や高齢者が貧血を発症した場合は、その裏に重大な病が隠れている可能性があり、注意が必要です。**がんや胃潰瘍《いかいよう》、感染症や膠原病《こうげんびょう》、肝硬変《かんこうへん》、腎《じん》不全《ふぜん》、そして白血病**など、そのほとんどが早期発見できないと命に関わるものばかりです。また、頑固な貧血が**ピロリ菌の除菌**によって、慢性胃炎と同時に完治した例もあります。貧血くらいとあなどらず、健康診断の結果を受け止め医師の診察を受けましょう。

# 本書の使い方

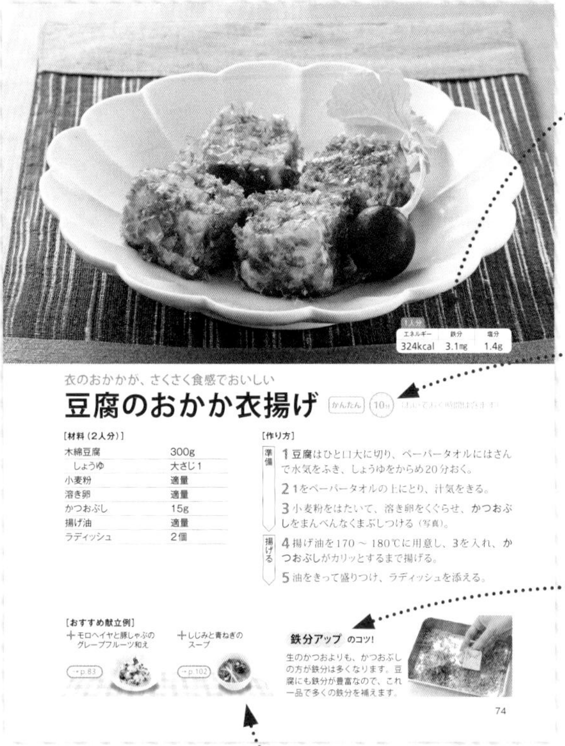

1人分

| エネルギー | 鉄分 | 塩分 |
|---|---|---|
| 324kcal | 3.1mg | 1.4g |

衣のおかかが、さくさく食感でおいしい

豆腐のおかか衣揚げ　かんたん　10分

［材料（2人分）］

| | |
|---|---|
| 木綿豆腐 | 300g |
| しょうゆ | 大さじ1 |
| 小麦粉 | 適量 |
| 溶き卵 | 適量 |
| かつおぶし | 15g |
| 揚げ油 | 適量 |
| ラディッシュ | 2個 |

［作り方］

準備

1 豆腐はひと口大に切り、ペーパータオルにはさんで水気をふき、しょうゆをからめ20分おく。

2 1をペーパータオルの上にとり、汁気をきる。

3 小麦粉をはたいて、溶き卵をくぐらせ、かつおぶしをまんべんなくまぶしつける（写真）。

揚げる

4 揚げ油を170～180℃に用意し、3を入れ、かつおぶしがカリッとするまで揚げる。

5 油をきって盛りつけ、ラディッシュを添える。

［おすすめ献立例］

＋モロヘイヤと豚しゃぶのグレープフルーツ和え　→p.83

＋しじみと青ねぎのスープ　→p.102

鉄分アップのコツ！

生のかつおよりも、かつおぶしの方が鉄分は多くなります。豆腐にも鉄分が豊富なので、これ一品で多くの鉄分を補えます。

74

## エネルギー、鉄分、塩分の数値を表示

それぞれのレシピに、1人分のエネルギー、鉄分、塩分の数値を表示しています。

## アイコンですぐわかる

「かんたん」「作りおき」「調理時間」がアイコンですぐわかるようになっています。「かんたん」は、調理時間が10分以下のもの、オーブントースターを使い火加減が不要なもの。「作りおき」は、多めに作って冷蔵または冷凍しておくと便利なもの。「調理時間」は、目安です。

## 鉄分アップに役立つ調理のコツを紹介

鉄分アップのコツ、調理のコツを紹介しています。他のレシピにも応用できるので、覚えておくと便利です。

主菜、麺・丼・ワンプレートには、副菜、汁物・スープ、もう一品（常備菜）のレシピの中から、栄養バランスがよく、調理法や味が異なり、彩りがよい、おすすめの組み合わせを紹介しています。

## 献立のたて方

### ① 主菜を1品選ぶ

自分が食べたいものを選びます。

↓

### ② 副菜・汁物から選ぶ

主菜に合うものを選びます。主菜が肉、魚なら野菜中心の副菜から、豆腐・卵料理なら魚介や肉などを使ったものというように、食材の偏りがないようにします。

↓

### ③ とりたいときにもう一品

もっと鉄分をとりたい、あと一品追加したいというときには「もう一品（常備菜）」から選びます。保存がきくものばかりなので、常備しておくとよいでしょう。また、デザートでとってもよいでしょう。

### この本の表記について

●計量単位は、大さじ1＝15ml、小さじ1＝5ml、1カップ＝200mlです。

●材料の野菜には目安として個数などを入れていますが、食材の分量は産地、季節、個体によってさまざまです。なるべく材料のグラム数で計量しましょう。正確な計量をすることで味が決まりやすくなります。

かんたんでおいしい
定番メニューが勢ぞろい！

# 主菜レシピ

ハンバーグ、から揚げ、えびチリ、餃子など
定番の人気メニューを
鉄分豊富食材を使ってアレンジしました。
肉料理、魚料理から卵・豆腐料理まで、
52品を紹介します。

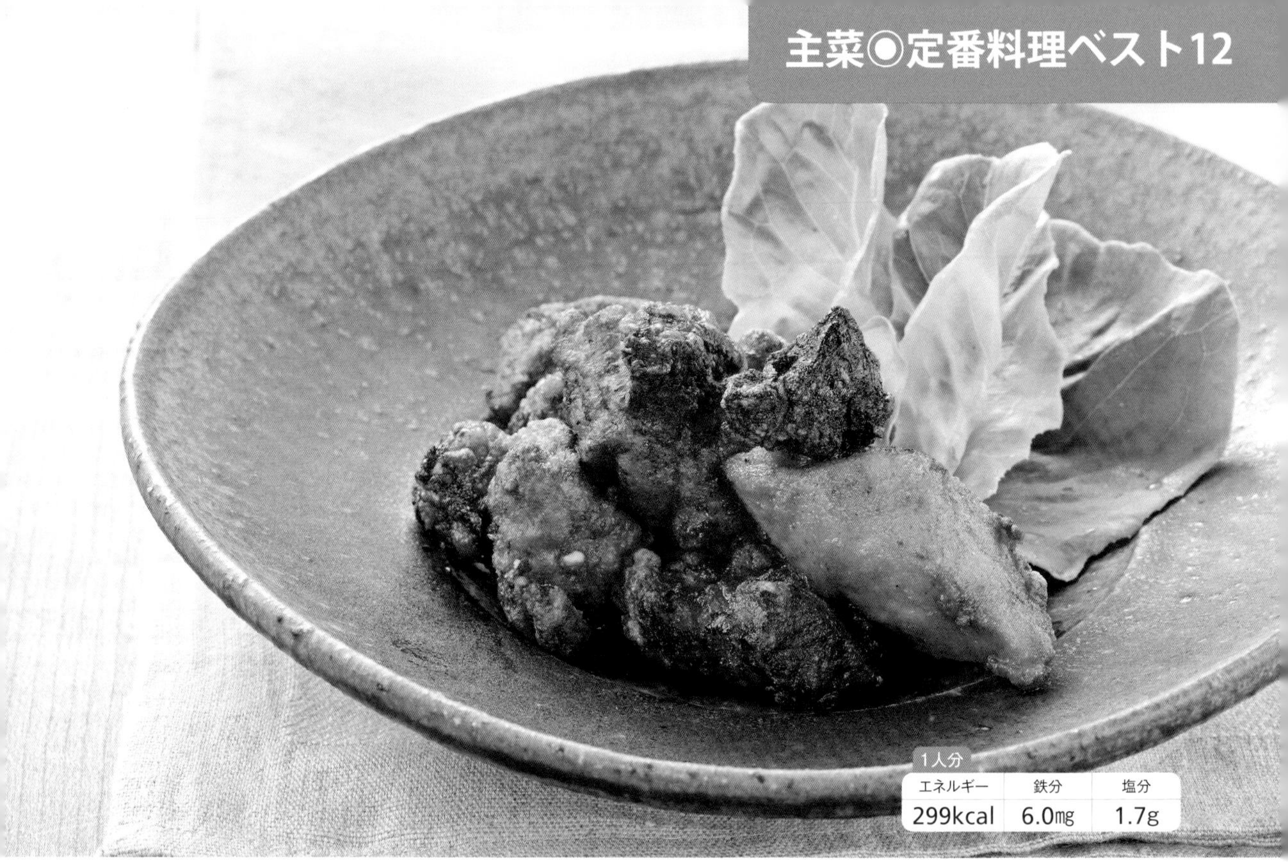

1人分

| エネルギー | 鉄分 | 塩分 |
|---|---|---|
| 299kcal | 6.0mg | 1.7g |

レバーがいっしょに食べられる人気おかず

# 鶏のから揚げ

15分（漬けこむ時間は含まず）

**［材料（2人分）］**

| | |
|---|---|
| 鶏レバー | 100g |
| 鶏もも肉（皮なし） | 200g |
| A しょうゆ | 大さじ1 |
| 　酒 | 小さじ1 |
| 　みりん | 小さじ1 |
| 溶き卵 | ½個分 |
| 片栗粉 | 大さじ2 |
| 揚げ油 | 適量 |
| サラダ菜 | 40g |

**［作り方］**

準備

**1** 鶏レバー、鶏もも肉は小さめのひと口大に切り、**A**を加えてもみこみ30分おく（写真）。

**2** **1**を一度ざるにとり、汁気をきる。

**3** **2**に卵をからめ、片栗粉を混ぜる。

揚げる

**4** 揚げ油を170～180℃に用意し、**3**を落とし入れ、色づく程度にからりと揚げる。

**5** 油をきって盛りつけ、サラダ菜を添える。

**［おすすめ献立例］**

＋むろあじともずく、キウイの酢の物

→p.86

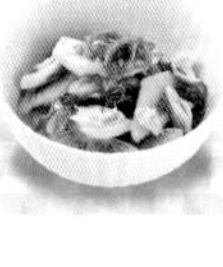

＋ほうれん草とあさりの煮びたし

→p.84

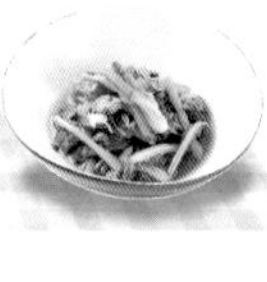

**調理のコツ！**

レバーももも肉と合わせて、から揚げにすることでいっしょに食べることができます。下味をつけるので、臭みも気になりません。

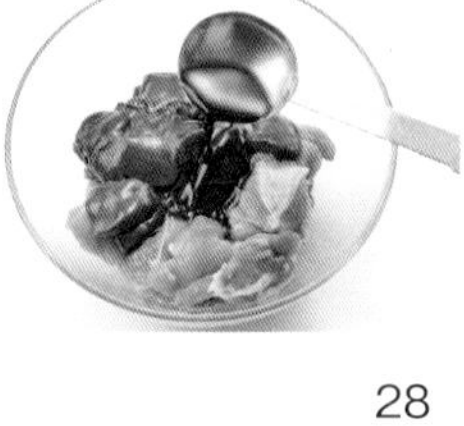

大根おろしでさっぱりといただくハンバーグ

# 和風おろしハンバーグ

20分

**［材料（2人分）］**

| | |
|---|---|
| 牛ひき肉（赤身） | 120g |
| なまりぶし | 50g |
| 玉ねぎ | 50g |
| パン粉 | 大さじ2 |
| A 塩･こしょう | 各少々 |
| 　卵 | ½個 |
| サラダ油 | 大さじ½ |
| B しょうゆ | 小さじ2 |
| 　酒 | 大さじ1 |
| 　みりん | 小さじ1 |
| 　湯 | 50ml |
| 大根 | 150g |
| しその葉 | 10枚 |
| かいわれ大根 | 少々 |

**［おすすめ献立例］**

＋ほうれん草とあさりの煮びたし →p.84

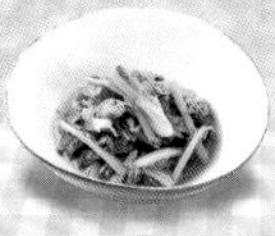

＋納豆汁 →p.100

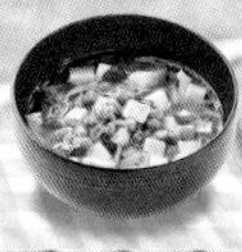

**［作り方］**

準備

1 **なまりぶし**は細かくほぐす（写真）。**玉ねぎ**はみじん切りにし、パン粉を混ぜる。

2 **大根**はすりおろして、ざるに入れ水気をきる。**しその葉**は小さくちぎる。**かいわれ大根**は短く切る。

焼く・煮る

3 **ひき肉**に1、Aを加え、しっかりと混ぜる。2等分し形を整え、フライパンに油を中火で熱して焼く。両面こんがりとしたらBを加え、ふたをし、12～13分煮る。

4 3のふたをとり、汁気がなくなるまで煮つめる。

5 4を盛りつけ、2を混ぜ合わせてのせる。

**鉄分アップのコツ!**

なまりぶしは、かつおなどを釜ゆでした加工品。生のかつおに比べて、鉄分が多く、生よりも日持ちします。

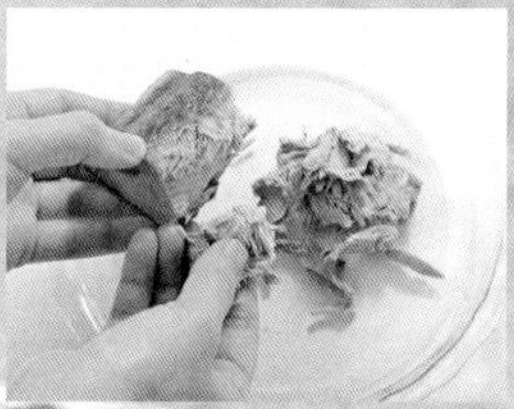

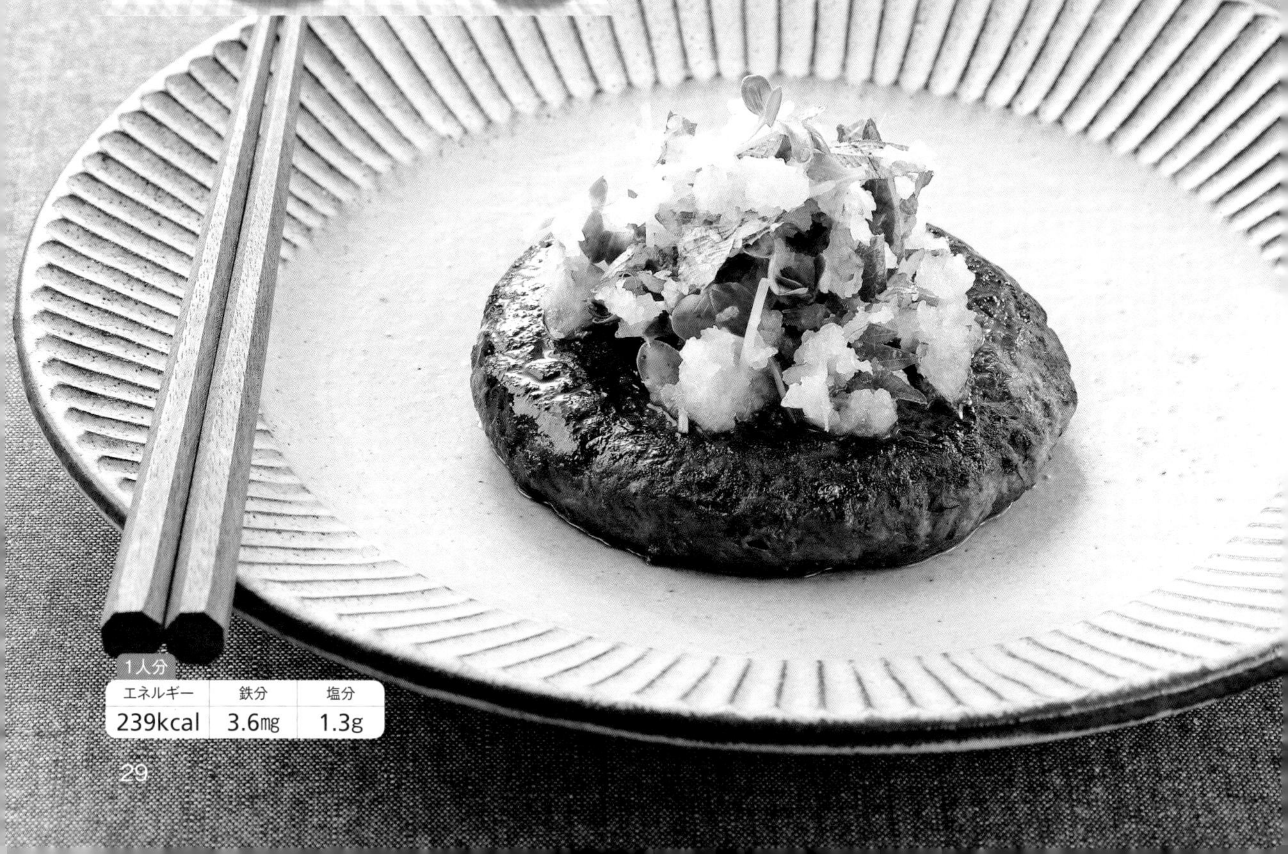

1人分

| エネルギー | 鉄分 | 塩分 |
|---|---|---|
| 239kcal | 3.6mg | 1.3g |

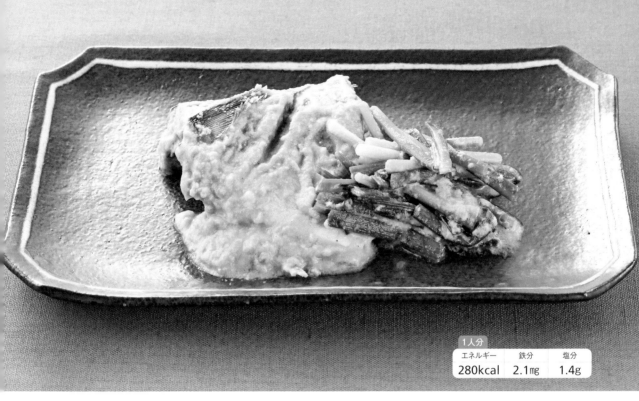

1人分

| エネルギー | 鉄分 | 塩分 |
|---|---|---|
| 280kcal | 2.1mg | 1.4g |

煮汁にごまペーストをからめて鉄分アップ

# さばのみそ煮

20分（だしをとる時間は含まず）

**［材料（2人分）］**

| | |
|---|---|
| さば | 2切れ |
| A 昆布（3cm×3cm） | 1枚 |
| 水 | 300ml |
| 酒 | 大さじ1 |
| 砂糖 | 大さじ½ |
| みそ | 大さじ1 |
| 白練りごま | 大さじ2（30g） |
| 青ねぎ | 50g |

**［作り方］**

準備

1 鍋にAを合わせ20分おき、昆布を戻す。

2 さばは皮目にざっくりと切りこみを入れる。青ねぎは4cm長さに切る。

煮る

3 1を弱火にかけ、煮立ちはじめたら中火にし、砂糖、みそを加える。煮立ったところでさばを加える。落としぶたをし、15分ほど煮て火を落とす。

4 練りごまを加え（写真）、煮汁に溶かしてなじませ、青ねぎを加えひと煮する。

**［おすすめ献立例］**

＋小松菜とかえりじゃこの煮びたし

→p.97

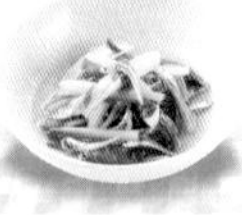

＋きざみ昆布と小松菜の炒め煮

→p.97

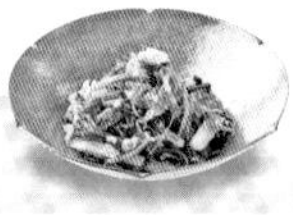

**鉄分アップのコツ!**

鉄分が多いごまは、日頃から少しずつとりましょう。通常のみそ煮に加えることで、鉄分を手軽にとることができます。

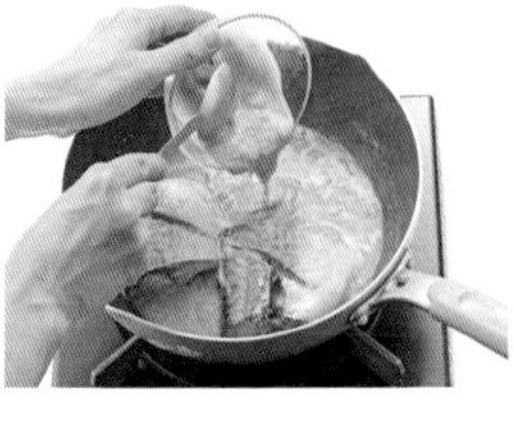

衣にきな粉を加えるのがポイント

# かき揚げ

20分

**[材料（2人分）]**

| | |
|---|---|
| えび（殻つき） | 100g |
| 枝豆（さやをのぞく） | 100g |
| コーン（缶詰） | 50g |
| 溶き卵 | ½個分 |
| 冷水 | 適量 |
| 小麦粉a | 大さじ5 |
| きな粉 | 大さじ3（12g） |
| 小麦粉b | 大さじ2 |
| 揚げ油 | 適量 |
| すだち | 適量 |

**[作り方]**

準備・混ぜる

1 枝豆はゆでて豆をとり出す。コーンは汁気をきる。えびは背わた、殻をとり、1cmに切る。

2 衣を作る。溶き卵に冷水を加え80mlにし、混ぜる。小麦粉a、きな粉を加えさっと混ぜる（写真）。

3 1を混ぜ、小麦粉bをふり入れまぶし、2に加える。

揚げる

4 揚げ油を170～180℃に用意する。木べらで3を1/6すくい、鍋のへりにあてるように揚げ油の中にすべりこませ、周りが固まったら一度返し、からりと揚げる。

5 油をきって盛りつけ、すだちを添える。

**[おすすめ献立例]**

＋モロヘイヤと豚しゃぶのグレープフルーツ和え

→p.83

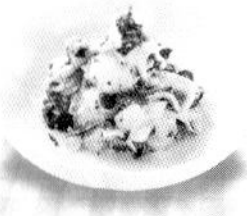

＋かぶの葉入りけんちん汁

→p.100

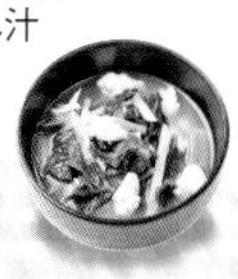

**鉄分アップのコツ!**

かき揚げの小麦粉を減らし、その分、きな粉を増やしました。きな粉は鉄分が多く含まれている優秀食材です。

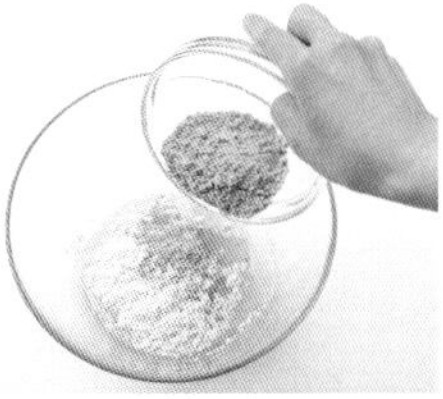

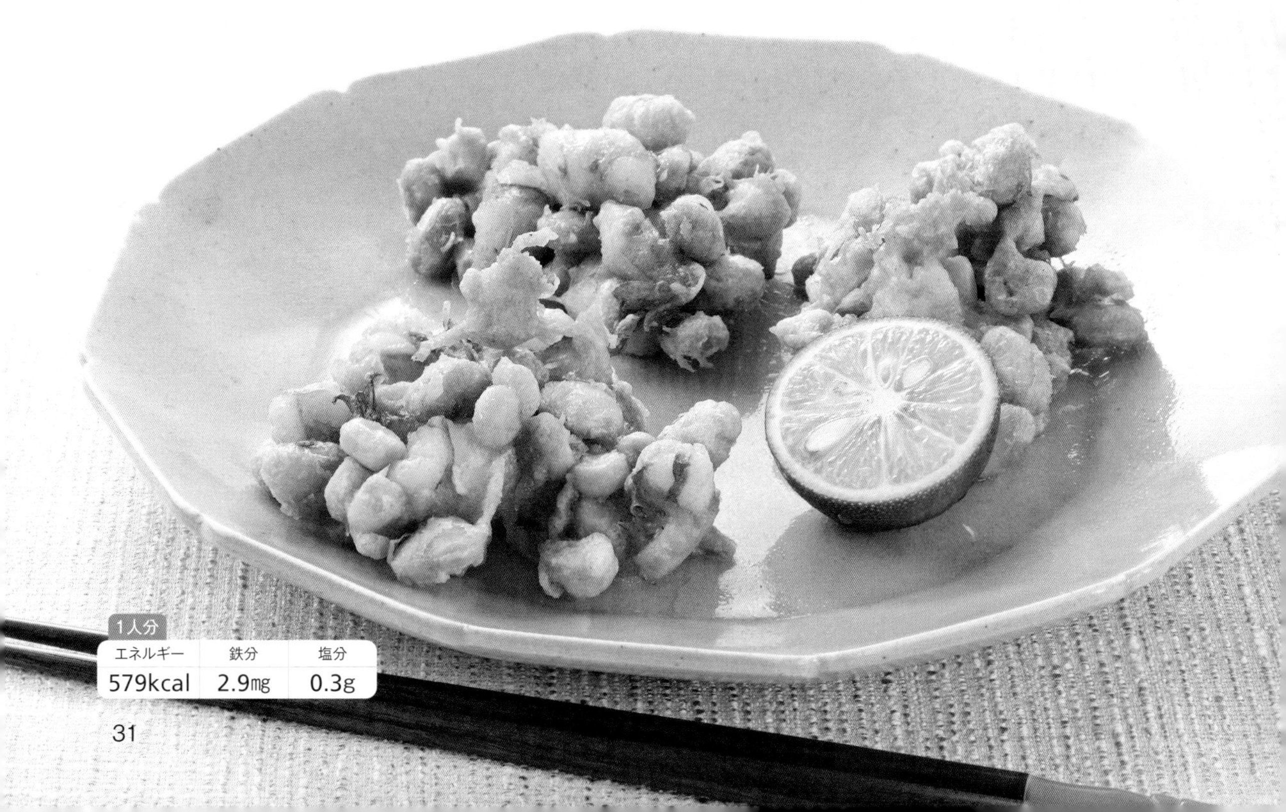

1人分

| エネルギー | 鉄分 | 塩分 |
|---|---|---|
| 579kcal | 2.9mg | 0.3g |

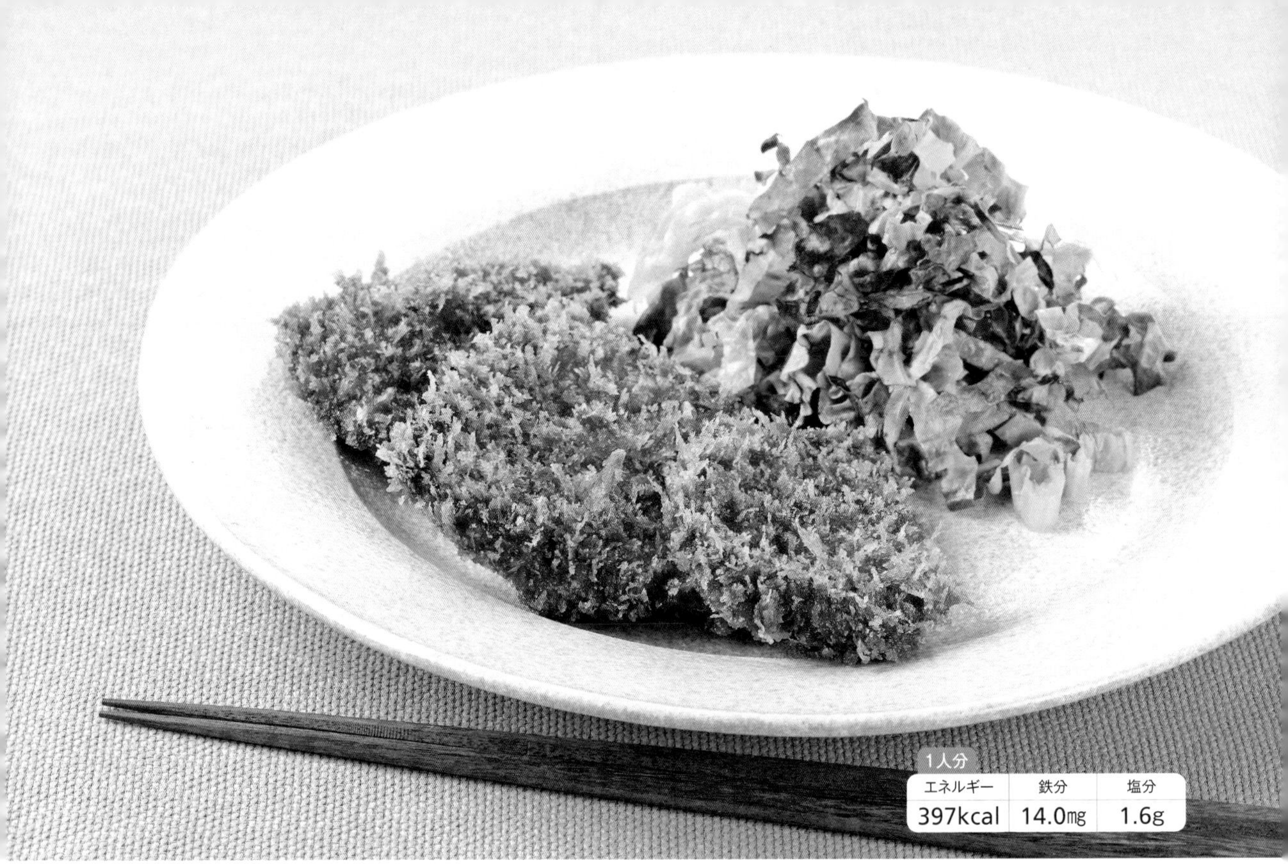

| 1人分 | | |
|---|---|---|
| エネルギー | 鉄分 | 塩分 |
| 397kcal | 14.0mg | 1.6g |

レバーの臭みを感じないさくさくカツ

# 豚レバーカツ

15分（漬けこむ時間は含まず）

**［材料（2人分）］**

| | | |
|---|---|---|
| 豚レバー | | 200g |
| A | 砂糖 | 小さじ1 |
| | しょうゆ | 大さじ1 |
| | 酒 | 大さじ1 |
| | おろしにんにく | 小さじ½ |
| | おろししょうが | 大さじ1 |
| 小麦粉 | | 適量 |
| 溶き卵 | | 適量 |
| パン粉 | | 適量 |
| 揚げ油 | | 適量 |
| サニーレタス | | 50g |

**［作り方］**

準備

**1** 豚レバーは7mm厚さに切り、**A**に漬けこみ、30分おく（写真）。パン粉は霧吹きで水（分量外）を吹きかけ、生パン粉状にする。サニーレタスは細切りにしておく。

揚げる・仕上げる

**2** レバーの汁気をきり、小麦粉、溶き卵、パン粉の順に衣をつける。170～180℃に用意した揚げ油でからりと揚げ、油をきる。

**3** サニーレタスを添えて盛る。

**［おすすめ献立例］**

＋ほうれん草の納豆おかか和え

→p.82

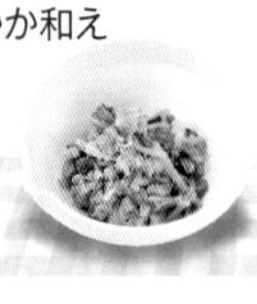

＋かぶの葉入りけんちん汁

→p.100

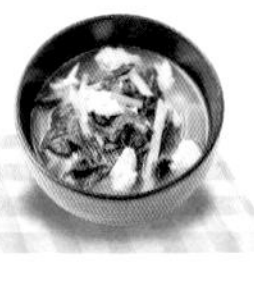

**調理のコツ!**

レバー特有の臭みを消すために、下味を濃いめにつけています。しっかりとした下味をつけることで、食べやすくなります。

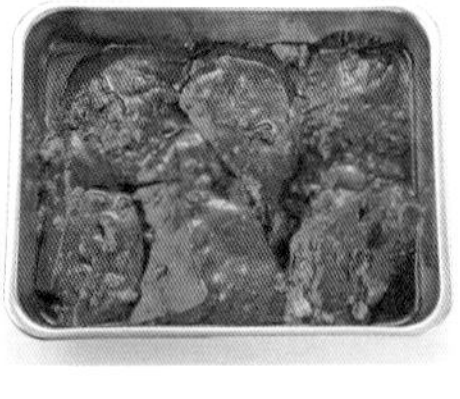

たっぷりのひじきで鉄分バッチリ

# 鶏つくね焼き

かんたん　作りおき　20分

**[材料（2人分）]**

| | |
|---|---|
| 鶏ひき肉（皮なし・むね） | 150g |
| ひじき | 10g |
| 松の実 | 10g |
| 塩 | 小さじ1/4 |
| ミニトマト | 4個 |

**[作り方]**

準備

**1** ひじきは水（分量外）で戻す（写真）。さっと洗って水気をよくきり、細かく刻む。松の実も細かく刻む。

焼く・仕上げる

**2** ひき肉に**1**、塩を加えよく混ぜ、6等分し形を整える。オーブントースターで8～10分こんがりと焼く。

**3** 盛りつけてミニトマトを添える。

**[おすすめ献立例]**

＋水菜の白和え

→p.82

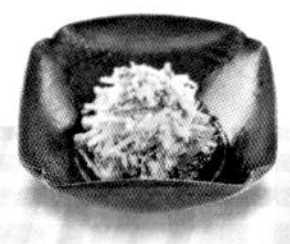

＋なまりぶし入りとろろ汁

→p.101

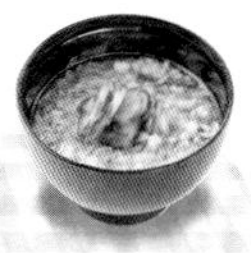

**鉄分アップ**のコツ!

鉄分の多いひじきは、水でよく戻してから料理に使います。つくねに混ぜて使うことで、ボリュームアップ効果も。

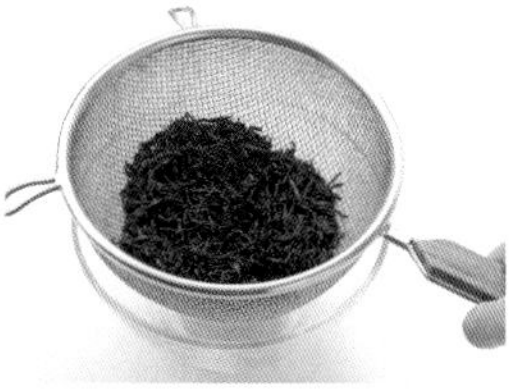

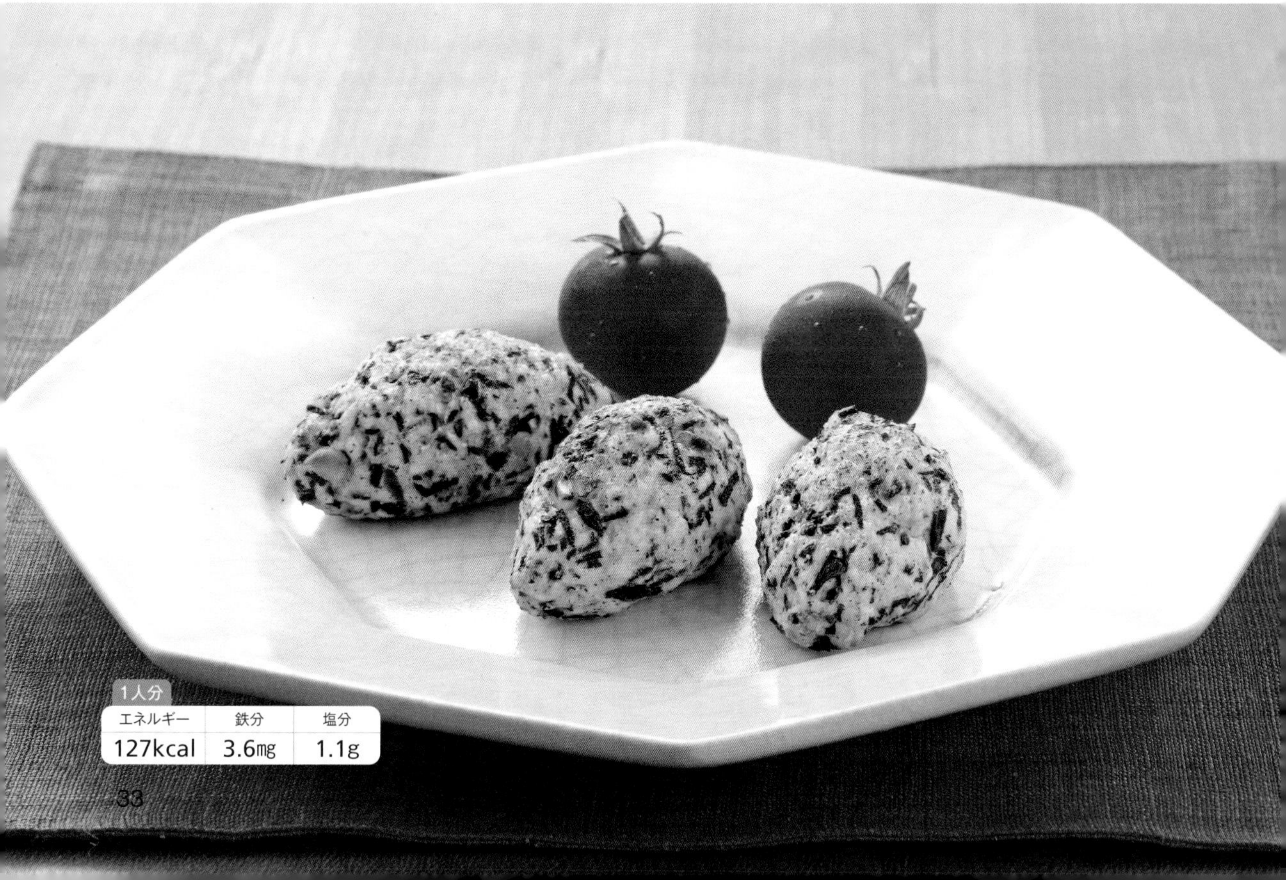

1人分

| エネルギー | 鉄分 | 塩分 |
|---|---|---|
| 127kcal | 3.6mg | 1.1g |

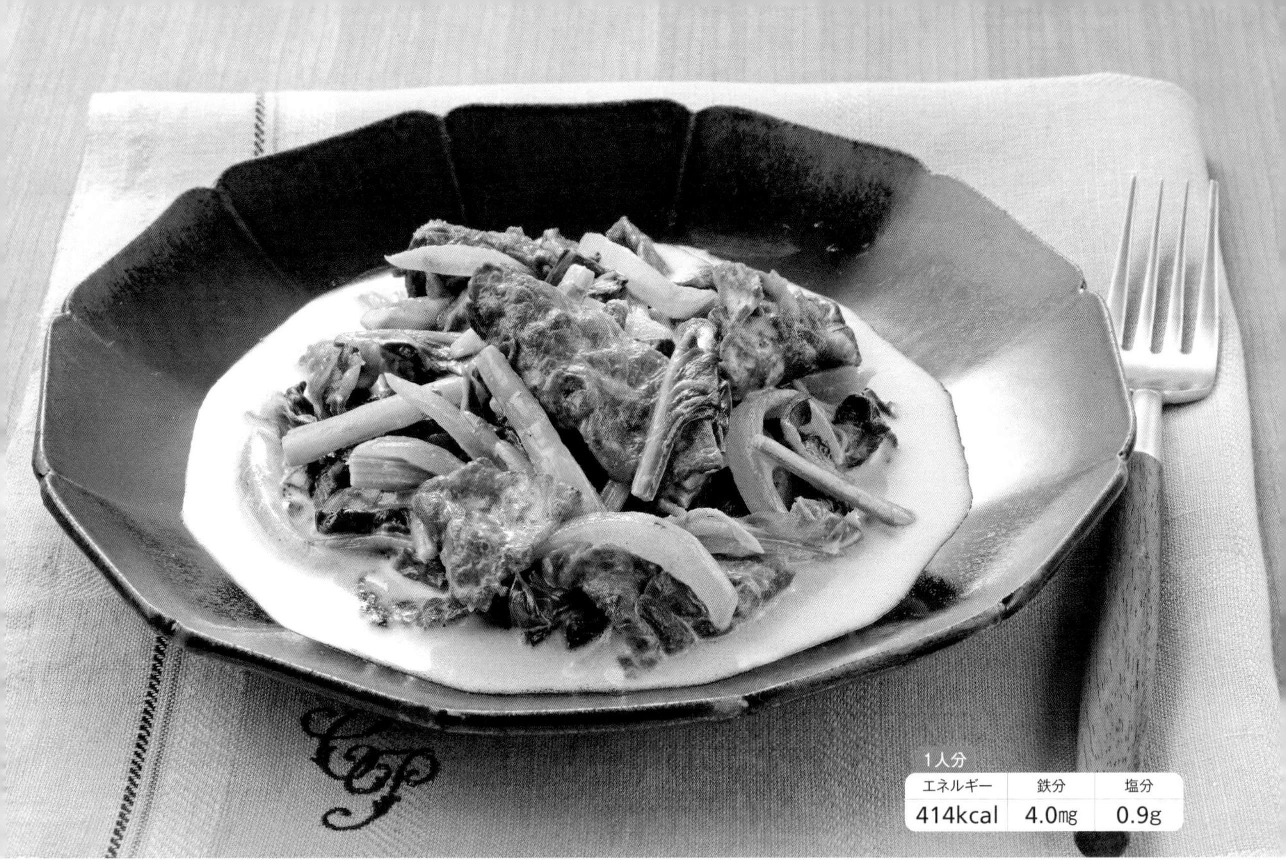

1人分

| エネルギー | 鉄分 | 塩分 |
|---|---|---|
| 414kcal | 4.0mg | 0.9g |

生クリームがコクを出すごちそうメニュー

# ストロガノフ風生クリーム煮 15分

**[材料（2人分）]**

| | |
|---|---|
| 牛もも薄切り肉（赤身） | 150g |
| 　塩・こしょう | 各少々 |
| ほうれん草 | 150g |
| オリーブ油a | 小さじ1 |
| A 塩・こしょう | 各少々 |
| 玉ねぎ（5mm幅の細切り） | 100g |
| オリーブ油b | 大さじ½ |
| B ローリエ | ½枚 |
| 　ナツメグ | 少々 |
| 　生クリーム（脂肪分32%） | 100ml |
| 塩・こしょう | 各少々 |

**[作り方]**

準備

**1** **ほうれん草**は色よくゆでて冷水にとる。水気をしぼって3cm長さに切る。油aで炒め、水気をとばし、**A**で下味をつける。

**2** **牛肉**はひと口大に切り、塩、こしょうする。

炒める

**3** フライパンに油bを中火で熱し、**2**を炒める。こんがりとしたら**玉ねぎ**を炒め、しんなりしたら**B**を加える。

**4** 混ぜながら軽く煮つめ、とろりとしたら**1**を加え（写真）ひと煮し、塩、こしょうで味をととのえる。

**[おすすめ献立例]**

＋なまりぶし入りコールスロー

→p.95

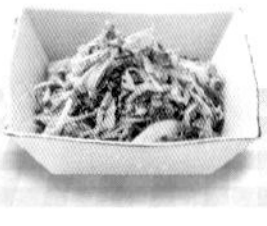

＋ひじきのマリネ

→p.130

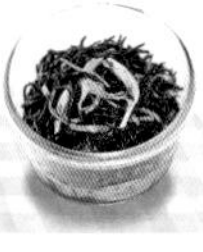

**鉄分アップのコツ!**

鉄分たっぷりのほうれん草を、ゆでて最後に加えます。牛肉の動物性たんぱく質がほうれん草の鉄の吸収を助けます。

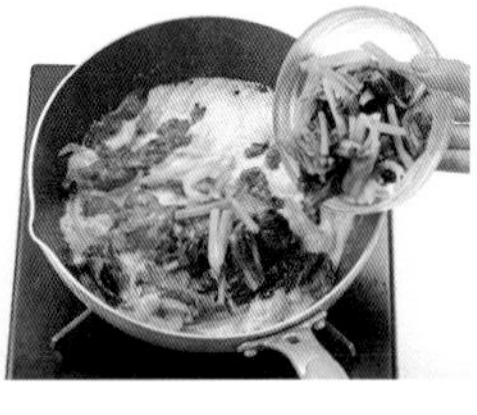

アボカド、パセリソースで味も、鉄分もアップ

# めかじきのムニエル アボカド、パセリソースがけ

15分

**[材料（2人分）]**

| | |
|---|---|
| めかじき | 2切れ |
| 塩·こしょう | 各少々 |
| きな粉 | 大さじ2(8g) |
| オリーブ油 | 大さじ½ |
| アボカド | 50g |
| レモン汁 | 大さじ1 |
| パセリ | 20g |
| A 塩 | 小さじ⅛ |
| こしょう | 少々 |
| しょうゆ | 小さじ¼ |
| トマト(くし形切り) | 50g |

**[作り方]**

準備・炒める

1 めかじきの両面に塩、こしょうし、きな粉をまぶす。

2 フライパンに油を中火で熱し、1をソテーする。

3 パセリはみじん切りにし、水にさらして水気をしぼる。

混ぜる

4 アボカドは皮と種をとってフォークでつぶし、レモン汁を混ぜる。3を加え、Aを混ぜる（写真）。

5 2を盛りつけて、トマト、4のソースを添える。

**[おすすめ献立例]**

＋なまりぶし入りコールスロー

→p.95

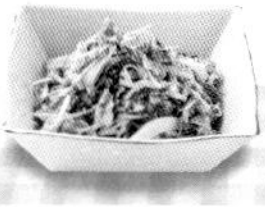

＋レンズ豆のスープ

→p.105

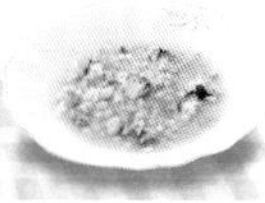

**鉄分アップ のコツ!**

パセリは鉄分が豊富。ソースにするとたっぷりととれます。レモンのビタミンCが鉄の吸収を助けます。

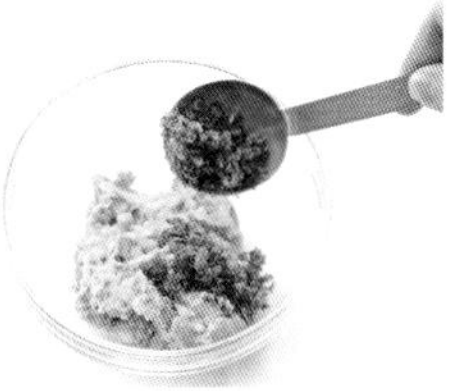

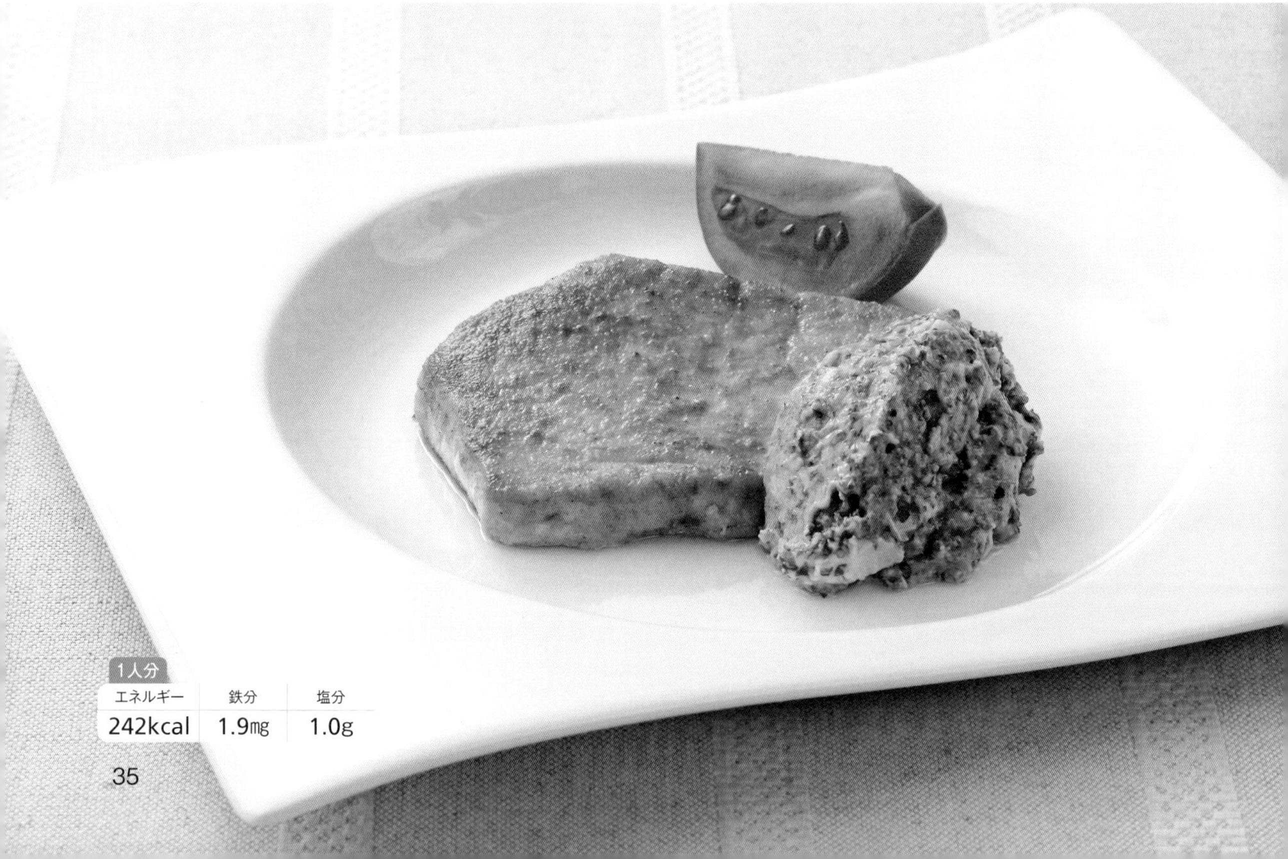

1人分

| エネルギー | 鉄分 | 塩分 |
|---|---|---|
| 242kcal | 1.9mg | 1.0g |

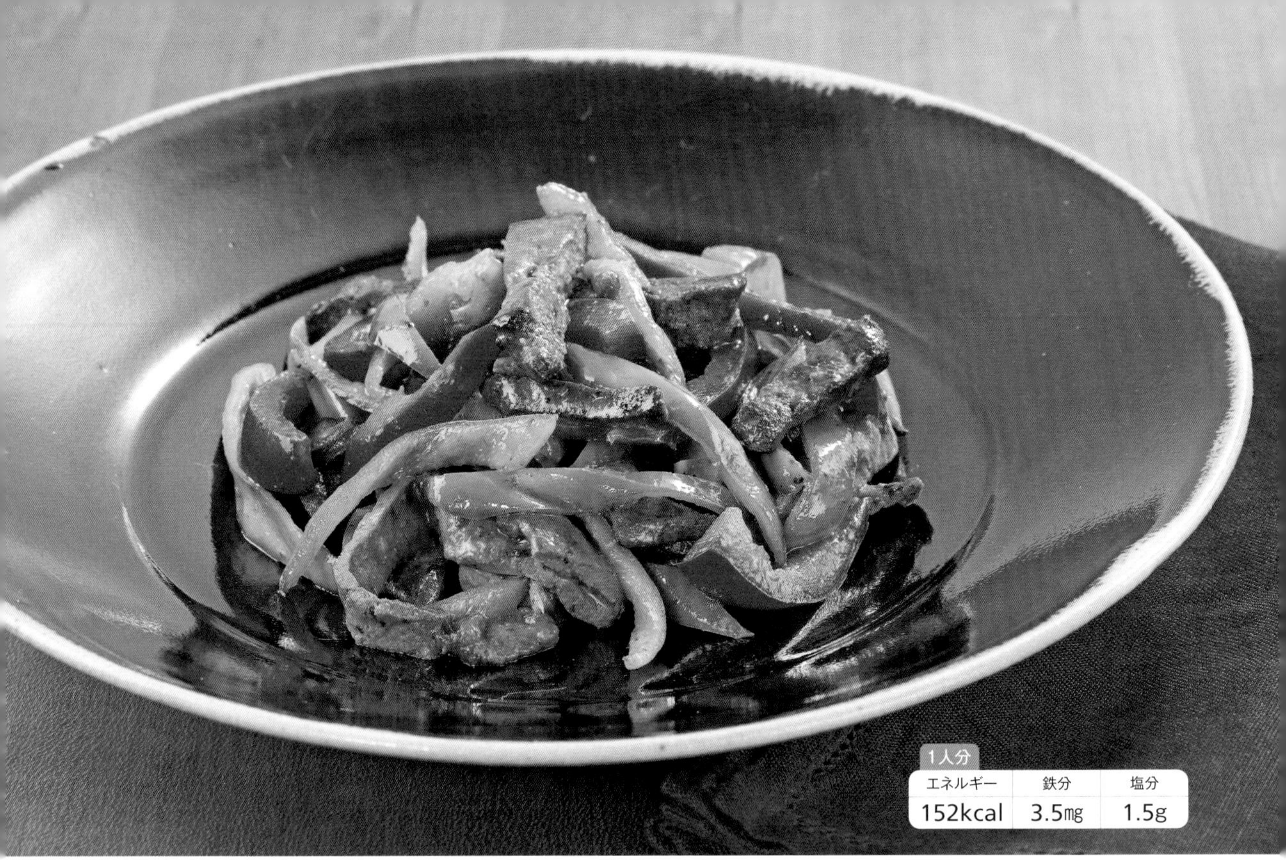

1人分

| エネルギー | 鉄分 | 塩分 |
|---|---|---|
| 152kcal | 3.5mg | 1.5g |

かりかりでレバーが香ばしい

# チンジャオロース

15分

**[材料（2人分）]**

| | |
|---|---|
| 牛レバー | 150g |
| A 酒 | 小さじ1 |
| しょうゆ | 小さじ1 |
| おろしにんにく | 少々 |
| 片栗粉 | 小さじ1 |
| ピーマン | 100g |
| 赤パプリカ | 50g |
| ごま油 | 大さじ½ |
| B オイスターソース | 大さじ½ |
| しょうゆ | 小さじ1 |
| こしょう | 少々 |

**[作り方]**

準備

1 ピーマン、赤パプリカは細切りにする。

2 牛レバーは細切りにし、Aをもみこみ片栗粉を混ぜる。

炒める

3 フライパンに油を中火で熱し、2を炒める（写真）。こんがりと火が通ったら1を加え、Bを加え炒め合わせる。

**[おすすめ献立例]**

＋かぼちゃサラダ

→p.95

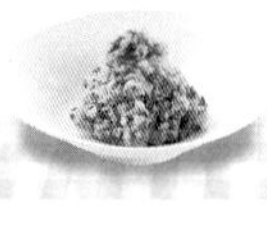

＋もずくとニラの豆乳スープ

→p.103

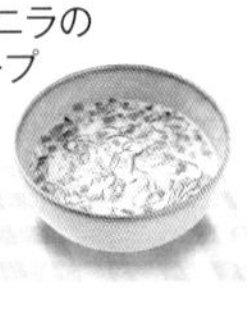

**調理のコツ!**

通常の牛肉の代わりに牛レバーを使います。かりかりに炒めることで、独特の臭みもなくなり、食べやすくなります。

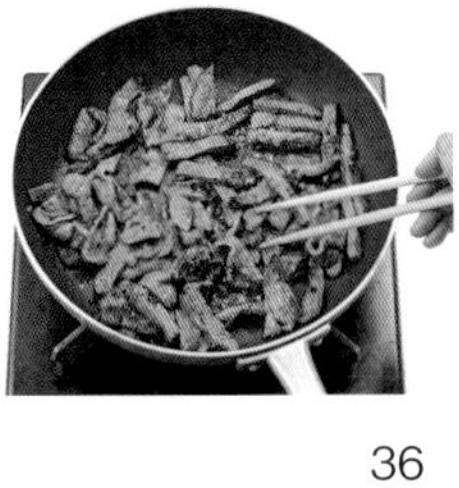

レバーが入って、いつもより鉄分重視のおかずに

# 麻婆豆腐

15分 (さらす時間は含まず)

**[材料(2人分)]**

| | |
|---|---|
| 鶏レバー | 100g |
| にんにく(みじん切り) | ½かけ分 |
| ごま油 | 大さじ½ |
| 豆板醤 | 小さじ1 |
| A 塩 | 少々 |
| 砂糖 | 小さじ¼ |
| 湯 | 200ml |
| オイスターソース | 小さじ½ |
| 木綿豆腐 | 300g |
| 片栗粉 | 大さじ½ |
| 青ねぎ(小口切り) | 30g |

**[作り方]**

準備

**1** **鶏レバー**は水に20～30分さらして臭みをとる(写真)。水気をよくふいて、7～8mm角に切る。

炒める・仕上げる

**2** フライパンににんにく、油を入れ中火で熱し、香りが立ったら**1**を炒める。こんがりと火が通ったら豆板醤を加えて炒め、なじんだら**A**を加える。**豆腐**を入れて、へらで1.5cm角に切り、7～8分煮て味をなじませる。

**3** 片栗粉を倍量の水(分量外)で溶いて加え、とろみをつけ、**青ねぎ**を加えてでき上がり。

**[おすすめ献立例]**

+しめさばと長いもの
とんぶり和え

→p.91

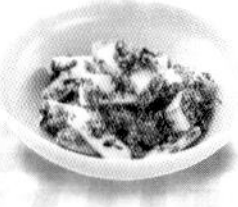

+空芯菜と
きくらげ炒め

→p.94

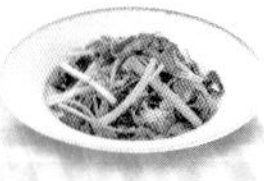

**調理のコツ!**

通常のひき肉の代わりに刻んだレバーを使います。独特の臭みをとるため、水に20～30分さらします。

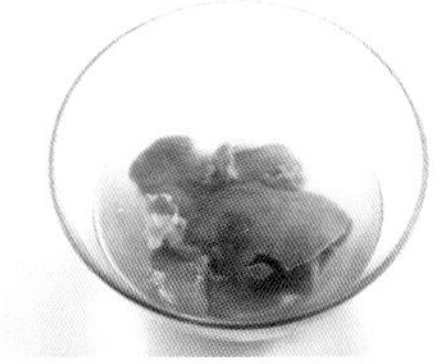

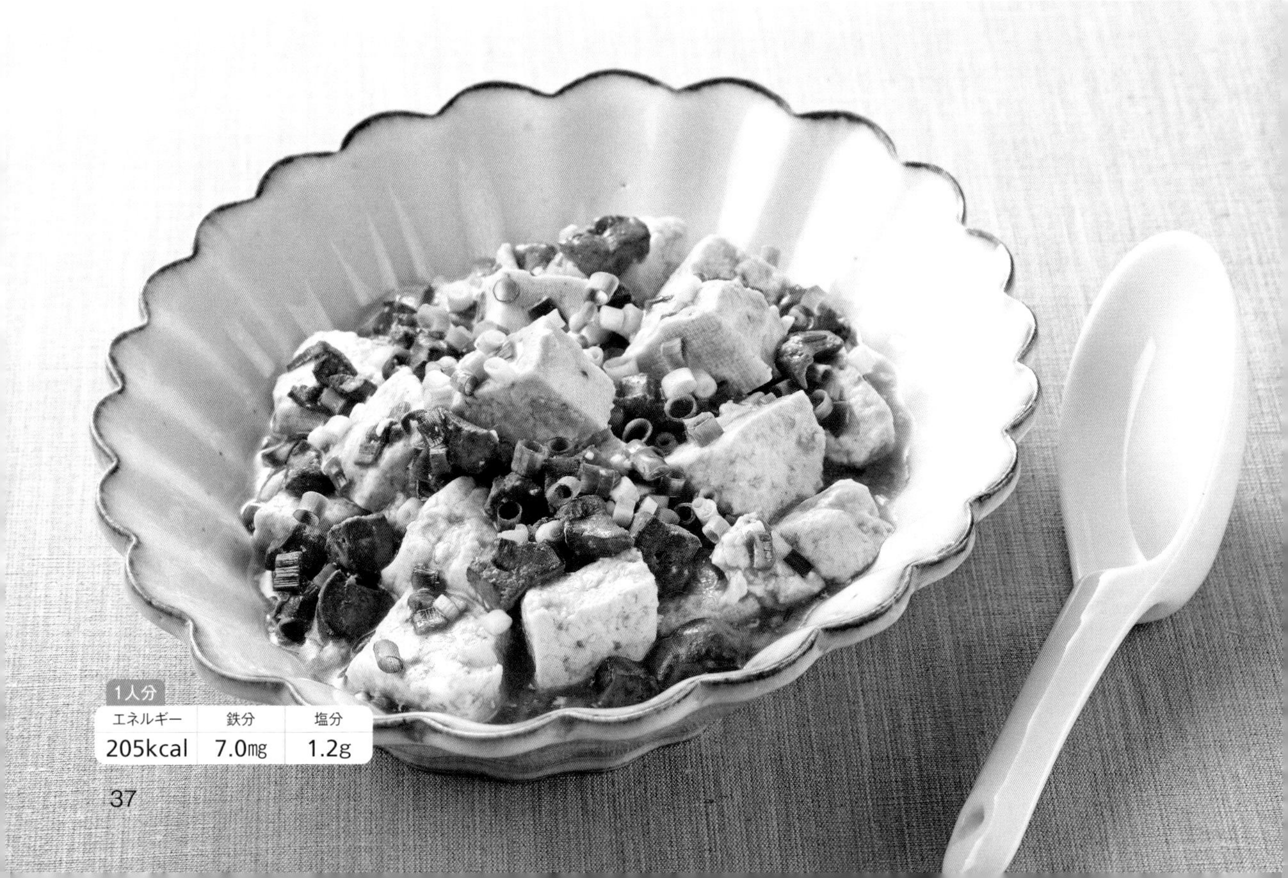

1人分

| エネルギー | 鉄分 | 塩分 |
|---|---|---|
| 205kcal | 7.0mg | 1.2g |

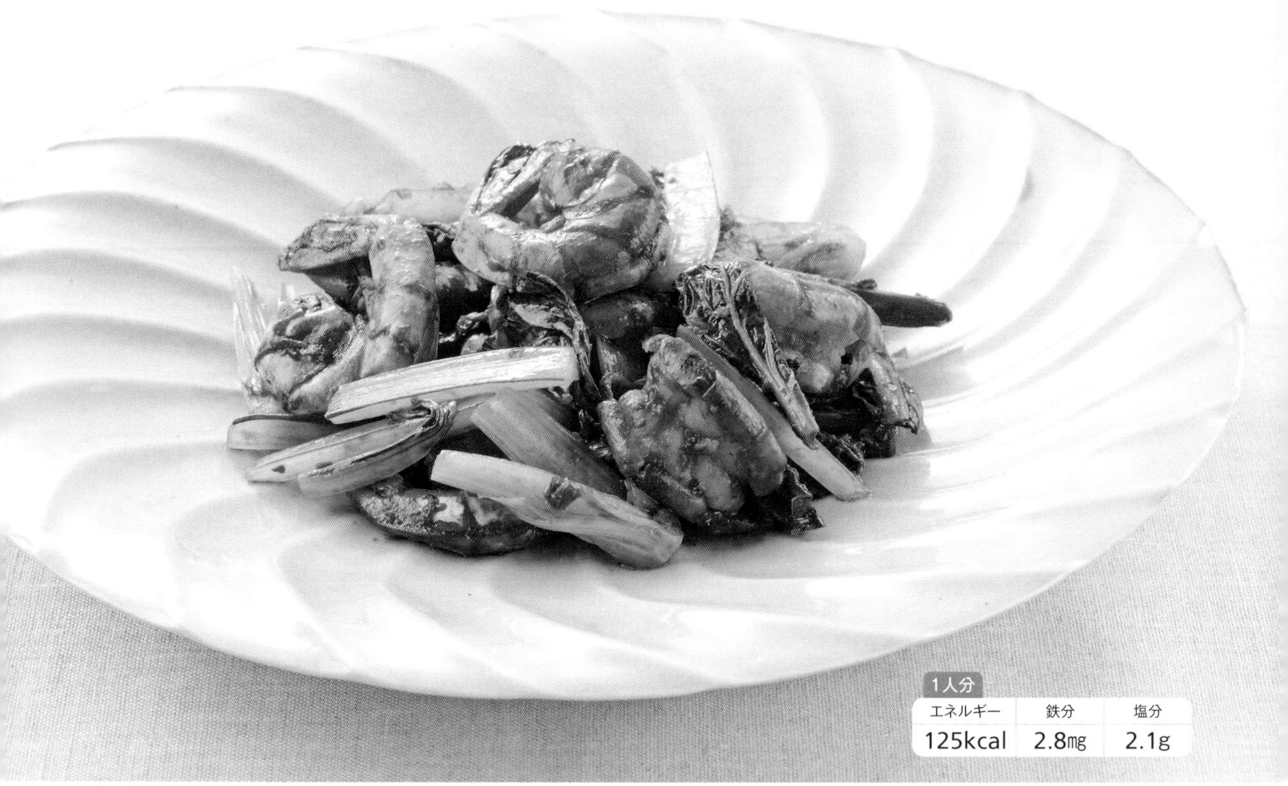

1人分

| エネルギー | 鉄分 | 塩分 |
|---|---|---|
| 125kcal | 2.8mg | 2.1g |

小松菜のシャキシャキ感が新鮮

# 小松菜入りえびチリ

15分

**［材料（2人分）］**

| | |
|---|---|
| えび（殻つき） | 200g |
| A しょうゆ | 大さじ½ |
| 酒 | 小さじ1 |
| 小松菜 | 100g |
| ごま油 | 大さじ½ |
| B にんにく（みじん切り） | ½かけ分 |
| 長ねぎ（みじん切り） | 10cm分 |
| しょうが（みじん切り） | ½かけ分 |
| C 豆板醤 | 小さじ½ |
| しょうゆ | 小さじ1 |
| オイスターソース | 小さじ½ |
| ケチャップ | 大さじ1 |

**［作り方］**

準備

**1** 小松菜は湯（分量外）を煮立て色よくゆで、冷水にとる。水気をしぼって3～4cm長さに切る。

**2** えびは背わたと足をとり、背に切り込みを入れ、**A**をからめ10分おいて下味をつけ、汁気をきる。

炒める

**3** フライパンに油、**B**を入れ、中火で熱し、香りが立ったら**2**を炒める。えびが赤くなったら、**C**を順に加えながら炒め合わせる。なじんだら**1**を加え（写真）、炒め合わせる。

**［おすすめ献立例］**

＋赤貝とピーマンのナンプラー和え

→p.91

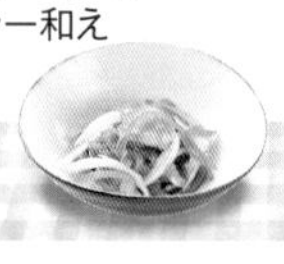

＋クレソンとレバーのごま油和え

→p.93

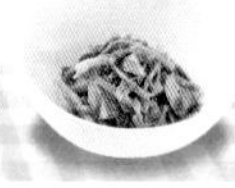

**鉄分アップ**のコツ!

小松菜は、鉄分が豊富。えびチリに加えることで、小松菜のシャキシャキとした食感と、彩りもいっしょに楽しめます。

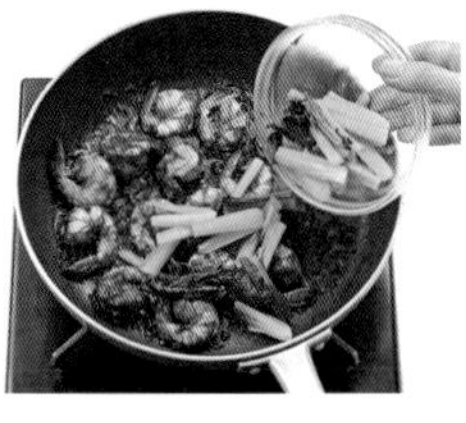

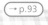

食べると春菊の香りがふわっと広がる

# 鉄分たっぷり餃子

20分（きくらげを水で戻す時間は含まず）

**［材料（2人分）］**

| | |
|---|---|
| 豚ひき肉（赤身） | 100g |
| 春菊 | 50g |
| 　塩 | 少々 |
| きくらげ（乾物） | 2g |
| A しょうゆ | 小さじ½ |
| 　ごま油 | 小さじ½ |
| 　オイスターソース | 小さじ¼ |
| 　こしょう | 少々 |
| 餃子の皮 | 12枚 |
| ごま油 | 大さじ½ |
| 香菜 | 少々 |

**［作り方］**

準備

**1** **春菊**は軸のほうから細かくきざみ、塩もみする（写真）。しんなりしたら水洗いし、水気をぎゅっとしぼる。**きくらげ**は水（分量外）で戻し、みじん切りにする。

**2** ひき肉、**1**、**A**をボウルに入れて混ぜ、12等分する。

包む

**3** 餃子の皮の周りに水をぬり、中央に**2**をのせる。2つ折りにし、ひだをとってはり合わせ包む。

焼く

**4** フライパンに油を中火で熱し、**3**を並べ入れる。焼き色がついたら熱湯100ml（分量外）を注ぎ入れてふたをし、水気がなくなるまで蒸し焼きにする。

**5** ふたをとって水気をとばし、カリッと焼き上げる。盛りつけて香菜を添える。

**［おすすめ献立例］**

＋豆苗と干しえびの炒め

→p.86

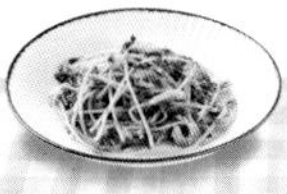

＋もずくとニラの豆乳スープ

→p.103

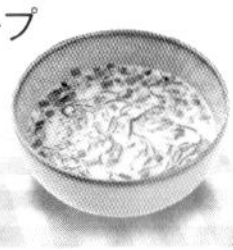

**調理のコツ！**

鉄分豊富な春菊。できあがりがベチャッとならないように、塩もみをして、水分をしぼり出しましょう。

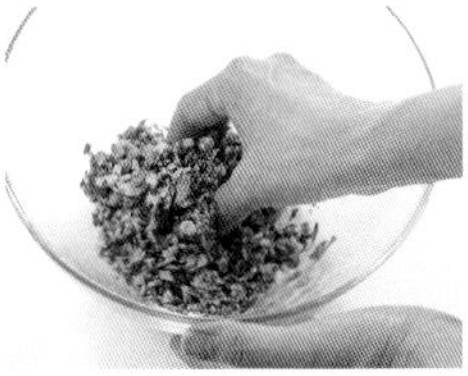

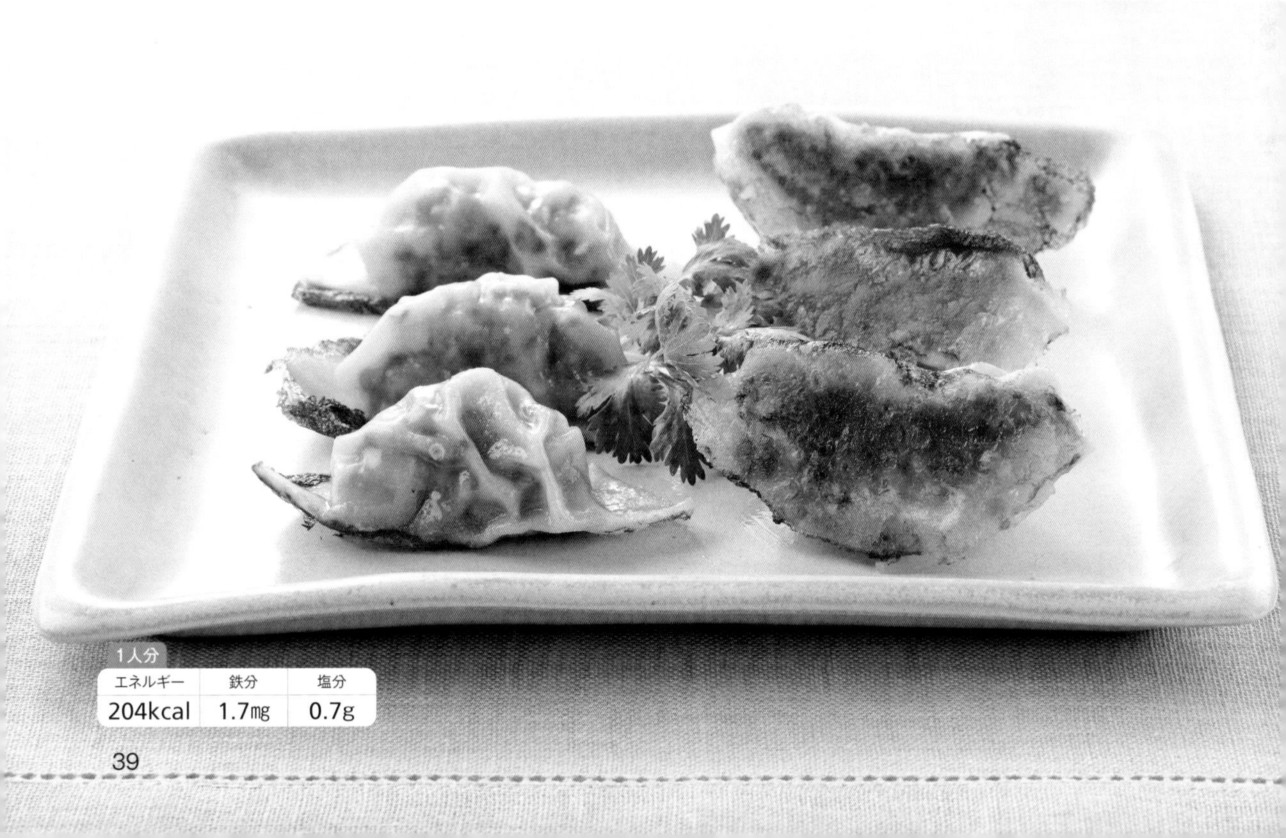

1人分

| エネルギー | 鉄分 | 塩分 |
|---|---|---|
| 204kcal | 1.7mg | 0.7g |

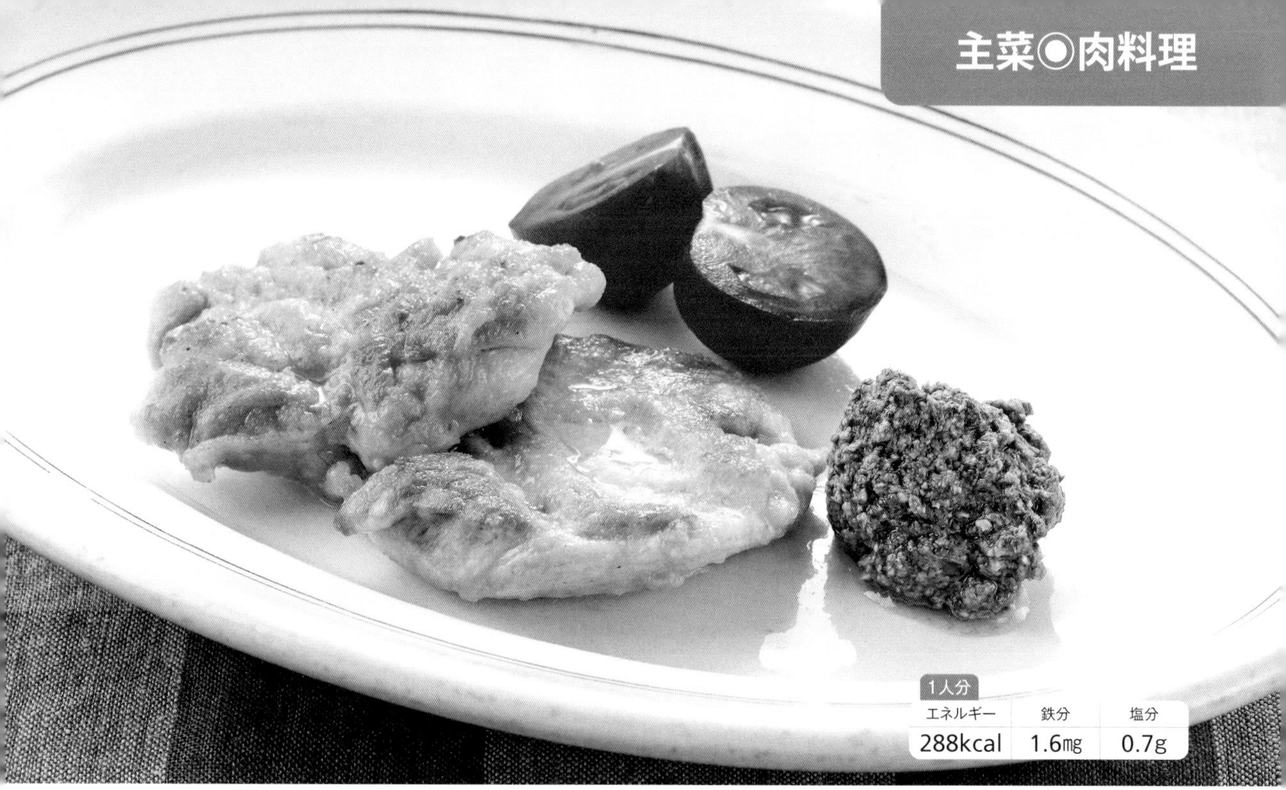

1人分

| エネルギー | 鉄分 | 塩分 |
|---|---|---|
| 288kcal | 1.6mg | 0.7g |

鉄分たっぷりのバジルソースがさわやか

# チキンソテー 松の実とバジルのソース

20分

**[材料（2人分）]**

| | |
|---|---|
| 鶏もも肉（皮なし） | 200g |
| A 塩･こしょう | 各少々 |
| おろしにんにく | 少々 |
| 小麦粉 | 適量 |
| バジル（葉） | 20g |
| 松の実 | 20g |
| B オリーブ油 | 大さじ1 |
| 塩･こしょう | 各少々 |
| オリーブ油 | 大さじ½ |
| トマト（小） | 2個 |

**[作り方]**

準備

**1** バジルはみじん切りにしてすり鉢にとり、すりつぶす。だいたいつぶれたら**松の実**を加えすりつぶし（写真）、なめらかなペースト状にし、**B**で味をととのえる。

**2** **鶏肉**は身の厚いところに包丁を入れて厚みをそろえ、4等分に切る。**A**で下味をつけ、粉をはたきつける。

焼く・仕上げる

**3** フライパンに油を熱し、**2**を入れ、こんがりとソテーして火を通す。

**4** **3**を盛りつけ、半分に切ったトマト、**1**のソースを添える。

**[おすすめ献立例]**

＋豆のサラダ

→p.93

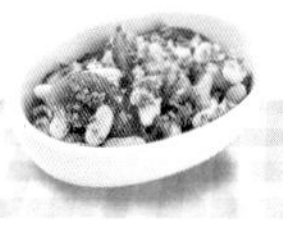

＋かりかりじゃこ入りガスパチョ

→p.105

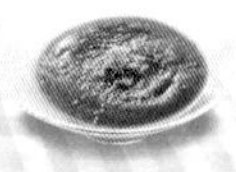

**調理のコツ!**

松の実は鉄分が豊富。すり鉢やフードプロセッサーなどを使ってソース状にします。ソースは、他の白身魚や肉にも合います。

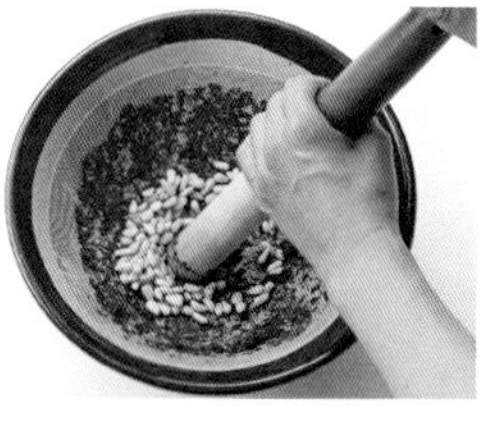

サワークリームでさっぱりとした味わい

# 鶏レバーのサワークリーム煮

15分

**[材料（2人分）]**

| | |
|---|---|
| 鶏レバー | 150g |
| 塩・こしょう | 各少々 |
| 玉ねぎ | 100g |
| アスパラガス | 100g |
| オリーブ油 | 大さじ½ |
| にんにく（つぶしたもの） | ½かけ分 |
| A 白ワイン | 50ml |
| ローリエ | ½枚 |
| タイム | 少々 |
| サワークリーム | 100ml |
| 塩・こしょう（仕上げ用） | 各少々 |

**[作り方]**

準備

1 鶏レバーは7～8mm厚さに切る。

2 玉ねぎは5mm幅の細切り、アスパラガスは4～5cm長さに切る。

炒める・仕上げる

3 フライパンに油、にんにくを入れ中火で熱し、1を炒め塩、こしょうする（写真）。こんがりとしたら玉ねぎを加え、透き通るまで炒め、Aを加える。ふたをして7～8分蒸し焼きにして火を通す。

4 アスパラガスを加えひと煮し、サワークリームを加える。火を止めて混ぜてなじませ、塩、こしょうで味をととのえる。

**[おすすめ献立例]**

＋枝豆とアボカド、めじまぐろのサラダ

→p.90

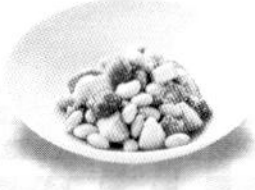

＋レンズ豆のスープ

→p.105

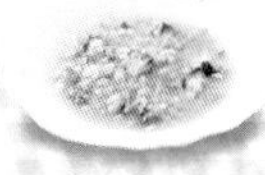

**調理のコツ!**

レバーの臭みを消すために、しっかりと炒めます。この後さらにサワークリームが入ることで、臭みも気にならなくなります。

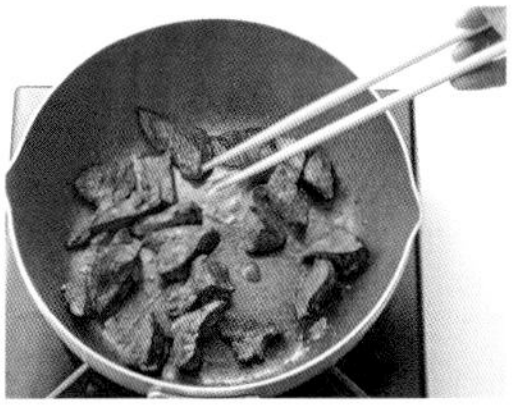

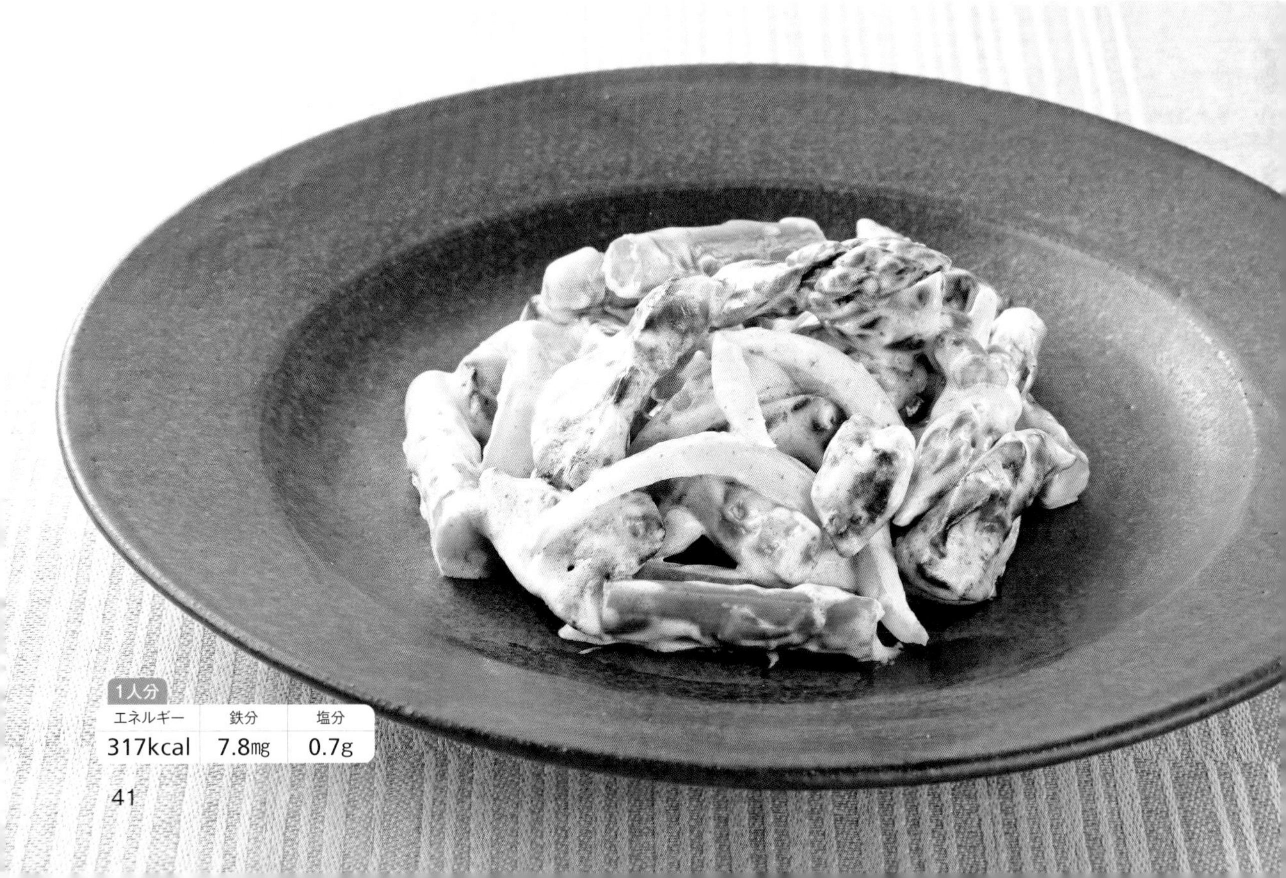

1人分

| エネルギー | 鉄分 | 塩分 |
|---|---|---|
| 317kcal | 7.8mg | 0.7g |

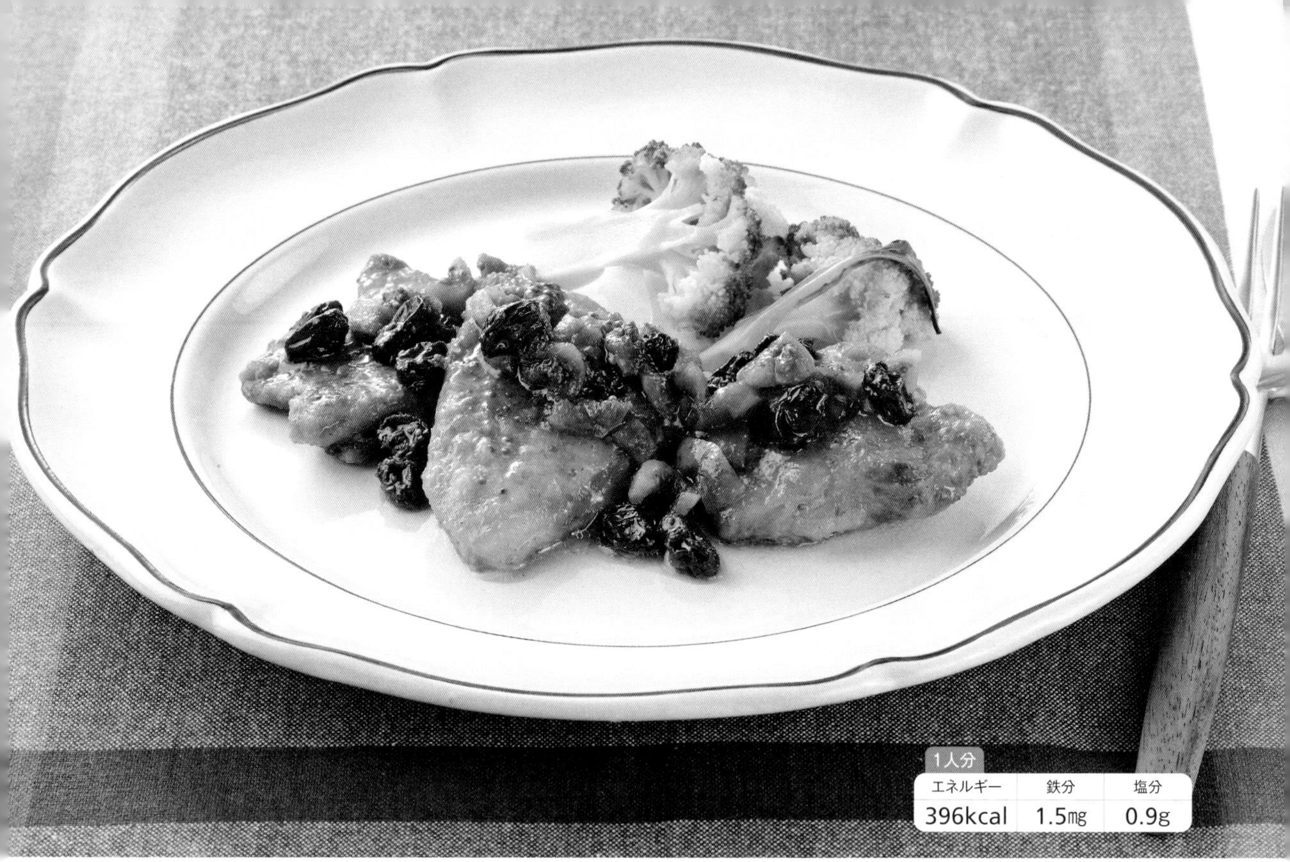

1人分

| エネルギー | 鉄分 | 塩分 |
|---|---|---|
| 396kcal | 1.5mg | 0.9g |

フルーツの甘みと豚肉がよく合う一品

# 豚肉のソテー フルーツソース

25分

**[材料（2人分）]**

| | |
|---|---|
| 豚ロース肉切り身 | 2枚（100g×2枚） |
| A 塩・こしょう | 各少々 |
| おろしにんにく | 少々 |
| 小麦粉 | 適量 |
| オリーブ油 | 大さじ½ |
| B しょうゆ | 小さじ½ |
| 白ワイン | 50ml |
| 湯 | 200ml |
| 干しぶどう | 20g |
| 干しいちじく | 30g |
| 塩・こしょう | 各少々 |
| ブロッコリー | 50g |

**[おすすめ献立例]**

＋枝豆とアボカド、めじまぐろのサラダ

→p.90

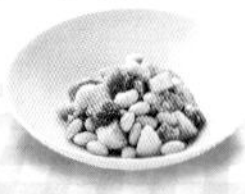

＋グリーンピースのスープ煮

→p.89

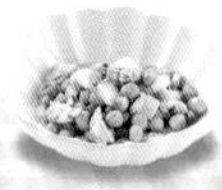

**[作り方]**

準備

**1** いちじくは1cm角に切る。ブロッコリーは小房に分けて色よくゆでておく。

**2** 豚肉は筋切りし、軽くたたく。3等分に切ってAで下味をつけ、小麦粉をはたきつける。

焼く・仕上げる

**3** フライパンに油を中火で熱し、2をソテーする。両面がこんがりとしたらBを加え、干しぶどう、いちじくを加える（写真）。煮立ったら弱火にしてふたをし、豚肉がやわらかくなるまで20分ほど煮つめる。

**4** 豚肉を器にとる。残った煮汁を軽く煮つめてとろりとさせ、塩、こしょうで味をととのえ、豚肉にかける。ブロッコリーを添える。

**調理のコツ！**

ドライフルーツは、栄養素が凝縮して、鉄分量がアップしています。干しぶどう、干しいちじくは鉄分が多くおすすめ。

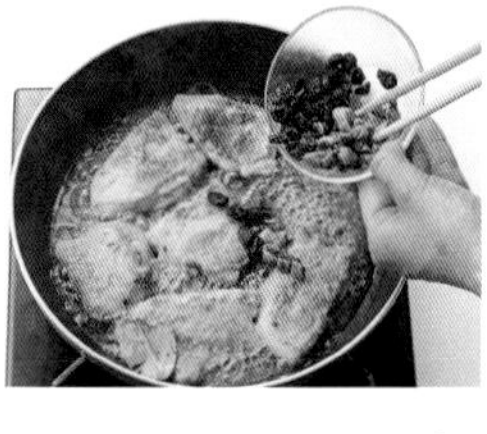

そら豆のほくほく食感がおいしい

# 鶏肉とそら豆のうすくず煮

15分

**[材料（2人分）]**

| | |
|---|---|
| 鶏もも肉（皮なし） | 150g |
| 玉ねぎ | 50g |
| にんじん | 30g |
| そら豆 | 80g |
| ゆば（乾物） | 2枚 |
| A 湯 | 200ml |
| チキンブイヨン（固形） | ¼個 |
| 塩 | 少々 |
| 砂糖 | 小さじ¼ |
| オイスターソース | 小さじ¼ |
| こしょう | 少々 |
| 片栗粉 | 小さじ1 |

**[おすすめ献立例]**

＋おかひじきとあなごのわさび酢

→p.83

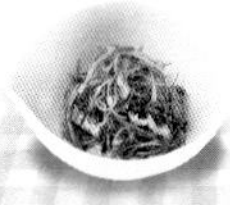

＋ほうれん草のヨーグルトサラダ

→p.92

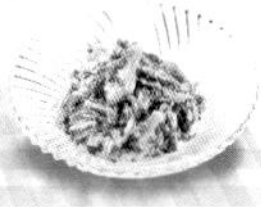

**[作り方]**

準備

**1** **鶏肉**は小さめのそぎ切りにし、**玉ねぎ**は1cm角、**にんじん**は5mm角に切る。

**2** **そら豆**は薄皮に切り込みを入れて（写真）ゆで、薄皮をむく。**ゆば**は水（分量外）で戻し、ひと口大に切る。

煮る・仕上げる

**3** 鍋に**A**を合わせ中火にかける。煮立ったら**鶏肉**を入れ、3～4分煮る。**玉ねぎ**、**にんじん**も加えて火を通し、**2**を加えひと煮する。

**4** 片栗粉を倍量の水（分量外）で溶いて加え、とろみをつける。

**調理のコツ!**

そら豆のつめの部分（黒くなっている箇所）に、包丁で切れ目を入れることで、ゆでたあとに薄皮がむきやすくなります。

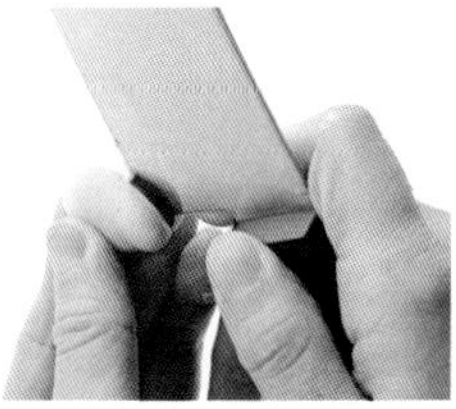

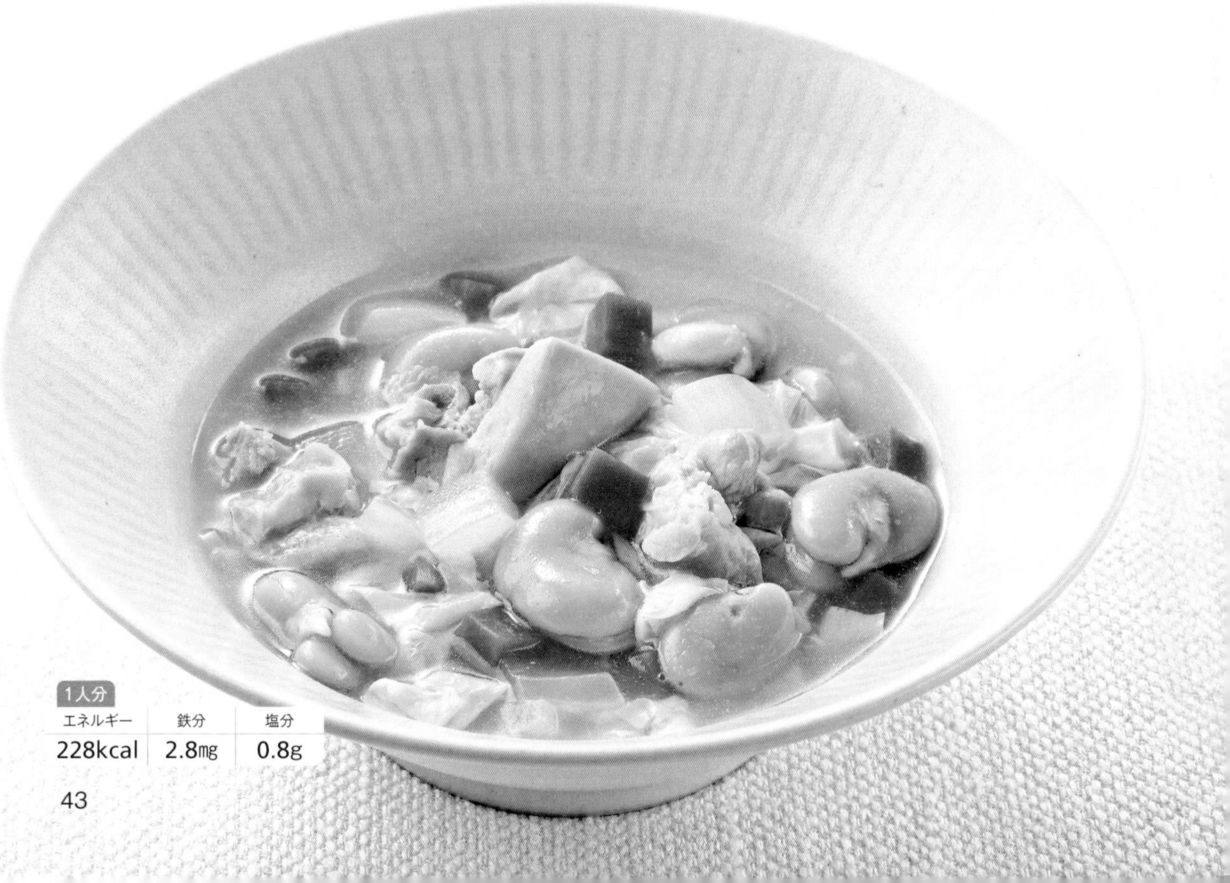

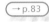

1人分

| エネルギー | 鉄分 | 塩分 |
|---|---|---|
| 228kcal | 2.8mg | 0.8g |

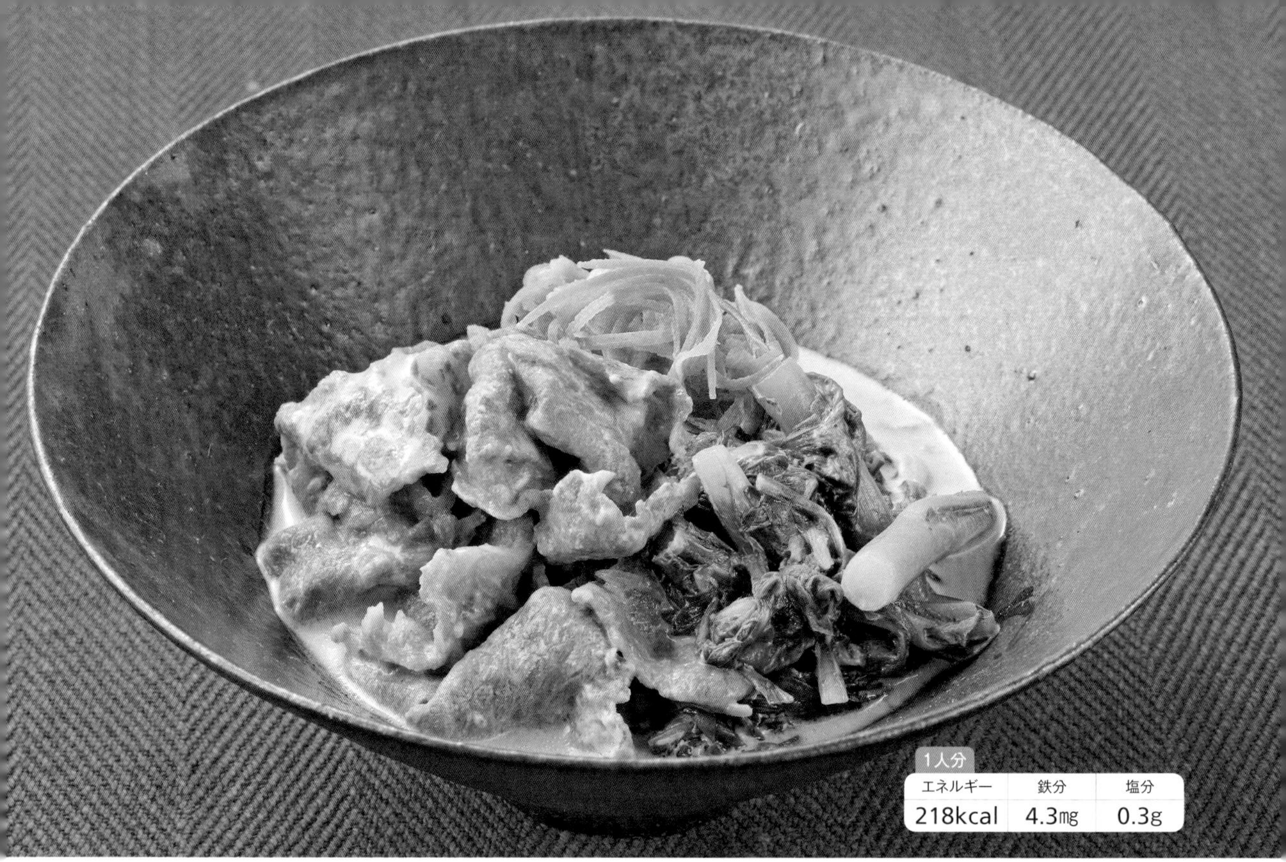

1人分

| エネルギー | 鉄分 | 塩分 |
| --- | --- | --- |
| 218kcal | 4.3mg | 0.3g |

野菜の歯ごたえと豆乳のまろやかさがおいしい

# 牛肉と春菊の豆乳煮

15分

**[材料（2人分）]**

| | |
| --- | --- |
| 牛もも薄切り肉（赤身） | 150g |
| にんじん | 80g |
| 春菊 | 100g |
| A 酒 | 大さじ2 |
| 湯 | 100ml |
| 豆乳 | 200ml |

**[作り方]**

準備

1 にんじんはスライサーなどでせん切りにする。春菊は湯（分量外）を煮立て色よくゆで、冷水にとる。水気をしぼり、4cm長さに切る。

煮る

2 鍋にAを合わせ、強火で煮立てる。牛肉を加え、ふたをして蒸し煮にし火を通す。

3 豆乳と1を加え（写真）、ひと煮する。煮汁ごと盛りつける。

**[おすすめ献立例]**

＋むろあじともずく、キウイの酢の物

→p.86

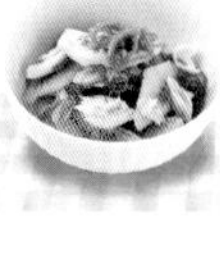

＋炒り豆腐

→p.89

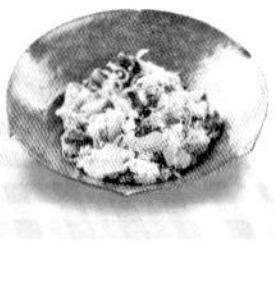

**調理のコツ！**

鉄分豊富な春菊は、あらかじめさっとゆでて、最後に加え、ひと煮します。そうすることで香りがとびません。

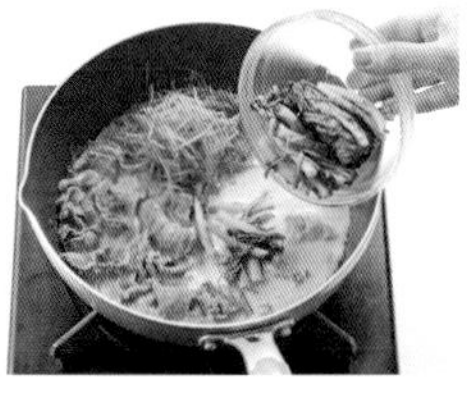

鉄分が多いそら豆がほくほくとしておいしい

# そら豆とうずらの卵のそぼろ煮

15分

**［材料（2人分）］**

| | |
|---|---|
| 豚ひき肉（赤身） | 100g |
| うずらの卵 | 10個 |
| そら豆（薄皮をのぞく） | 120g |
| ごま油 | 大さじ½ |
| A だし汁 | 150ml |
| しょうゆ | 大さじ½ |
| 砂糖 | 小さじ1 |
| 片栗粉 | 小さじ1 |

**［作り方］**

準備

**1** **うずらの卵**は、水に塩、酢各少々（すべて分量外）を入れ火にかけ、煮立ったら弱火にし5分ゆでる。冷水にとって冷やし（写真）、殻をむいて水気をきる。

**2** **そら豆**は薄皮に切り込みを入れてゆで、薄皮をむく。

炒める

**3** フライパンに油を中火で熱し、**ひき肉**を炒める。ぽろぽろになったら**1**、**2**を加え軽く炒め、**A**を加える。4～5分煮て味をなじませ、片栗粉を倍量の水（分量外）で溶いて加え、とろみをつける。

**［おすすめ献立例］**

＋ほうれん草の納豆おかか和え

→p.82

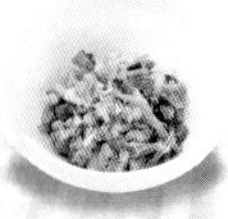

＋しじみと青ねぎのスープ

→p.102

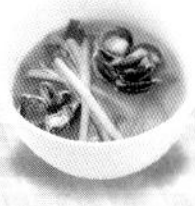

**調理のコツ!**

うずらの卵をゆでたら、すぐに冷水にとると殻がむけやすくなります。手間を省くためには、水煮を使っても。

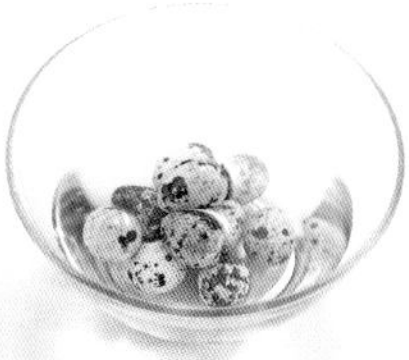

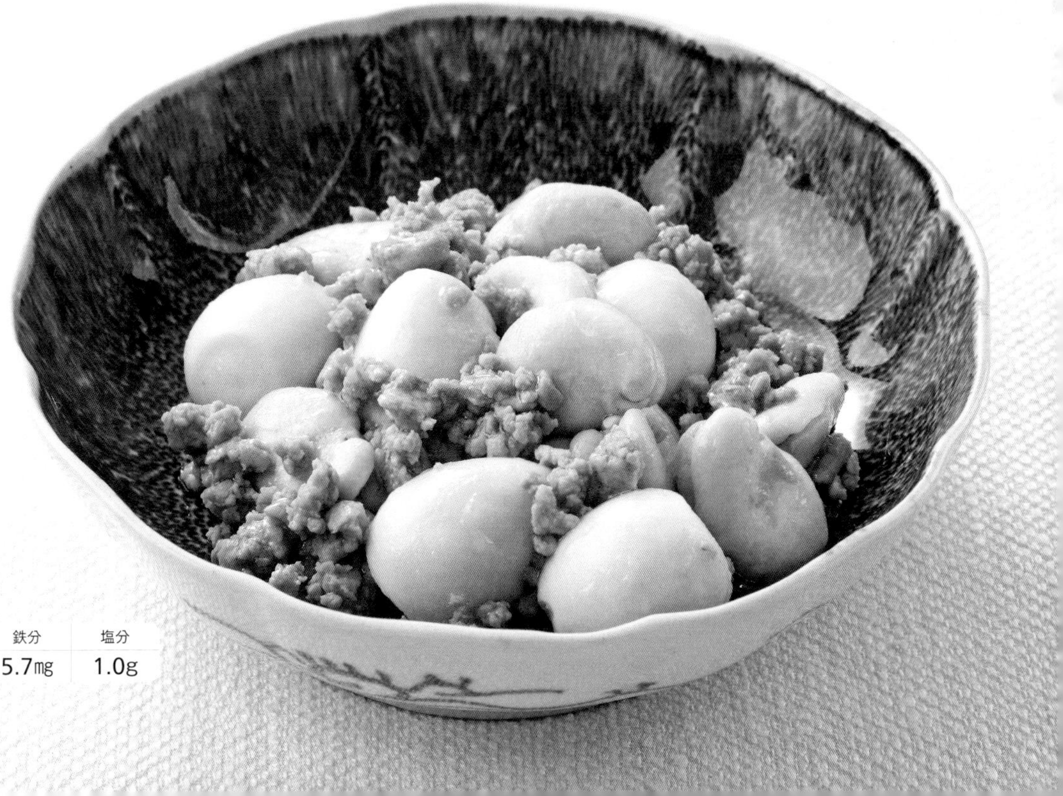

1人分

| エネルギー | 鉄分 | 塩分 |
|---|---|---|
| 383kcal | 5.7mg | 1.0g |

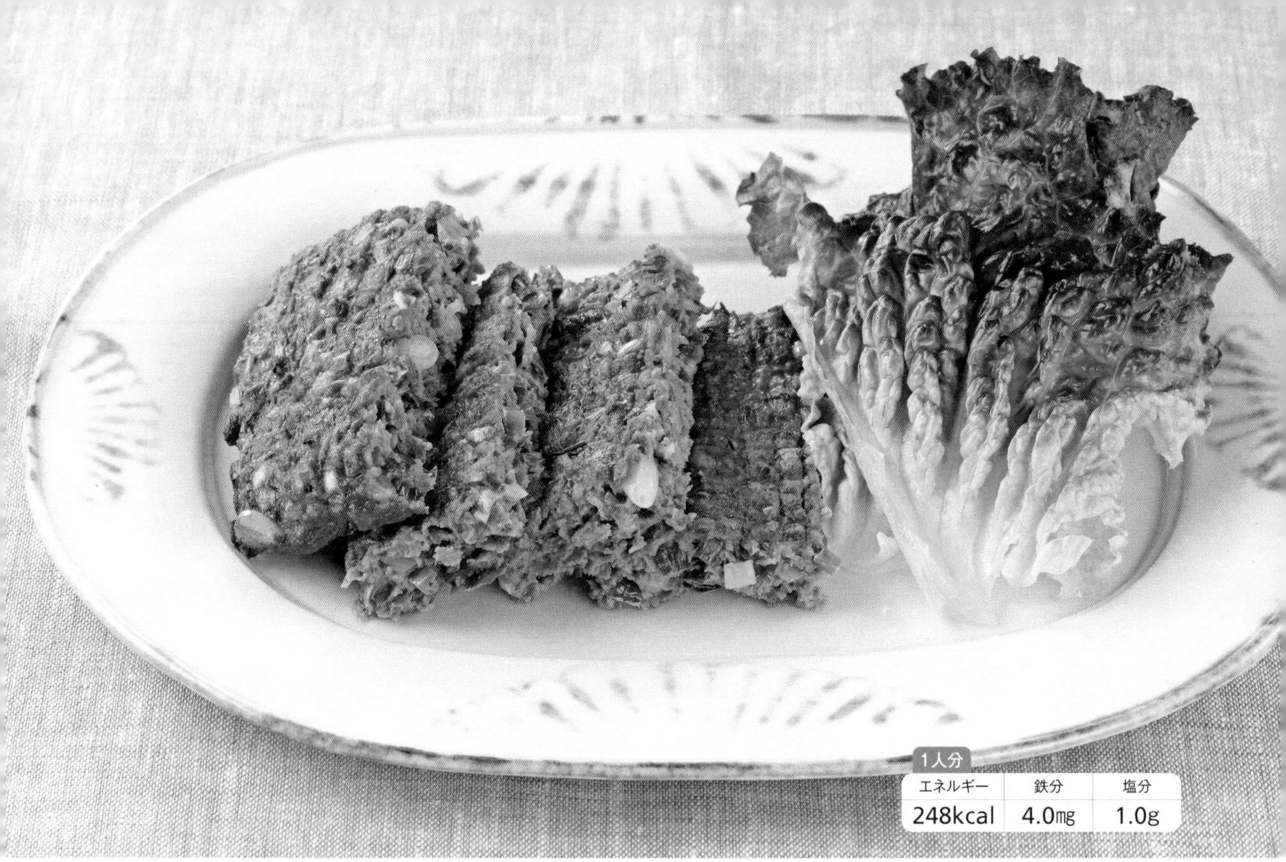

| 1人分 | | |
|---|---|---|
| エネルギー | 鉄分 | 塩分 |
| 248kcal | 4.0mg | 1.0g |

松の実の歯ごたえがアクセント

# 牛ひき肉ののし焼き

かんたん 20分

**[材料（2人分）]**

| | |
|---|---|
| 牛ひき肉（赤身） | 200g |
| 長ねぎ | ¼本（20g） |
| ニラ | 50g |
| A 砂糖 | 小さじ1 |
| しょうゆ | 小さじ2 |
| こしょう | 少々 |
| きざみ唐辛子 | 少々 |
| 松の実 | 15g |
| サニーレタス | 40g |

**[作り方]**

準備

**1** 長ねぎはみじん切り、ニラは細かい小口切りにする。

**2** ひき肉に1、A、松の実を合わせ（写真）、よく混ぜる。

焼く・仕上げる

**3** アルミホイルに2を1cmの厚さに広げる。包丁の背でたたいて厚みをそろえ、オーブントースターで8～10分こんがりと焼いて火を通す。

**4** あら熱がとれてから切り分け、サニーレタスを添えて盛りつける。

**[おすすめ献立例]**

＋空芯菜ときくらげ炒め

→p.94

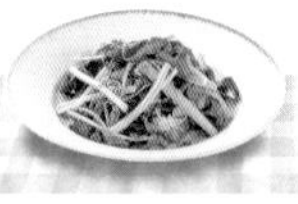

＋こはだと切り干し大根と三つ葉の酢の物

→p.92

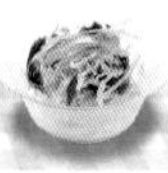

**鉄分アップのコツ!**

生地に、鉄分たっぷりの松の実を加えます。まるごと入れるので、さくさくした歯ごたえも楽しめます。

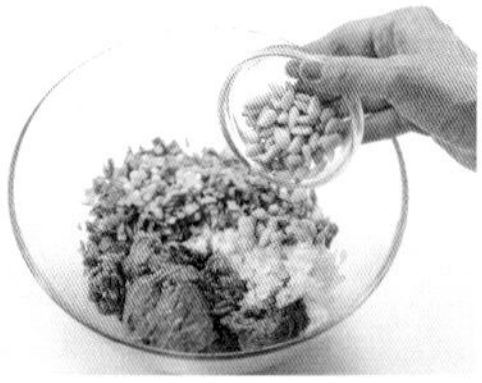

甘辛味が、ごはんによく合う

# 鶏肉と青ねぎの甘辛しょうゆ炒め

かんたん　10分

**[材料（2人分）]**

| | |
|---|---|
| 鶏もも肉（皮なし） | 200g |
| 青ねぎ | 100g |
| ごま油 | 大さじ½ |
| A 砂糖 | 小さじ1 |
| しょうゆ | 大さじ1 |
| 酒 | 大さじ1～2 |

**[作り方]**

準備

1 鶏肉はひと口大、5 ～ 6mm厚さのそぎ切りにする。

2 青ねぎは5cm長さに切る。

炒める

3 フライパンに油を中火で熱し、1を焼きつけるように炒める。こんがりとしたらAを加え、汁気がなくなるまで炒め、2を加えて（写真）炒め合わせる。

**[おすすめ献立例]**

＋枝豆となまりぶしの甘酢おろし

→p.84

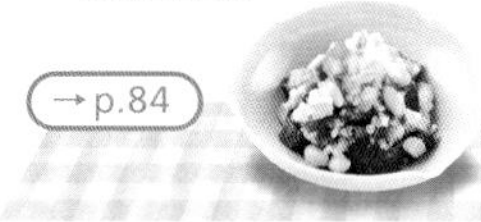

＋きざみ昆布と小松菜の炒め煮

→p.97

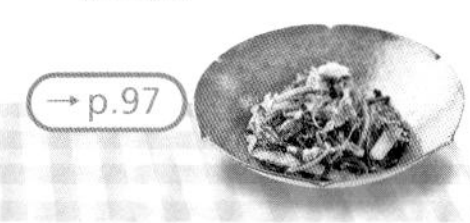

**鉄分アップ のコツ！**

青ねぎには、鉄分が豊富。このレシピでは、たっぷりと1束分を最後に入れて、さっと炒めて使います。

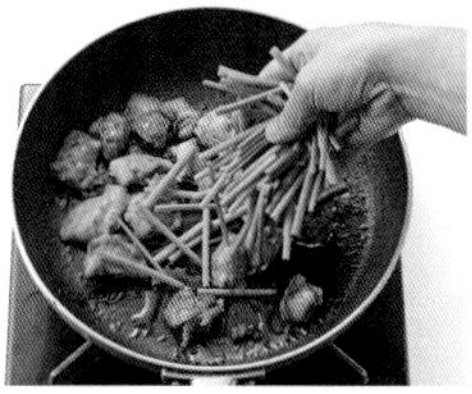

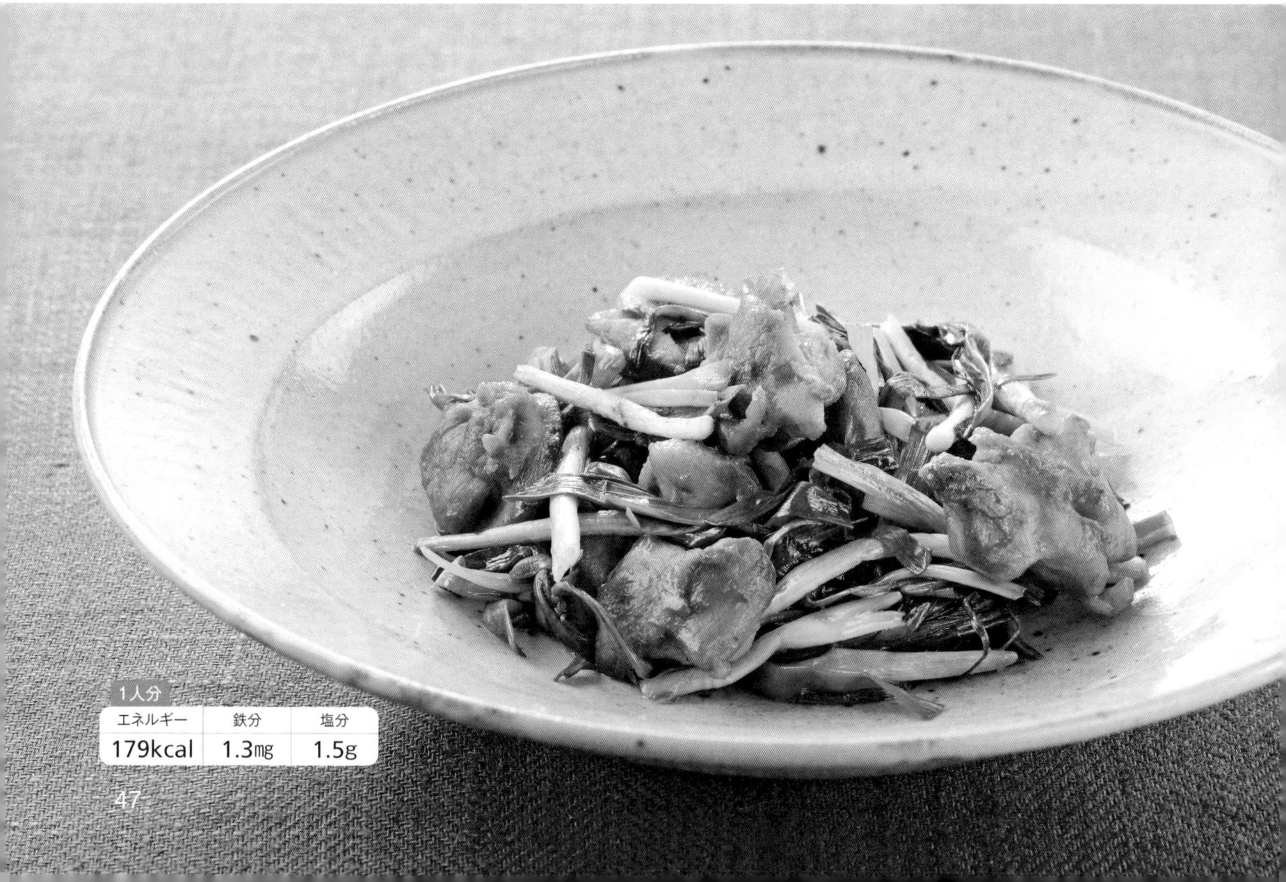

1人分

| エネルギー | 鉄分 | 塩分 |
|---|---|---|
| 179kcal | 1.3㎎ | 1.5g |

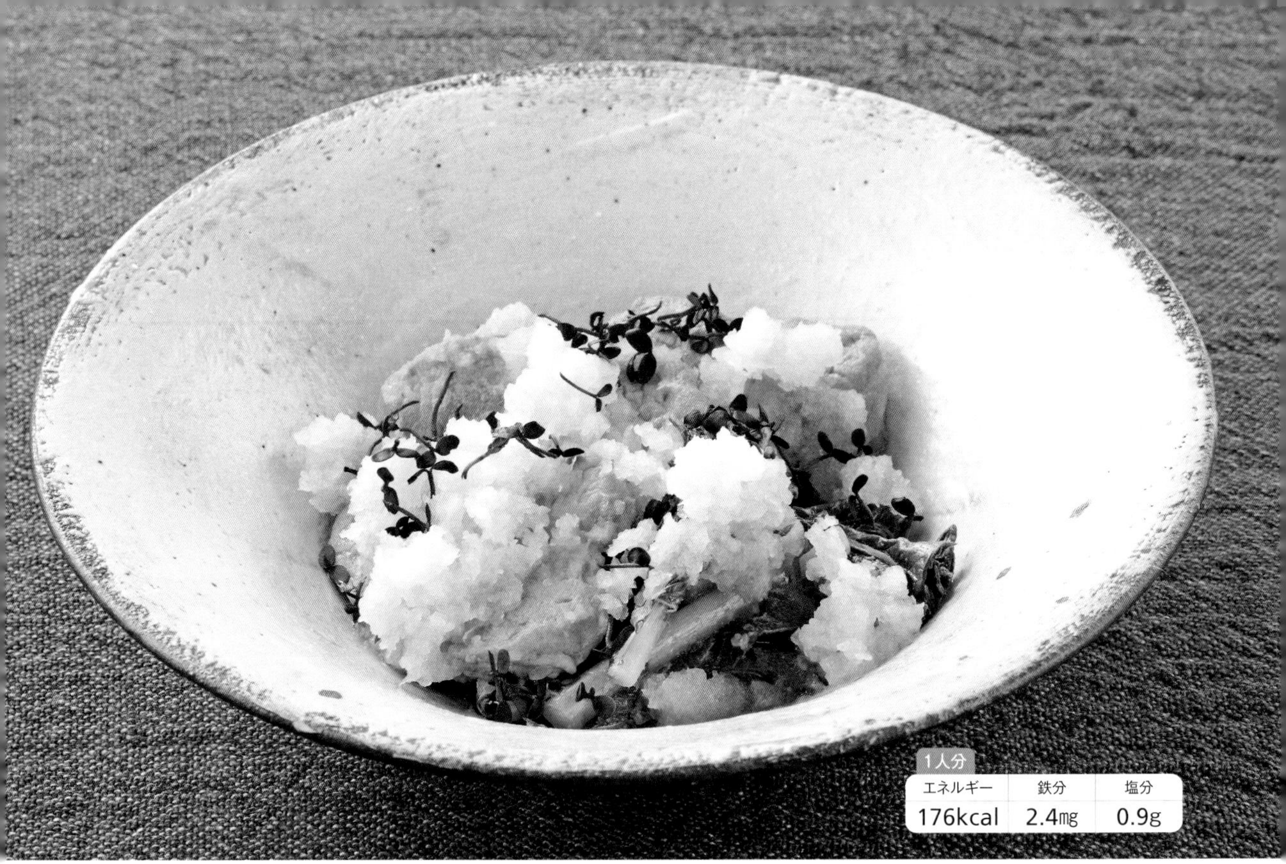

1人分

| エネルギー | 鉄分 | 塩分 |
| --- | --- | --- |
| 176kcal | 2.4mg | 0.9g |

大根おろしといっしょに、さっぱりと

# 豚肉のおろし煮

15分

**[材料（2人分）]**

| | |
| --- | --- |
| 豚ひれ肉 | 200g |
| 大根 | 150g |
| 大根の葉 | 80g |
| ごま油 | 大さじ½ |
| A 砂糖 | 小さじ2 |
| しょうゆ | 大さじ½ |
| だし汁 | 150ml |
| 赤芽 | 10g |

**[作り方]**

準備

1 **大根**はすりおろし、ざるに入れて汁気をきる。**大根の葉**は湯（分量外）を煮立て色よくゆで、冷水にとる。水気をしぼり4cm長さに切る。

2 **豚肉**は7～8mm厚さに切る。

焼く・煮る

3 鍋に油を中火で熱し、**2**を焼きつける（写真）。こんがりとしたら**A**を加え、煮立ったら少し火を弱めて落としぶたをし、7～8分煮て火を通す。

4 **大根おろし**を広げ入れ、**大根の葉**を加えてひと煮し、**赤芽**を加える。煮汁ごと形よく盛る。

**[おすすめ献立例]**

＋あさりとそら豆のぬた

→p.85

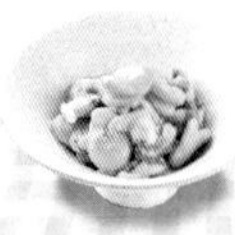

＋さばとかぶの葉のみそ炒め

→p.87

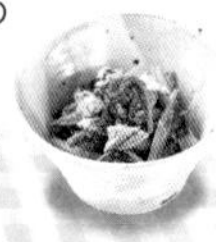

**鉄分アップ** のコツ!

ひれ肉は、鉄分が多い部分。また、大根に含まれるジアスターゼには、消化を助ける働きがあり、さっぱりと食べられます。

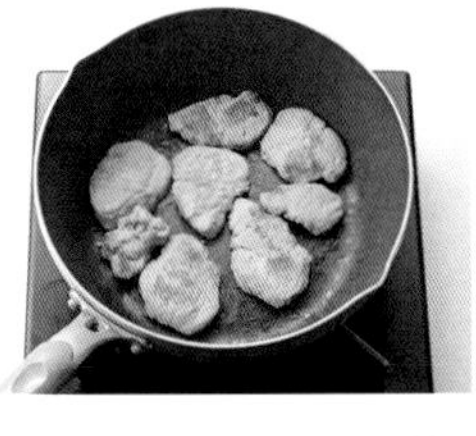

山椒がぴりっとアクセント

# 牛肉と水菜の山椒炒め

かんたん 10分

**[材料（2人分）]**

| | |
|---|---|
| 牛もも薄切り肉（赤身） | 150g |
| 水菜 | 200g |
| オリーブ油 | 大さじ½ |
| 塩 | 小さじ¼ |
| 粉山椒 | 少々 |

**[作り方]**

準備 **1** **牛肉**はひと口大に切る。**水菜**は4 ～ 5cm長さに切る（写真）。

炒める **2** フライパンに油を中火で熱し、**牛肉**を炒める。こんがりとしたら、**水菜**を加えて炒める。しんなりとしたら塩、粉山椒をふり、炒め合わせる。

**[おすすめ献立例]**

＋しめさばと長いものとんぶり和え →p.91

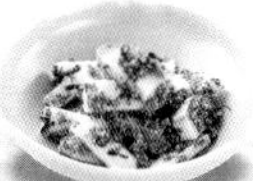

＋菜の花と桜えびの煮びたし →p.96

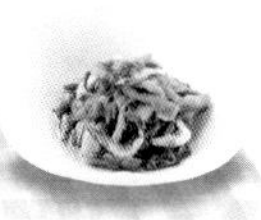

**鉄分アップ のコツ!**

サラダやスープなどに使う水菜は、鉄分とビタミンＣが豊富な食材。水菜は、貧血に悩む人には欠かせない食材のひとつです。

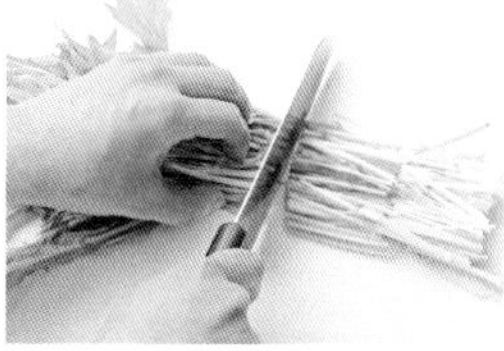

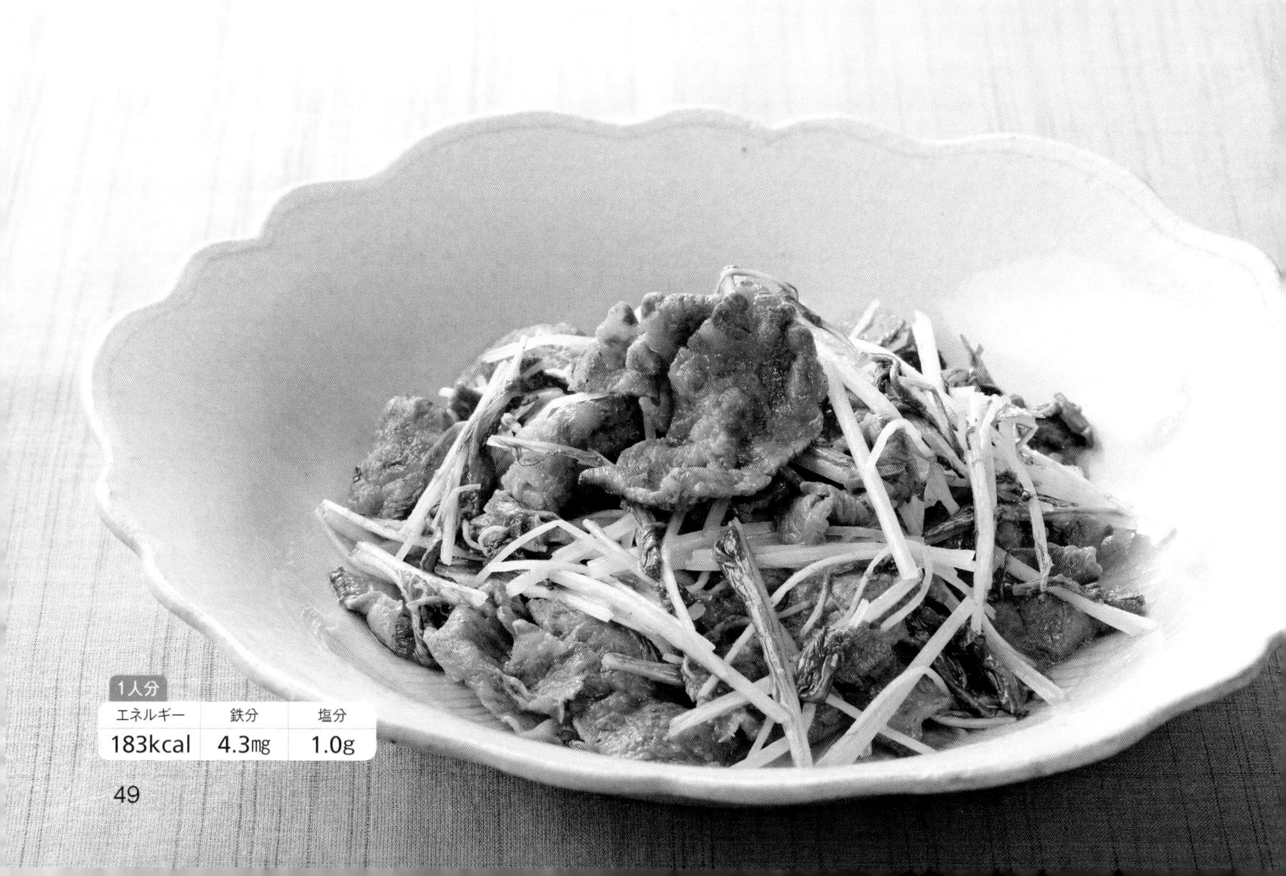

1人分

| エネルギー | 鉄分 | 塩分 |
|---|---|---|
| 183kcal | 4.3mg | 1.0g |

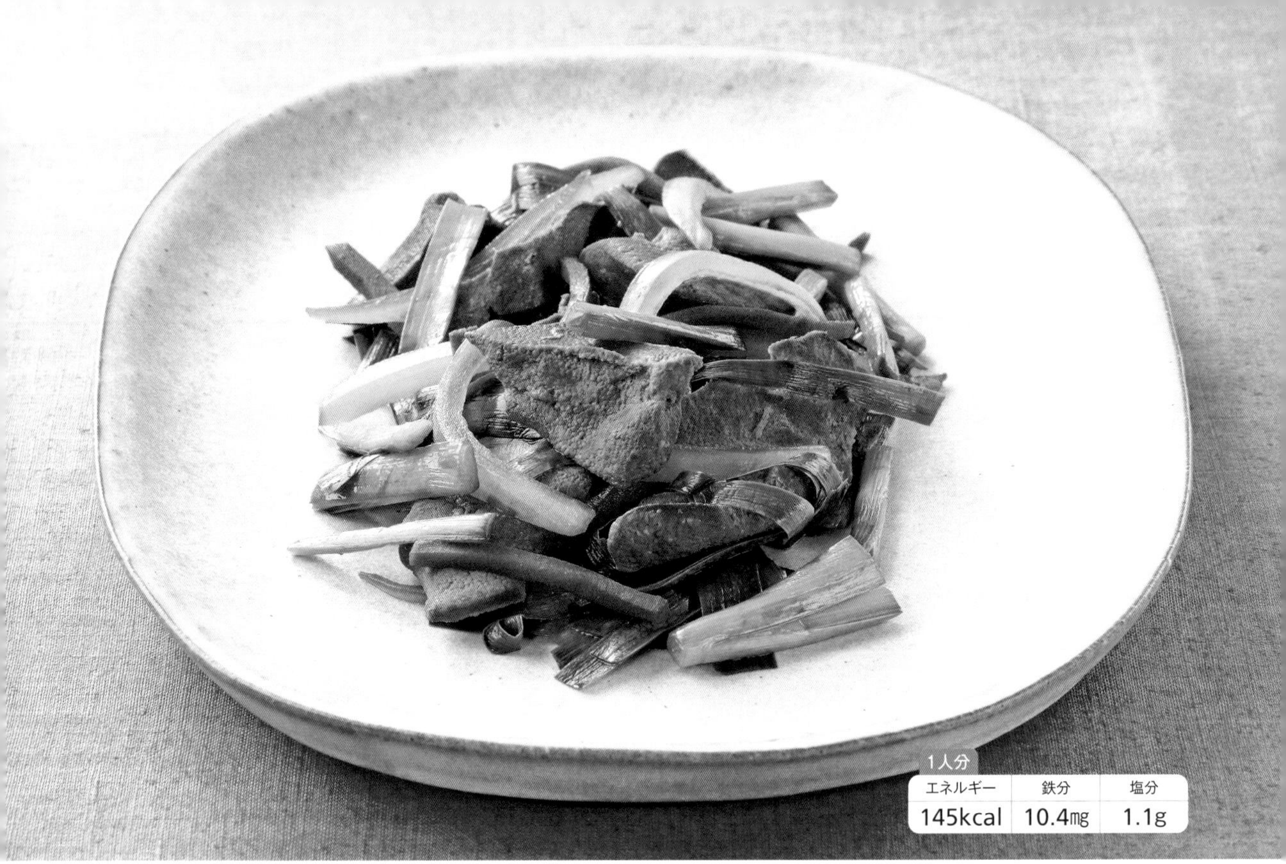

1人分

| エネルギー | 鉄分 | 塩分 |
|---|---|---|
| 145kcal | 10.4mg | 1.1g |

野菜を多く使って栄養バランスがアップ

# 豚レバニラ炒め

かんたん　10分（豚レバーのゆで時間は含まず）

**［材料（2人分）］**

| | |
|---|---|
| 豚レバー | 150g |
| 玉ねぎ | 50g |
| にんじん | 30g |
| ニラ | 100g |
| ごま油 | 大さじ½ |
| にんにく（つぶしたもの） | ½かけ分 |
| A オイスターソース | 大さじ½ |
| しょうゆ | 小さじ1 |
| こしょう | 少々 |

**［作り方］**

準備

**1** **豚レバー**はひと口大、5～6mm厚さのそぎ切りにする。湯（分量外）を煮立てて**豚レバー**を入れ（写真）、10分ほどゆでてざるにとり、湯をきる。

**2** **玉ねぎ**、**にんじん**は5mmの細切り、**ニラ**は4cm長さに切る。

炒める

**3** フライパンに油、にんにくを入れて中火で熱し、**1**を炒める。こんがりとしたら**玉ねぎ**、**にんじん**を炒め、**玉ねぎ**が透き通ったら、**ニラ**と**A**を加えて手早く炒め合わせる。

**［おすすめ献立例］**

＋枝豆とミニトマトのすり流し汁 →p.101

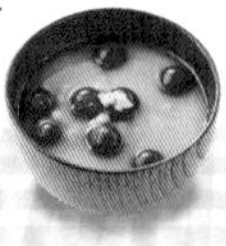

＋サラダ菜とゆばの炒め煮 →p.88

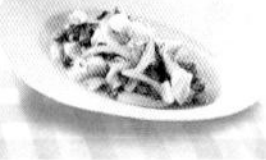

**調理のコツ!**

レバーは臭みとりのために、切ってから下ゆでをします。その後、炒めるのでさらに臭みは気にならなくなります。

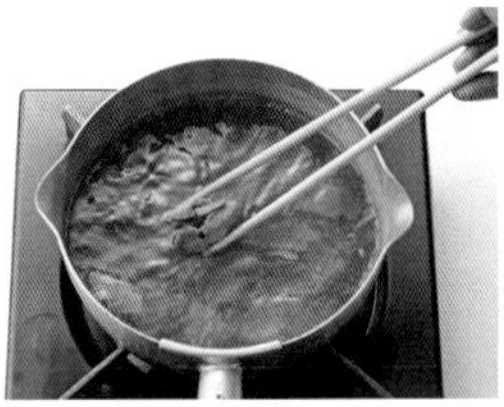

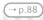

きくらげのぷりぷり食感がおいしいおかず

# 豚肉とチンゲン菜ときくらげ炒め

かんたん　10分

（きくらげを水で戻す時間は含まず）

**[材料（2人分）]**

| | |
|---|---|
| 豚もも薄切り肉（赤身） | 150g |
| 　塩 | 少々 |
| 　酒 | 小さじ1 |
| きくらげ（乾物） | 10g |
| チンゲン菜 | 200g |
| サラダ油 | 大さじ½ |
| にんにく（つぶしたもの） | ½かけ分 |
| A 湯 | 50ml |
| 　塩 | 小さじ¼ |
| 　砂糖 | 小さじ¼ |
| 　こしょう | 少々 |

**[作り方]**

準備

**1** 豚肉はひと口大に切り、塩、酒で下味をつける。

**2** きくらげは水（分量外）で戻し（写真）、大きなものは半分に切る。チンゲン菜は食べやすい大きさに切る。

炒める

**3** フライパンに油、にんにくを入れ中火で熱し、豚肉を炒める。こんがりとしたら2を加え軽く炒め、強火にし、Aを順に加え炒め合わせる。チンゲン菜がしんなりしたら器に盛る。

**[おすすめ献立例]**

＋はまぐりと春菊のごま酢和え

→p.85

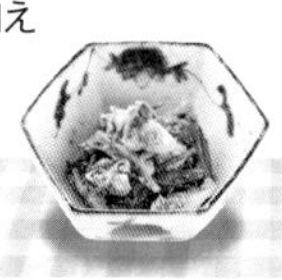

＋なまりぶしのとくさ煮

→p.131

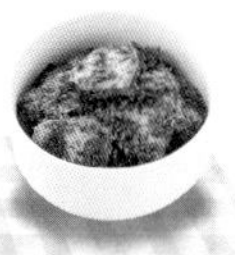

**鉄分アップ のコツ！**

きくらげは鉄分が豊富。乾燥きくらげを常備しておくと、いつでも使えて安心。鉄分が足りないときにプラスしましょう。

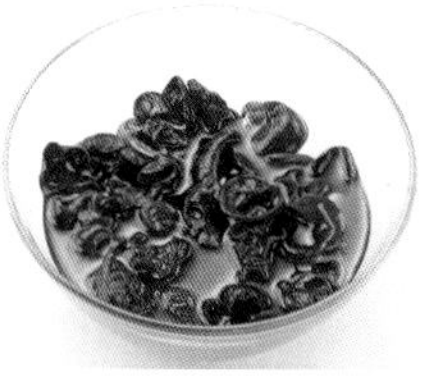

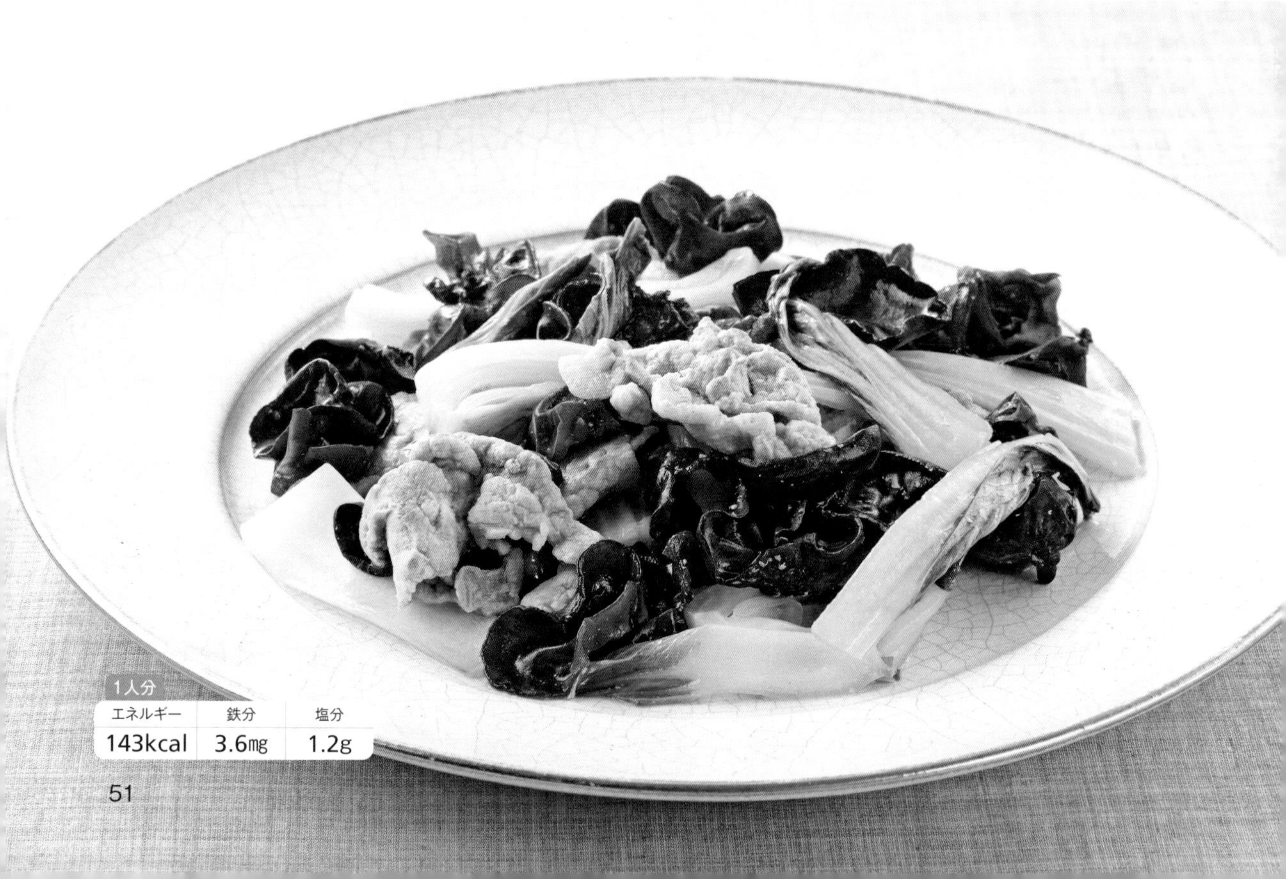

1人分

| エネルギー | 鉄分 | 塩分 |
|---|---|---|
| 143kcal | 3.6mg | 1.2g |

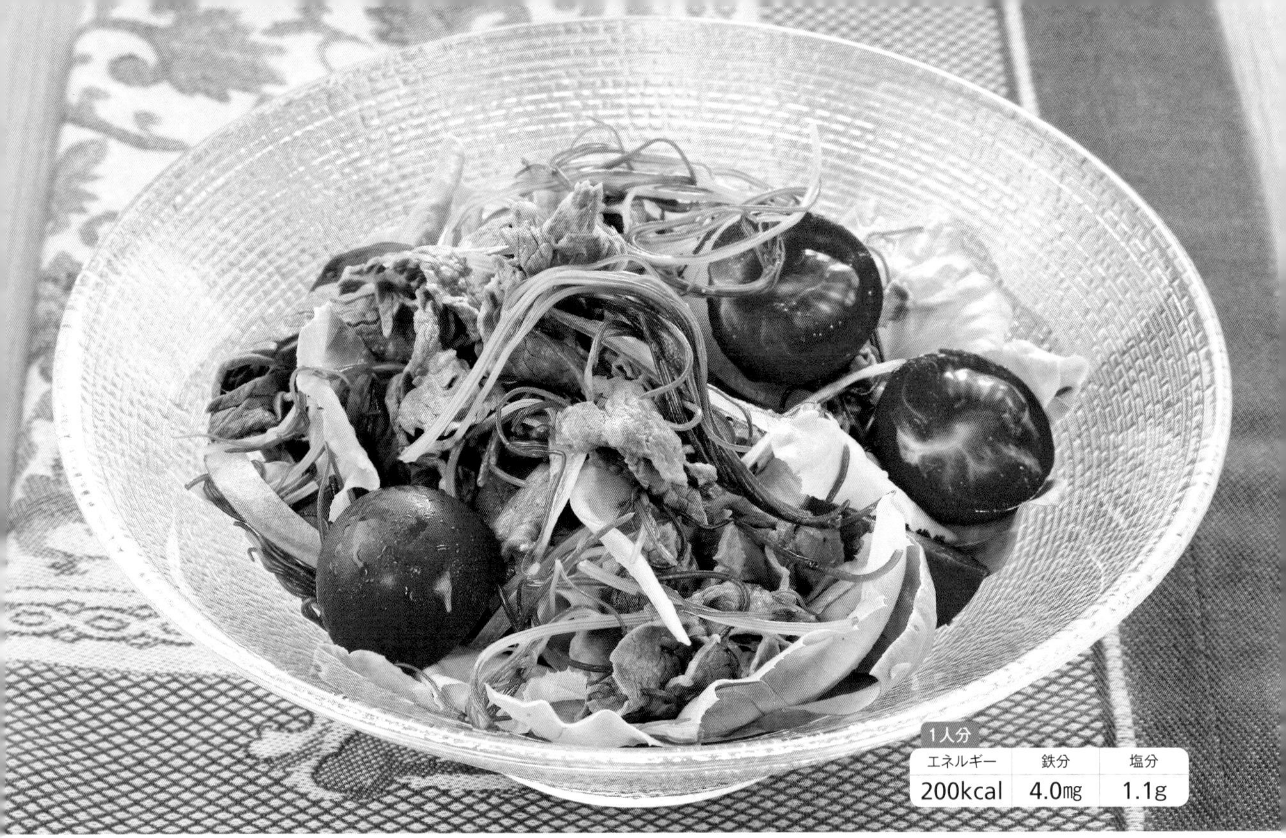

1人分

| エネルギー | 鉄分 | 塩分 |
|---|---|---|
| 200kcal | 4.0mg | 1.1g |

おかひじきの食感がたまらない、お腹満足サラダ

# ゆで牛とおかひじきの中華風サラダ

20分

**[材料（2人分）]**

| | |
|---|---|
| 牛しゃぶしゃぶ用肉（赤身） | 150g |
| おかひじき | 50g |
| サラダ菜 | 100g |
| ミニトマト | 10個 |
| 紫玉ねぎ | 25g |
| A ごま油 | 大さじ½ |
| 塩 | 小さじ¼ |
| オイスターソース | 小さじ½ |
| ラー油 | 少々 |
| こしょう | 少々 |
| 酢 | 大さじ2 |

**[作り方]**

準備

**1** 鍋に湯（分量外）を煮立て、**牛肉**をゆでる。火が通ったらそのまま冷まし、汁気をきり、ひと口大にちぎる。

切る・仕上げる

**2** **おかひじき**は湯（分量外）を煮立ててさっとゆでて、冷水にとり冷やす（写真）。水気をしぼり、食べやすい長さに切る。**サラダ菜**はひと口大にちぎる。**ミニトマト**は半分に切る。**紫玉ねぎ**は薄切りにする。

**3** ボウルに**1**、**2**を合わせ、**A**を順に加えよく和える。

**[おすすめ献立例]**

＋なまりぶし入りとろろ汁

→p.101

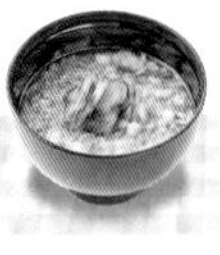

＋炒り豆腐

→p.89

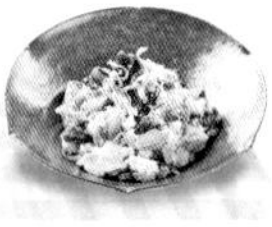

**調理のコツ!**

おかひじきは、ゆでたらすぐに冷水にとりましょう。ゆで過ぎると、シャキシャキとした食感がなくなってしまいます。

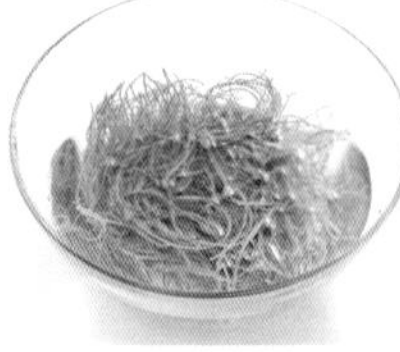

色鮮やかな枝豆には、鉄分もたっぷり

# 牛肉と枝豆の中華炒め

かんたん 10分

**[材料（2人分）]**

| | |
|---|---|
| 牛もも薄切り肉（赤身） | 150g |
| A しょうゆ・酒 | 各小さじ1 |
| 枝豆（さやをのぞく） | 80g |
| 玉ねぎ | 50g |
| 赤パプリカ | 100g |
| 粒コーン（缶詰） | 50g |
| ごま油 | 大さじ½ |
| B 湯 | 50ml |
| 塩 | 少々 |
| 砂糖 | 小さじ⅓ |
| オイスターソース | 大さじ½ |
| こしょう | 少々 |

**[作り方]**

準備

1 **枝豆**は湯（分量外）を煮立ててゆでる（写真）。さやがはじけてきたら湯をきり、水をかけて冷まし、さやから豆をとり出す。

2 **玉ねぎ**は1cm幅に切り、**赤パプリカ**は細切りにする。

3 **牛肉**はひと口大に切り、**A**をもみこむ。

炒める

4 フライパンに油を中火で熱し、3を炒める。こんがりとしたら2、**コーン**、**枝豆**を加えて炒め、**玉ねぎ**が透き通ったら**B**を加えて炒め合わせ、なじんだら器に盛る。

**[おすすめ献立例]**

＋かつおの角煮

→p.131

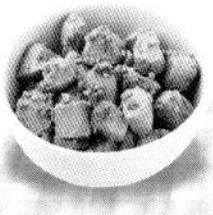

＋モロヘイヤと豚しゃぶのグレープフルーツ和え

→p.83

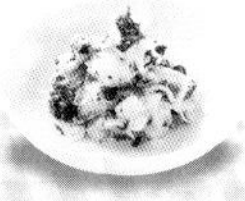

**鉄分アップのコツ!**

枝豆は大豆なので、鉄分を多く含んでおり、クセがない味とその鮮やかな彩りは、さまざまな料理に使えます。

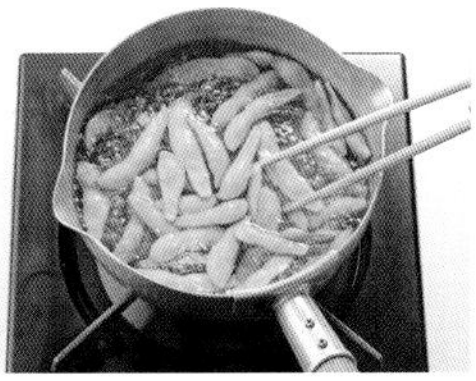

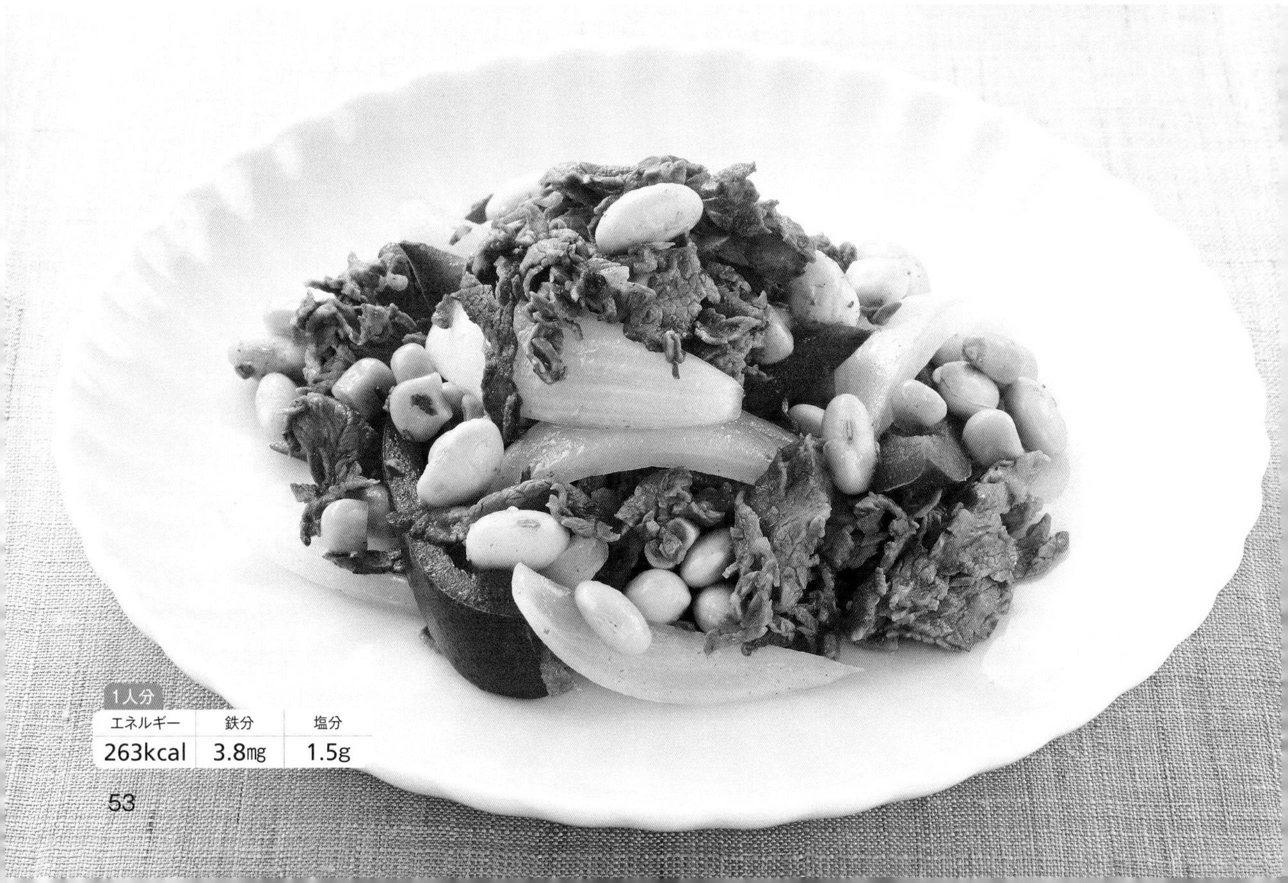

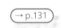

1人分

| エネルギー | 鉄分 | 塩分 |
|---|---|---|
| 263kcal | 3.8mg | 1.5g |

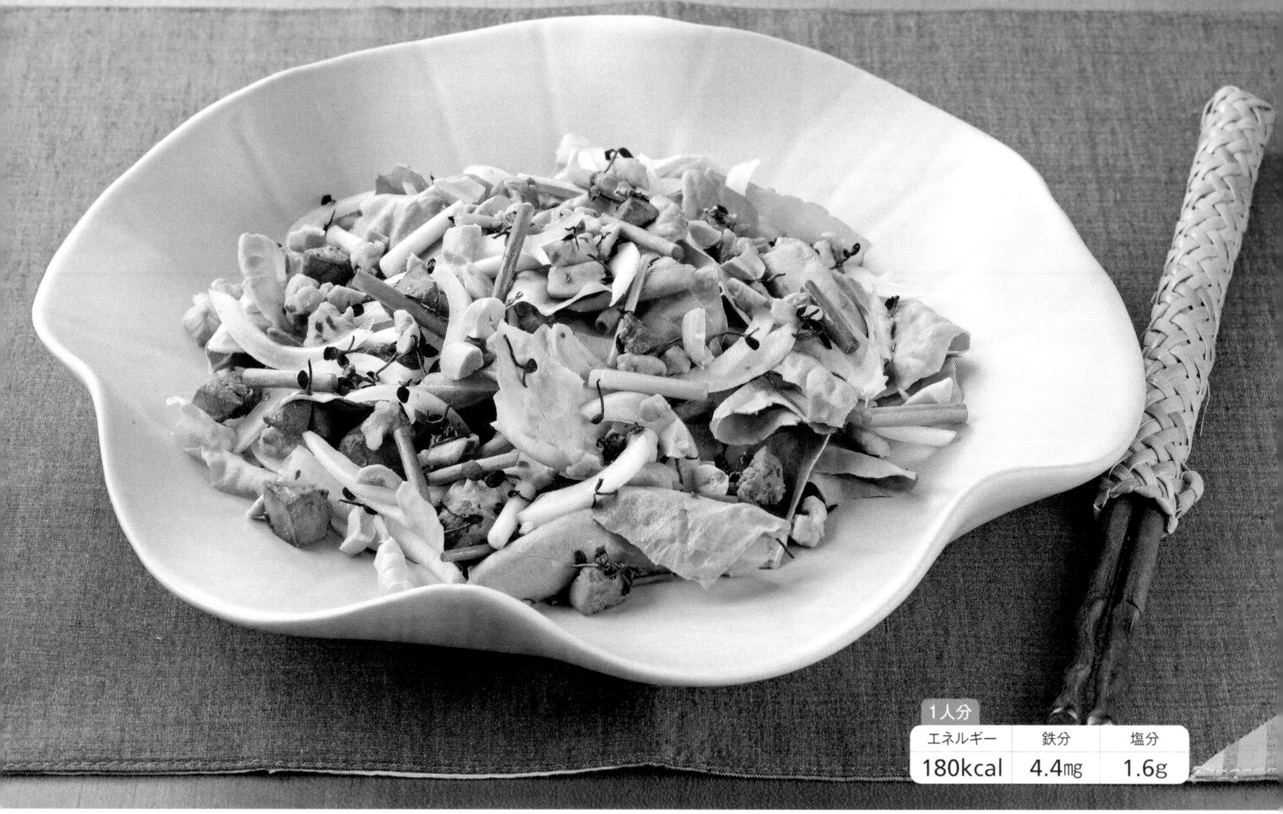

1人分

| エネルギー | 鉄分 | 塩分 |
|---|---|---|
| 180kcal | 4.4mg | 1.6g |

鉄分とビタミンが一度にたっぷりとれる

# 鶏ももと鶏レバーのタイサラダ

20分

**[材料（2人分）]**

| | |
|---|---|
| 鶏もも肉（皮なし） | 100g |
| 鶏レバー | 50g |
| 玉ねぎ | 50g |
| サラダ菜 | 100g |
| 青ねぎ | 30g |
| 赤芽 | 20g |
| サラダ油 | 大さじ½ |
| 酒 | 大さじ1 |
| A ナンプラー | 小さじ2 |
| レモン汁 | 大さじ2 |
| きざみ唐辛子 | 少々 |
| 砂糖 | 小さじ1 |
| ピーナッツ（きざむ） | 10g |

**[作り方]**

準備

**1** **玉ねぎ**は薄切りにし、**サラダ菜**はひと口大にちぎる。**青ねぎ**は3cm長さに切る。

**2** 大きなボウルに**1**、**赤芽**を合わせておく。

**3** **鶏肉**、**鶏レバー**は7～8mm角に切る。

炒める

**4** フライパンに油を中火で熱し、**3**を炒める（写真）。こんがりと火が通ったら酒をふり、汁気がなくなるまで炒める。

**5** 火からおろして**A**を加えて混ぜ、さらに熱いうちに**2**を加えて混ぜる。器に盛りつけて、ピーナッツを散らす。

**[おすすめ献立例]**

＋かぼちゃサラダ

→p.95

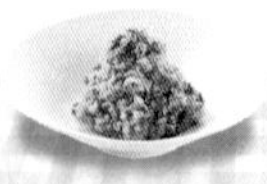

＋牛肉と小松菜のスープ

→p.103

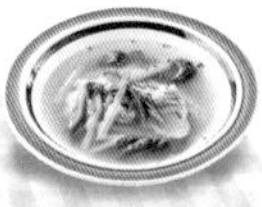

**調理のコツ!**

レバーだけではなく、鶏肉も混ぜることで食べやすくなります。レバーは小さくきざんでいるので、臭みも気になりません。

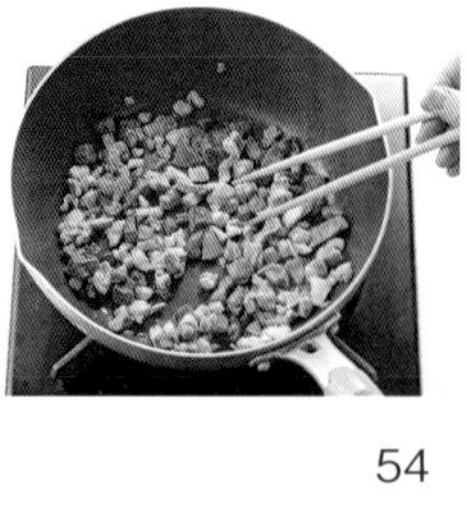

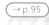

あさりが入って具だくさん

# エスニック揚げ春巻き

20分

**[材料（2人分）]**

| | | |
|---|---|---|
| A | 鶏ひき肉（皮なし・むね） | 150g |
| | あさり水煮缶 | 50g |
| | にんにく（みじん切り） | ½かけ分 |
| | きざみ唐辛子 | 少々 |
| | モロヘイヤ | 30g |
| | ナンプラー | 小さじ½ |
| | 春巻きの皮 | 6枚 |
| | 小麦粉 | 少々 |
| | 揚げ油 | 適量 |
| | ライム（くし形切り） | 適量 |

**[作り方]**

準備

**1** あさりは汁気をきる。モロヘイヤは葉をつみ、細かくきざむ。

**2** Aを全部合わせてよく混ぜ合わせ（写真）、6等分する。

巻く

**3** 春巻きの皮を広げて2をのせ、くるくると棒状に巻く。両端に水（分量外）で溶いた小麦粉を塗り、しっかりととじる。

揚げる

**4** 揚げ油を170～180℃に用意し、3をカリッとするまで揚げる。

**5** 油をきり、ライムを添えて盛る。

**[おすすめ献立例]**

＋赤貝とピーマンのナンプラー和え

→p.91

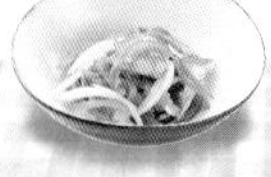

＋豆苗と干しえびの炒め

→p.86

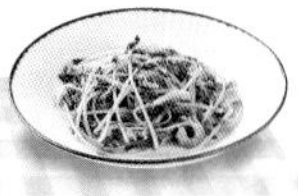

**鉄分アップのコツ！**

ひき肉の分量を減らし、鉄分の多いあさりを加えます。あさり缶を使うことで、砂出しや殻をとる手間が省けて便利。

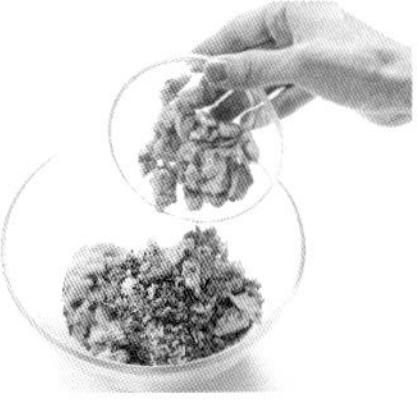

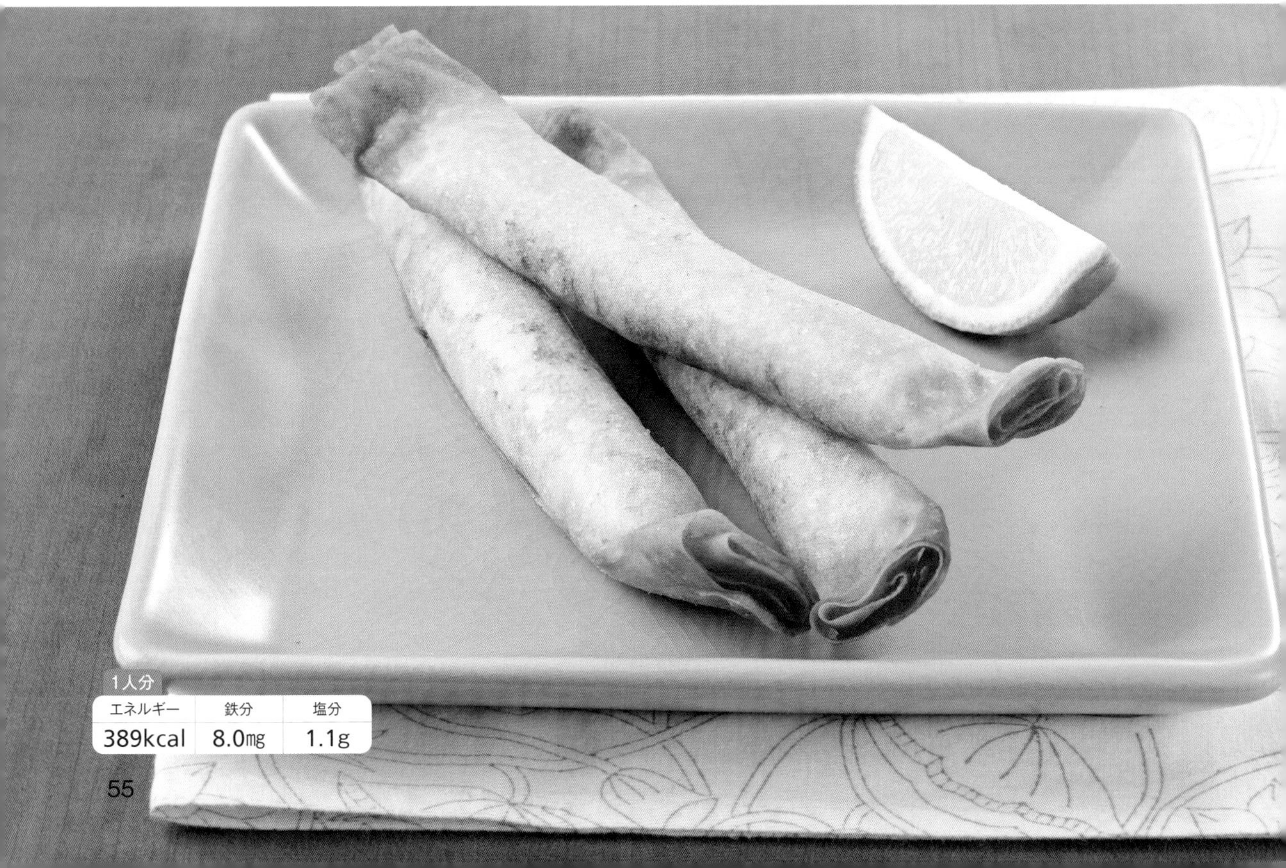

1人分

| エネルギー | 鉄分 | 塩分 |
|---|---|---|
| 389kcal | 8.0mg | 1.1g |

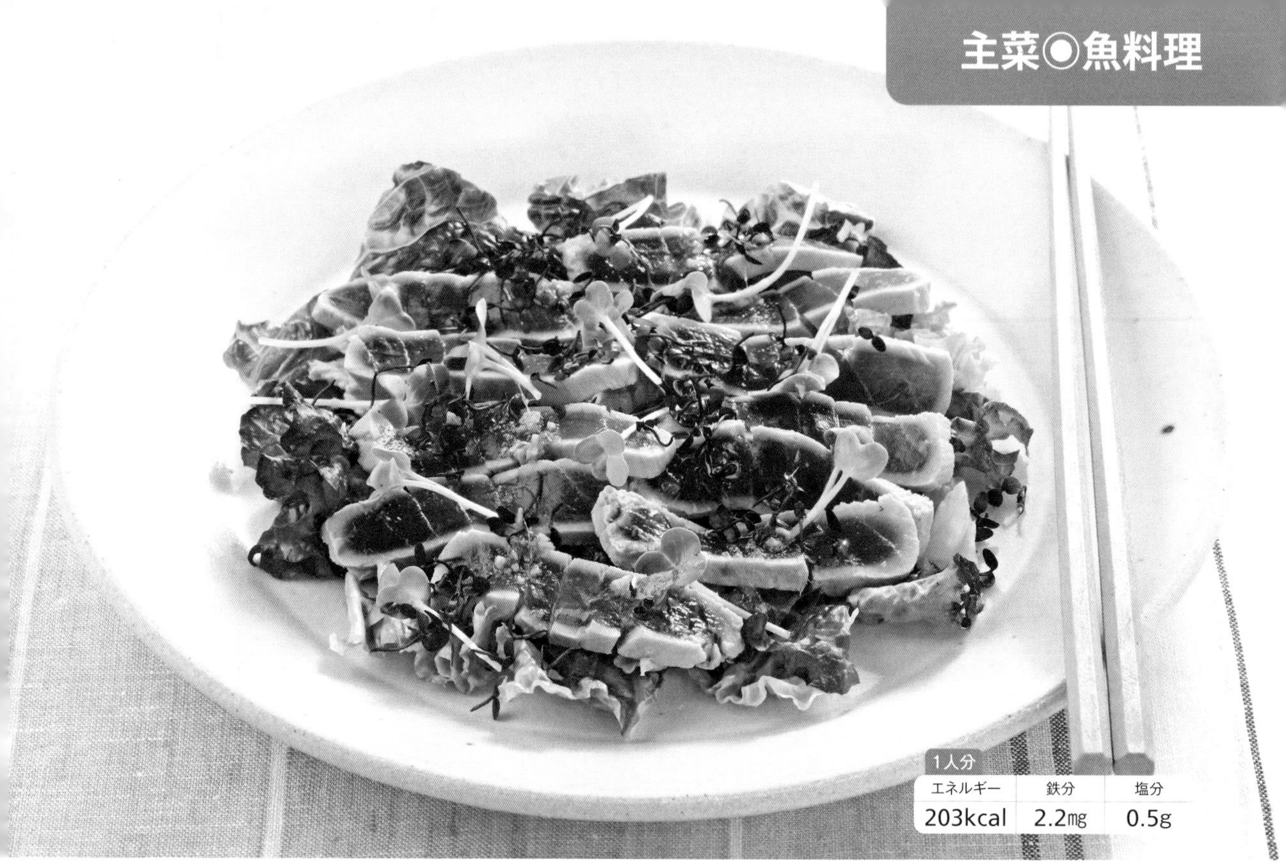

1人分

| エネルギー | 鉄分 | 塩分 |
|---|---|---|
| 203kcal | 2.2mg | 0.5g |

鉄分たっぷりのめじまぐろがポイント

# 湯引きまぐろのカルパッチョ風

20分

**[材料（2人分）]**

| | |
|---|---|
| めじまぐろ | 200g |
| かいわれ大根 | 少々 |
| 赤芽 | 少々 |
| サニーレタス | 20g |
| にんにく（みじん切り） | ½かけ分 |
| オリーブ油 | 大さじ1 |
| アンチョビ（みじん切り） | 5g |
| あらびきこしょう | 少々 |

**[作り方]**

準備

**1** ボウルに氷水を用意する。鍋に湯（分量外）を煮立て、**まぐろ**を入れる。表面の色が変わったら、すぐ氷水にとり冷やす（写真）。

たれ

**2** たれを作る。フライパンに**にんにく**、**油**を入れ、弱火でカリッとするまで炒め、**アンチョビ**を加える。

仕上げる

**3** **1**の水気をふきとり、5 ～ 6mm幅に切る。

**4** 2cm幅に切った**サニーレタス**を器にしいて**3**を盛りつけ、**かいわれ大根**、**赤芽**を散らし、**2**をかけ、**こしょう**をふる。

**[おすすめ献立例]**

＋かぼちゃサラダ

→p.95

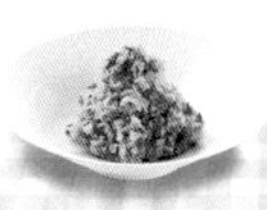

＋牛肉と小松菜のスープ

→p.103

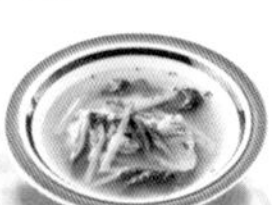

**調理**のコツ!

氷水に入れるのは、余熱で火がどんどん通っていくのを防ぐため。また身をしめておいしさをアップするという理由もあります。

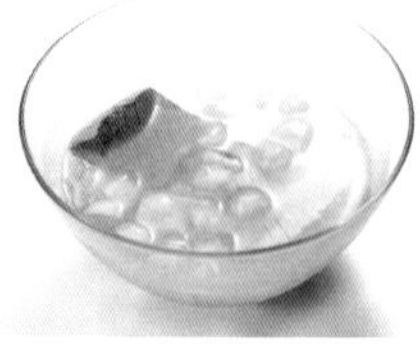

衣にパセリを入れて、洋風に

# わかさぎの洋風衣揚げ

かんたん 10分

**[材料（2人分）]**

| | |
|---|---|
| わかさぎ | 10尾(200g) |
| A パセリ(みじん切り) | 20g |
| 小麦粉 | 10g |
| きな粉 | 15g |
| 卵 | 1個 |
| 揚げ油 | 適量 |
| ミニトマト | 6個 |

**[作り方]**

準備

**1** **わかさぎ**は水洗いし、水気をふきとる。よく混ぜ合わせた**A**に**わかさぎ**を入れ、からめる（写真）。

揚げる・仕上げる

**2** 揚げ油を170 ～ 180℃に用意し、**1**を入れ、からりと揚げる。

**3** 油をきって盛りつけ、ミニトマトを添える。

**[おすすめ献立例]**

＋ほうれん草のヨーグルトサラダ

→p.92

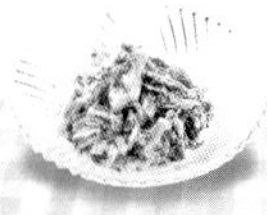

＋レンズ豆のスープ

→p.105

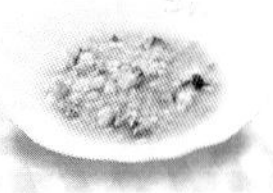

**鉄分アップ** のコツ!

衣にきな粉やパセリを入れることで、鉄分がアップします。丸ごと食べられる小魚であれば、わかさぎ以外でもおいしい。

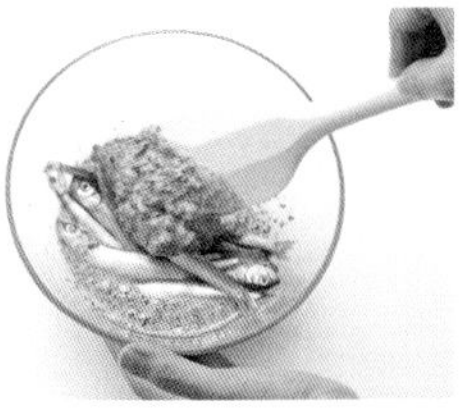

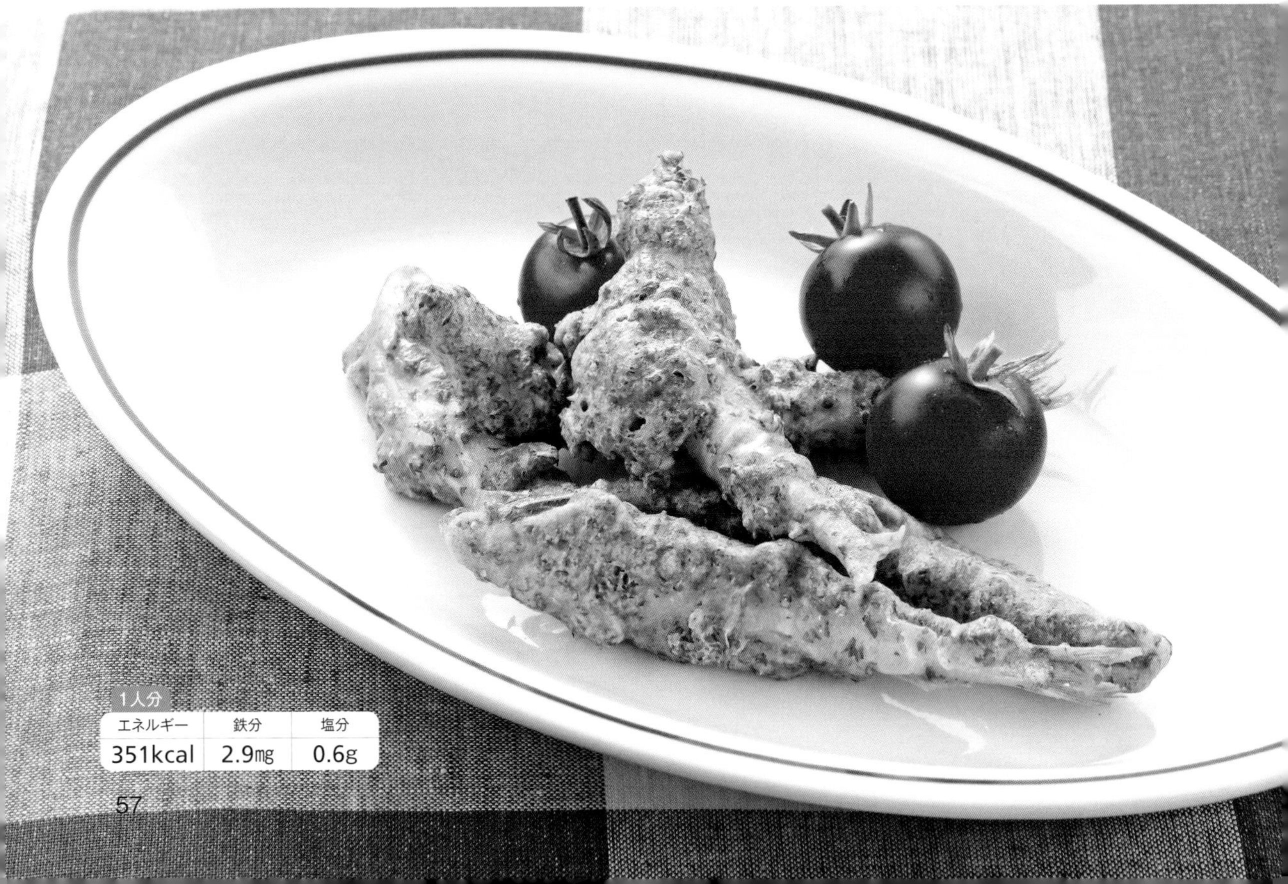

1人分

| エネルギー | 鉄分 | 塩分 |
|---|---|---|
| 351kcal | 2.9mg | 0.6g |

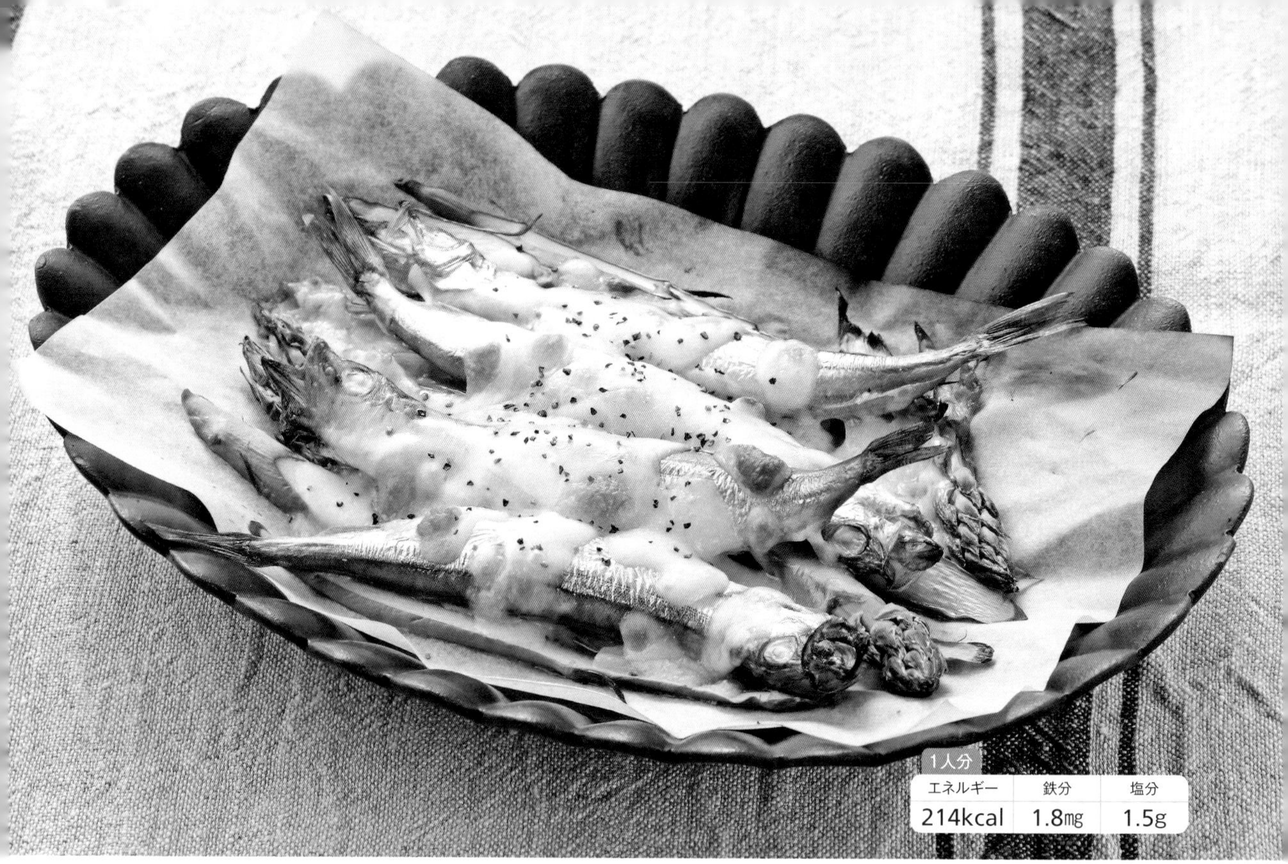

1人分

| エネルギー | 鉄分 | 塩分 |
| --- | --- | --- |
| 214kcal | 1.8mg | 1.5g |

トースターで焼くお手軽おかず

# ししゃものチーズ焼き

かんたん　20分

**[材料（2人分）]**

| | |
| --- | --- |
| ししゃも | 8尾（160g） |
| アスパラガス | 100g |
| ピザ用チーズ | 40g |
| オリーブ油 | 小さじ1 |
| あらびきこしょう | 少々 |

**[作り方]**

準備

**1** アスパラガスは斜め薄切りにする。

**2** トレイにしいたオーブンペーパーの上に**1**を広げ、ししゃもをのせる。チーズを散らし（写真）、油、こしょうをかける。

焼く

**3** オーブントースターで7～8分、チーズが溶けてこんがりとするまで焼く。

**[おすすめ献立例]**

＋グリーンピースのマッシュサラダ

→p.96

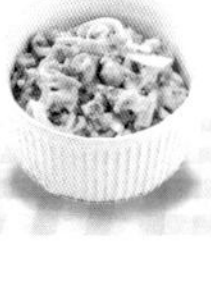

＋かきとねぎとモロヘイヤのミルクスープ

→p.104

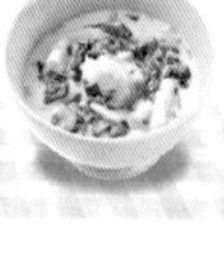

**鉄分アップのコツ!**

丸ごと食べられるししゃもには、銅、鉄、マグネシウムなどのミネラル類も豊富。またチーズにも鉄分が多く含まれています。

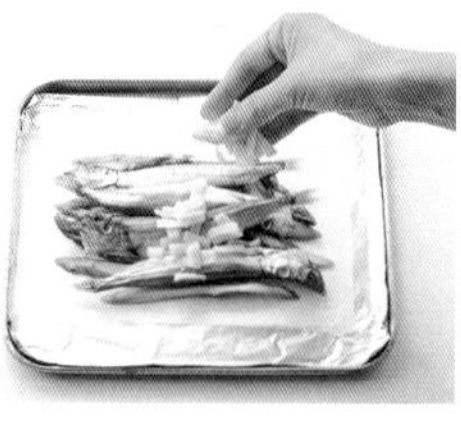

トマトのビタミンCでさんまと青菜の鉄吸収アップ

# さんまのトマト煮

20分

**[材料(2人分)]**

| | |
|---|---|
| さんま | 2尾(150g×2) |
| かぶの葉 | 100g |
| 玉ねぎ | 50g |
| トマト | 150g |
| にんにく(つぶしたもの) | ½かけ分 |
| オリーブ油 | 大さじ½ |
| A 白ワイン | 50ml |
| ローリエ | ½枚 |
| タイム | 少々 |
| オレガノ | 少々 |
| 塩 | 少々 |

※かぶの葉の代わりに、ほうれん草や小松菜でもおいしくできます。

**[おすすめ献立例]**

+グリーンピースのスープ煮

→p.89

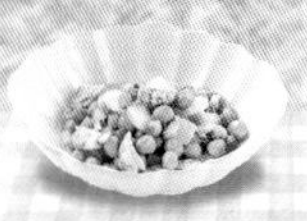

+クレソンとレバーのごま油和え

→p.93

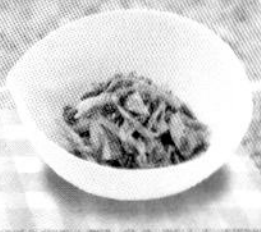

**[作り方]**

準備

**1** **かぶの葉**は色よくゆで、3～4cm長さに切る。**さんま**は半分に切る。

**2** **玉ねぎ**はあらみじん切り、**トマト**は1cm角に切る。

焼く・煮る

**3** フライパンににんにく、油を入れて中火で熱する。**さんま**を入れ、こんがりとするまで焼く(写真)。2を加え軽く炒め、Aを加える。ふたをして10分蒸し煮にし、火を通す。

**4** 塩で味をととのえ、**かぶの葉**を加えひと煮する。

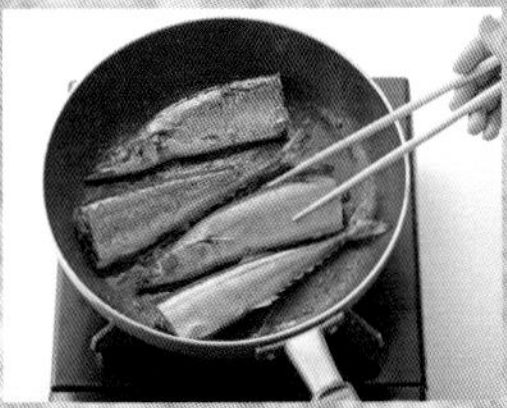

**鉄分アップ のコツ!**

さんまは鉄分が多い魚です。その鉄は、体内に吸収されやすいヘム鉄。また、かぶの葉も鉄分が豊富です。

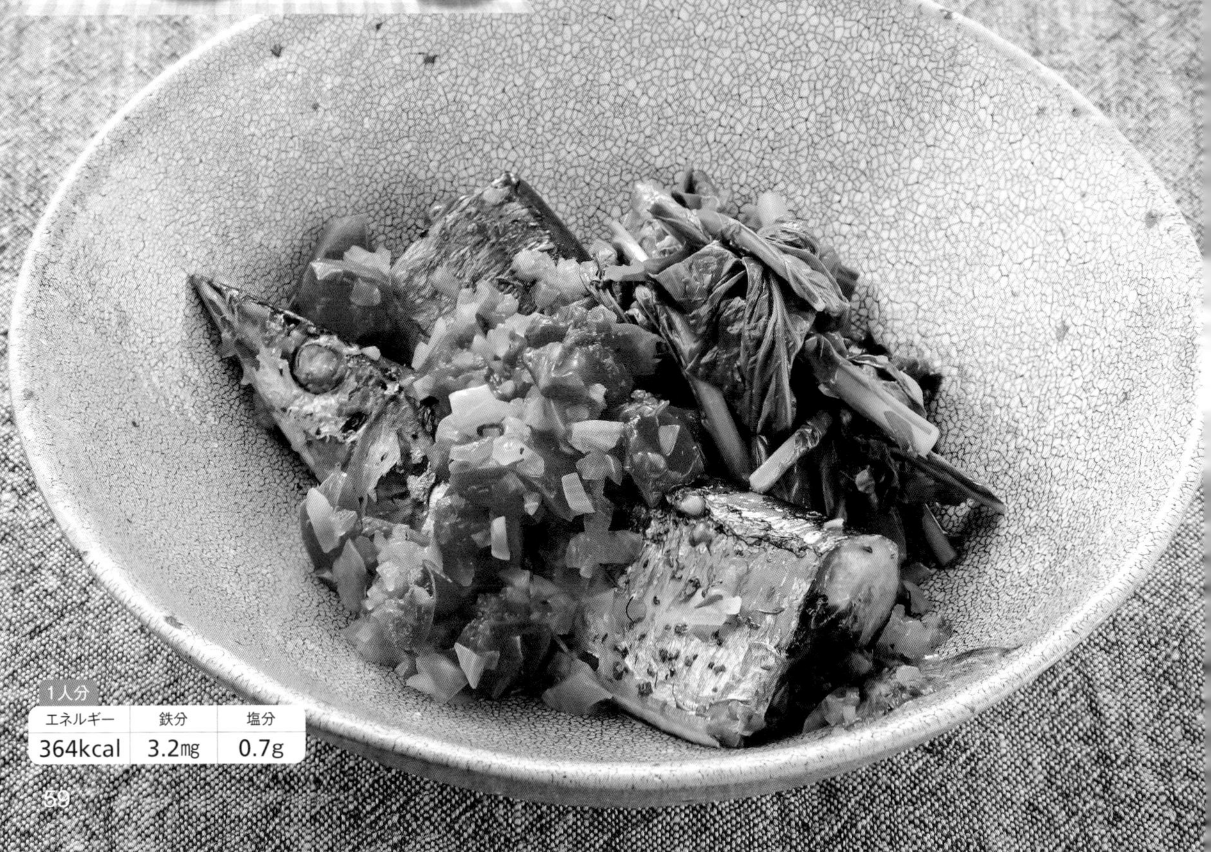

1人分

| エネルギー | 鉄分 | 塩分 |
|---|---|---|
| 364kcal | 3.2mg | 0.7g |

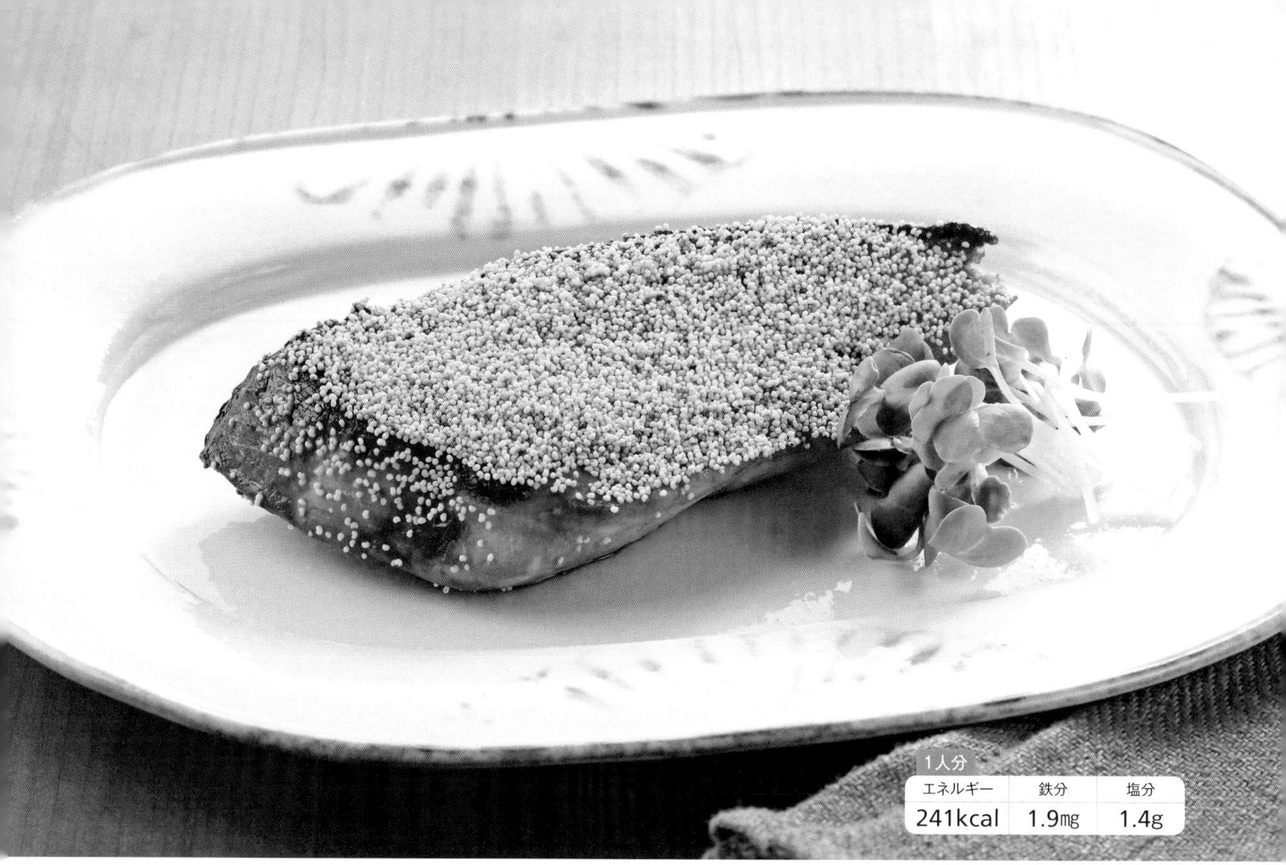

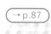

1人分

| エネルギー | 鉄分 | 塩分 |
| --- | --- | --- |
| 241kcal | 1.9mg | 1.4g |

ぷちぷち食感のけしの実がポイント

# ぶりの照り焼き松風仕立て

作りおき 15分

**[材料（2人分）]**

| | |
| --- | --- |
| ぶり | 2切れ |
| サラダ油 | 大さじ½ |
| A しょうゆ | 大さじ1 |
| みりん | 大さじ½ |
| 酒 | 大さじ½ |
| けしの実 | 大さじ1（5g） |
| かいわれ大根 | 少量 |

**[作り方]**

焼く

1 フライパンに油を中火で熱し、ぶりを入れて両面こんがりと焼いて火を通す。

仕上げる

2 溶け出た脂をふきとり、Aを合わせてから加え、全体にからめる。

3 火を止め、けしの実をまんべんなくふる（写真）。器に盛りつけて、かいわれ大根を添える。

**[おすすめ献立例]**

＋かぶの葉と油揚げの煮びたし

→p.87

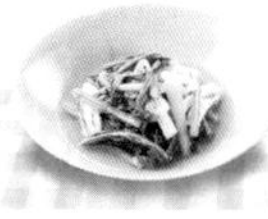

＋おかひじきとあなごのわさび酢

→p.83

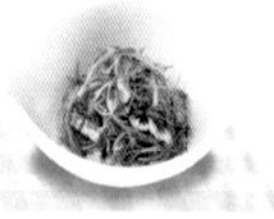

**調理のコツ！**

香りが香ばしいけしの実は、鉄分が豊富。スプーンをとんとんとたたきながら、まんべんなくぶりにふりかけます。

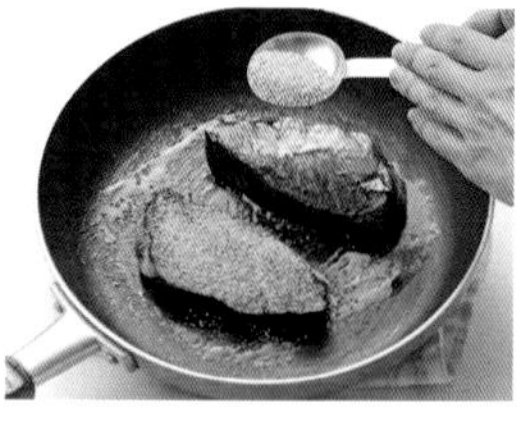

カレー粉の香りが食欲をそそる

# ぶりのカレーソテー

かんたん　作りおき　10分

**[材料（2人分）]**

| | |
|---|---|
| ぶり | 2切れ |
| 　塩 | 少々 |
| 　こしょう | 少々 |
| オリーブ油 | 大さじ½ |
| カレー粉 | 大さじ1 |
| 絹さや | 50g |
| 赤パプリカ | 40g |

**[作り方]**

準備

1 **絹さや**は筋をとり、**赤パプリカ**は乱切りにする。それぞれゆでておく。

2 **ぶり**は3等分に切り、塩、こしょうする。

焼く

3 フライパンに油を中火で熱し、**2**にカレー粉をはたきつけ（写真）、こんがりとソテーする。

4 **3**を盛り、**1**を添える。

**[おすすめ献立例]**

＋ほうれん草のポタージュ

→p.104

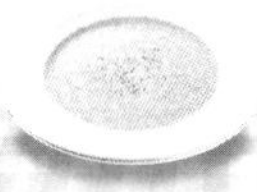

＋グリーンピースのマッシュサラダ

→p.96

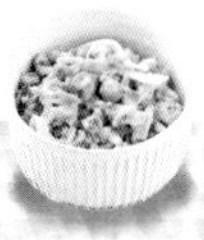

**調理のコツ！**

ぶりは、ビタミン、ミネラルなどをバランスよく含んでいます。カレー粉で青魚特有の臭みを消します。

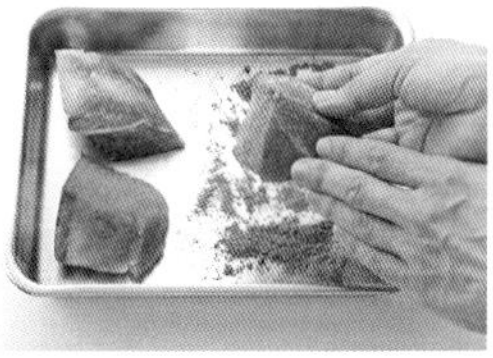

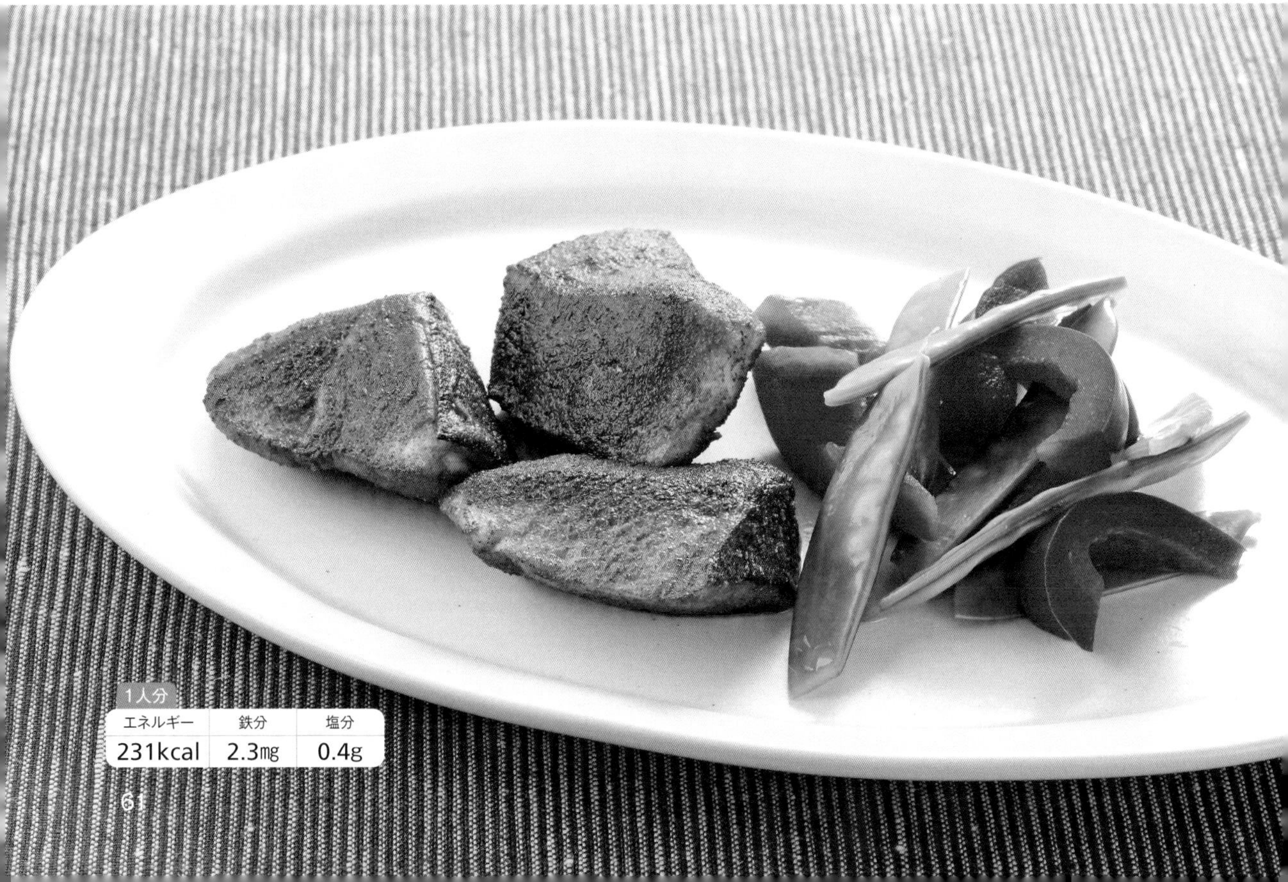

1人分

| エネルギー | 鉄分 | 塩分 |
|---|---|---|
| 231kcal | 2.3㎎ | 0.4g |

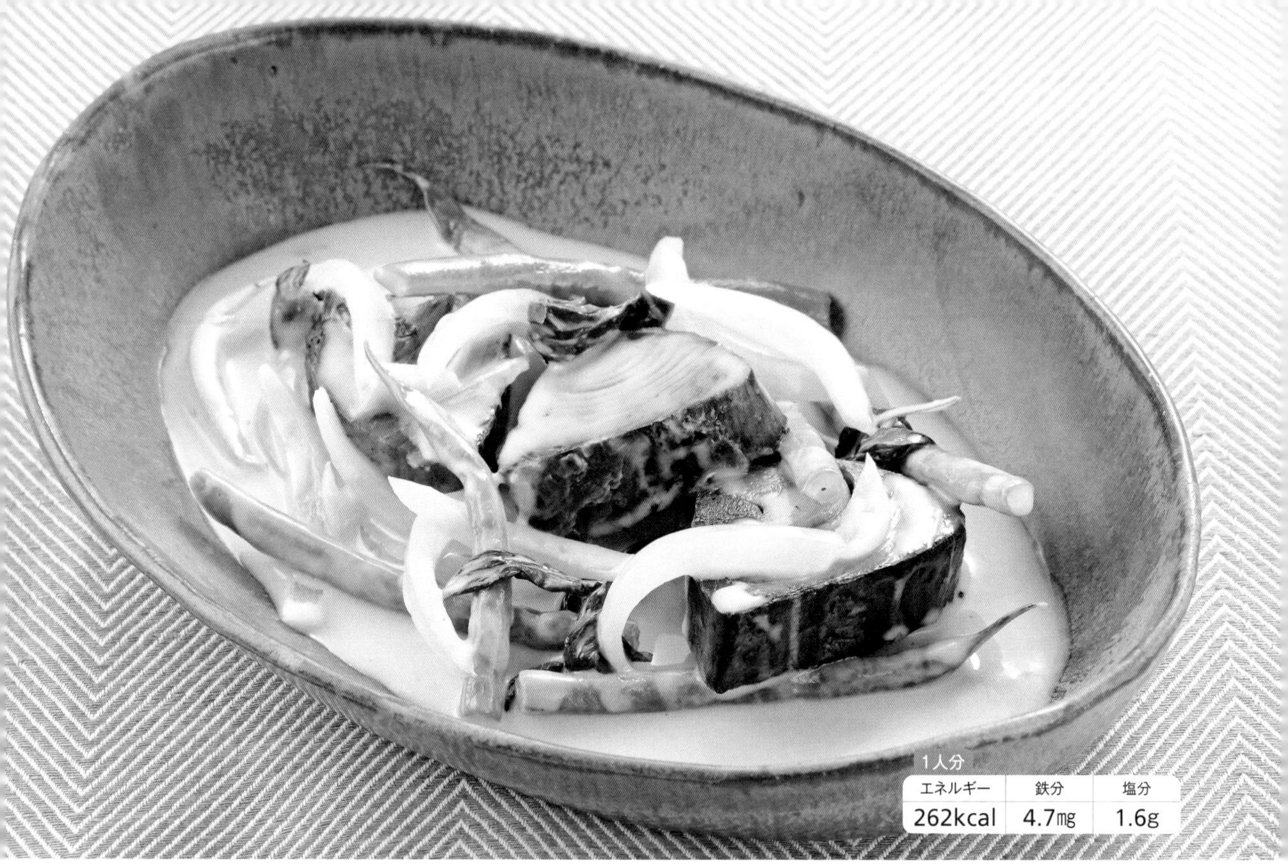

1人分

| エネルギー | 鉄分 | 塩分 |
|---|---|---|
| 262kcal | 4.7mg | 1.6g |

ボリュームのあるなまりぶしが主役

# なまりぶしのココナッツミルク炒め

15分

**[材料（2人分）]**

| | |
|---|---|
| なまりぶし | 150g |
| にんにく（つぶしたもの） | ½かけ分 |
| 玉ねぎ | 100g |
| さやいんげん | 50g |
| サラダ油 | 大さじ½ |
| バジル（葉） | 20g |
| A ココナッツミルク | 100ml |
| ナンプラー | 小さじ2 |
| 砂糖 | 小さじ1 |

**[作り方]**

準備

**1** なまりぶしは1cm幅に切る。

**2** 玉ねぎは7～8mm幅に切る。さやいんげんは5cm長さに切る。

炒める

**3** フライパンに油を中火で熱し、**1**を入れこんがりとするまで焼きつける（写真）。**2**、にんにく、バジルを加えて炒め、玉ねぎが透き通ったら**A**を加え、炒め合わせる。全体がなじんでとろりとしたら器に盛る。

**[おすすめ献立例]**

＋豆苗と干しえびの炒め

→p.86

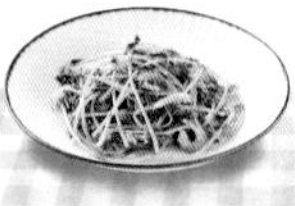

＋はまぐりと春菊のごま酢和え

→p.85

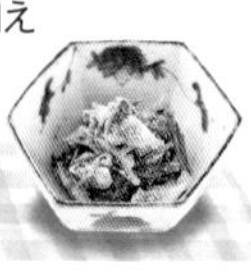

**調理**のコツ！

なまりぶしは、こんがりと焼き、臭みを消しています。ぎゅっと身がつまっていて、食べごたえがある食材です。

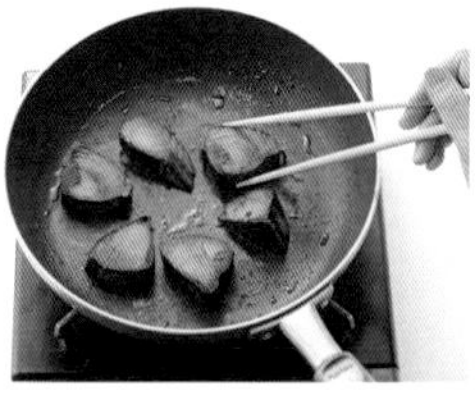

味が染み込んだいわしで、鉄分補給

# いわしの土佐漬け

20分（いわしの下ゆで、漬けこむ時間は含まず）

**[材料（2人分）]**

| | |
|---|---|
| いわし | 小4尾 |
| A しょうゆ | 大さじ2 |
| 酒 | 大さじ2 |
| 酢 | 大さじ2 |
| 砂糖 | 小さじ1 |
| B かつおぶし | 5g |
| 青ねぎ（小口切り） | 20g |
| 白炒りごま | 10g |

**[作り方]**

準備

1 **いわし**は頭、内臓をとりのぞいて、腹の中までよく水洗いし、水気をふきとり、半分に切る。

2 湯（分量外）を中火で煮立て1を入れ、15 ～ 20分ゆでる。

3 小鍋にAを合わせ、ひと煮立ちさせる。火を止めてBを加え（写真）、ボウルに移す。

漬ける

4 2がゆであがったらざるにとり、水気をしっかりときり、熱いうちに3に漬ける。20分くらいおいて味をなじませる。

**[おすすめ献立例]**

＋むろあじともずく、キウイの酢の物

→p.86

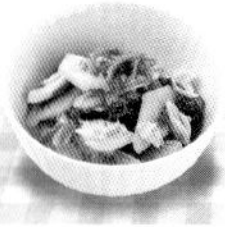

＋サラダ菜とゆばの炒め煮

→p.88

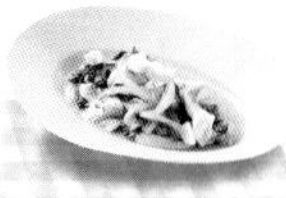

**鉄分アップのコツ!**

かつおぶしを使った漬け汁に魚や野菜などを漬け込んだものが、土佐漬け。レシピでは鉄分の多いいわしを使っています。

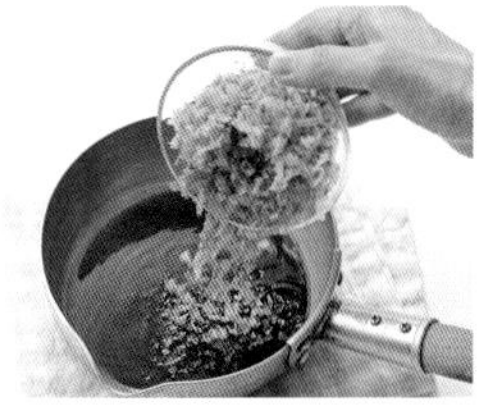

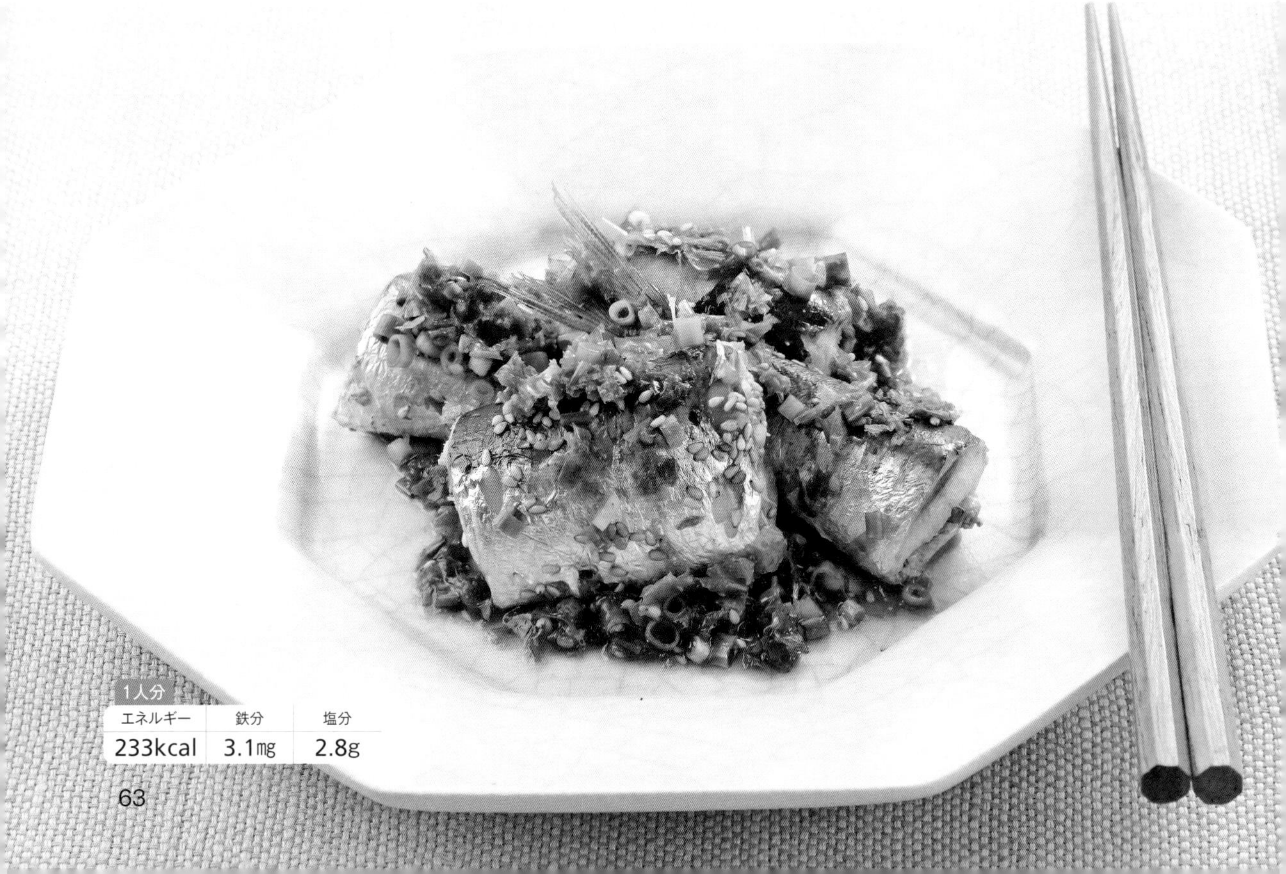

1人分

| エネルギー | 鉄分 | 塩分 |
|---|---|---|
| 233kcal | 3.1mg | 2.8g |

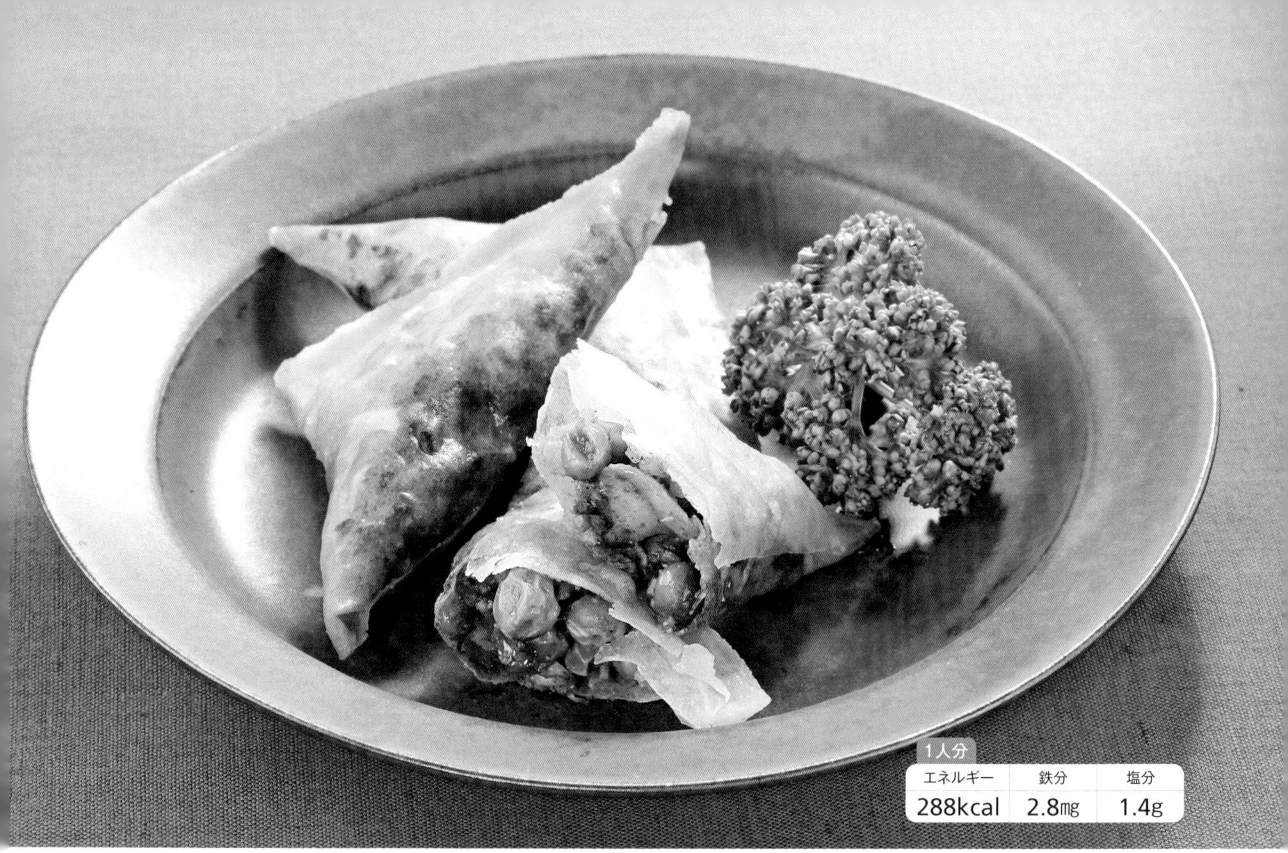

1人分

| エネルギー | 鉄分 | 塩分 |
|---|---|---|
| 288kcal | 2.8mg | 1.4g |

さくさくの皮の食感と、ほくほくのグリーンピースがおいしい

# あさりとグリーンピースのサモサ風

20分

**[材料（2人分）]**

| | |
|---|---|
| あさり（むき身） | 80g |
| 玉ねぎ（みじん切り） | 50g |
| グリーンピース | 100g |
| オリーブ油 | 大さじ½ |
| カレー粉 | 小さじ½ |
| 塩・こしょう | 各少々 |
| 湯 | 100ml |
| 春巻きの皮 | 3枚 |
| 小麦粉 | 少々 |
| 揚げ油 | 適量 |
| パセリ | 少々 |

**[作り方]**

準備

1 あさりは塩水（分量外）で洗いざるにあげ、水気をきる。

2 フライパンに油を中火で熱し、玉ねぎ、グリーンピースを炒める。玉ねぎが透き通ったらあさりを加え、カレー粉をふり入れて軽く炒める（写真）。塩、こしょうし、分量の湯を加え時々混ぜ、グリーンピースがやわらかく、汁気がなくなるまで煮る。

包む

3 春巻きの皮を三角形になるように半分に切り、2をのせ半分に折り三角形に包む。包み終わりに水（分量外）で溶いた小麦粉をぬり、しっかりと貼り合わせる。

揚げる

4 揚げ油を170～180℃に用意し、こんがりと色づくまで揚げる。油をきって盛りつけ、パセリを添える。

**[おすすめ献立例]**

＋なまりぶし入り
コールスロー

→p.95

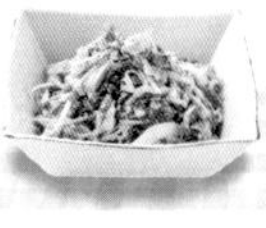

＋ほうれん草のポタージュ

→p.104

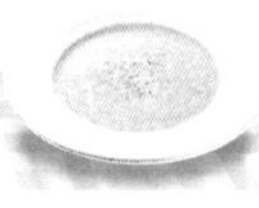

**鉄分アップ** のコツ！

通常は、じゃがいも、グリーンピース、ひき肉が具材になります。今回は、ひき肉をあさりに代えて、鉄分アップしました。

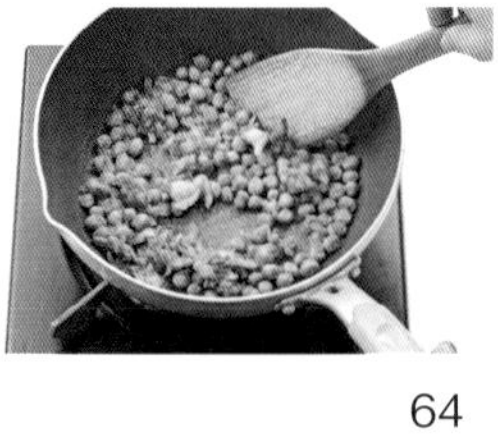

たっぷりの薬味が味の決め手

# いわしの薬味煮

15分

**[材料（2人分）]**

| | |
|---|---|
| いわし | 小4尾 |
| A 酒 | 大さじ1 |
| 湯 | 150ml |
| しょうゆ | 小さじ½ |
| オイスターソース | 大さじ½ |
| こしょう | 少々 |
| ザーサイ（みじん切り） | 20g |
| 長ねぎ（みじん切り） | ¼本分（20g） |
| ニラ（細かい小口切り） | 50g |

**[作り方]**

準備

**1** いわしは頭と内臓をとりのぞく。腹の中を水洗いし、水気をふきとる。

煮る・仕上げる

**2** 鍋に**A**を合わせ、中火にかける。煮立ったところに**1**を入れ、**ザーサイ**、**長ねぎ**を広げてのせる。再び煮立ったら少し火を弱め、落としぶたをし、14～15分煮る。

**3** 火が通ったら**ニラ**を加え（写真）、ひと煮する。

**[おすすめ献立例]**

＋空芯菜ときくらげ炒め

→p.94

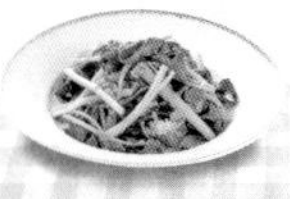

＋かぼちゃのきんぴら

→p.88

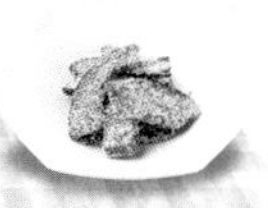

**鉄分アップ** のコツ!

ニラには、鉄分が豊富です。また、たっぷりと加えるニラ、長ねぎは青魚の臭みを消す効果もあります。

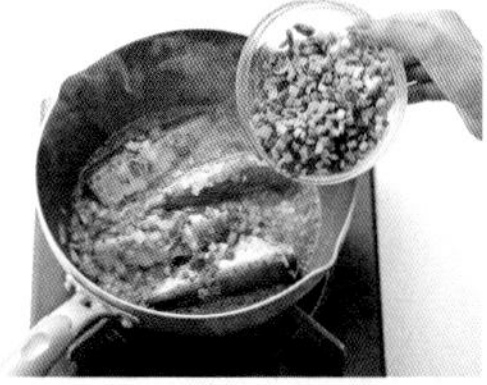

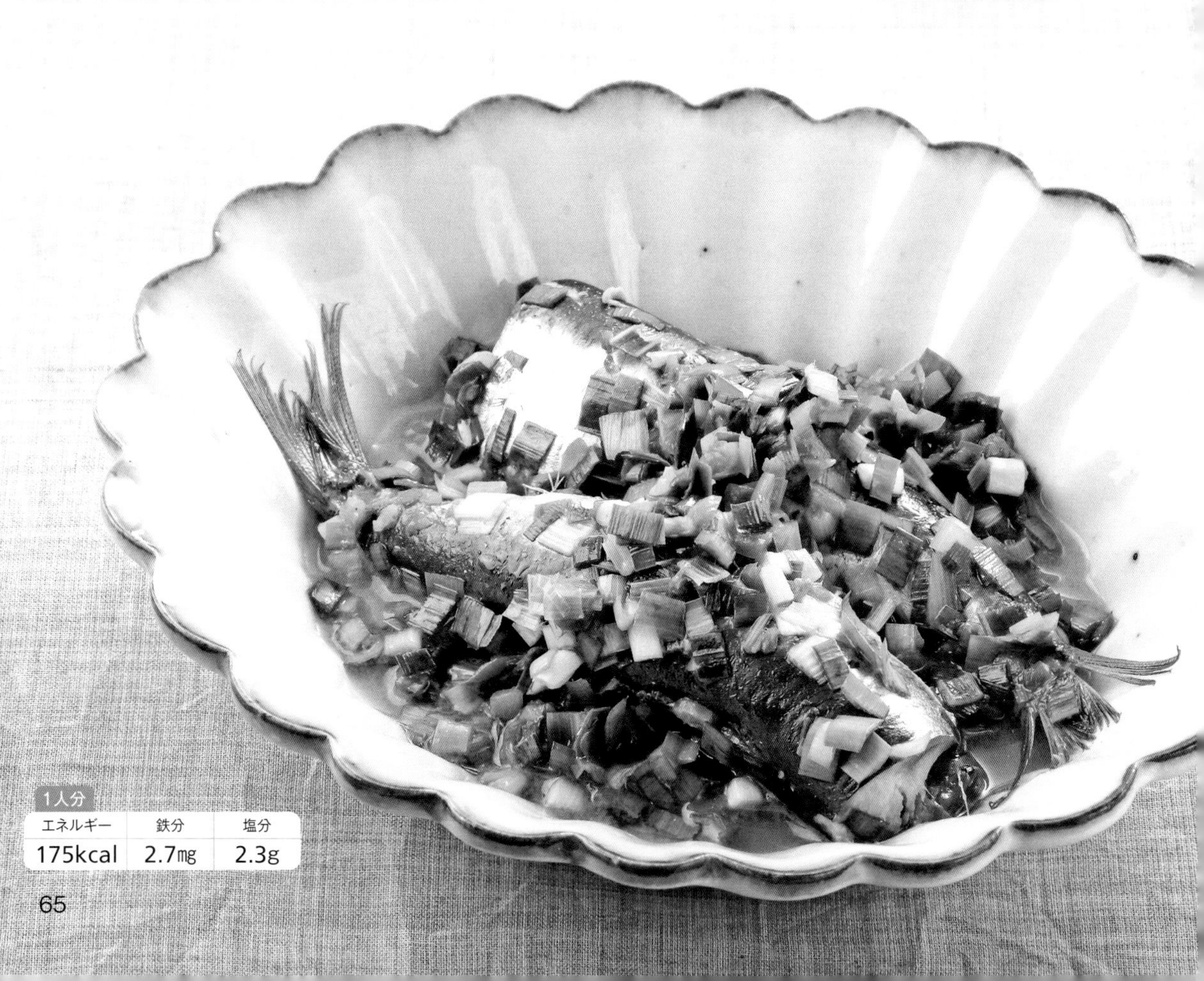

1人分

| エネルギー | 鉄分 | 塩分 |
|---|---|---|
| 175kcal | 2.7mg | 2.3g |

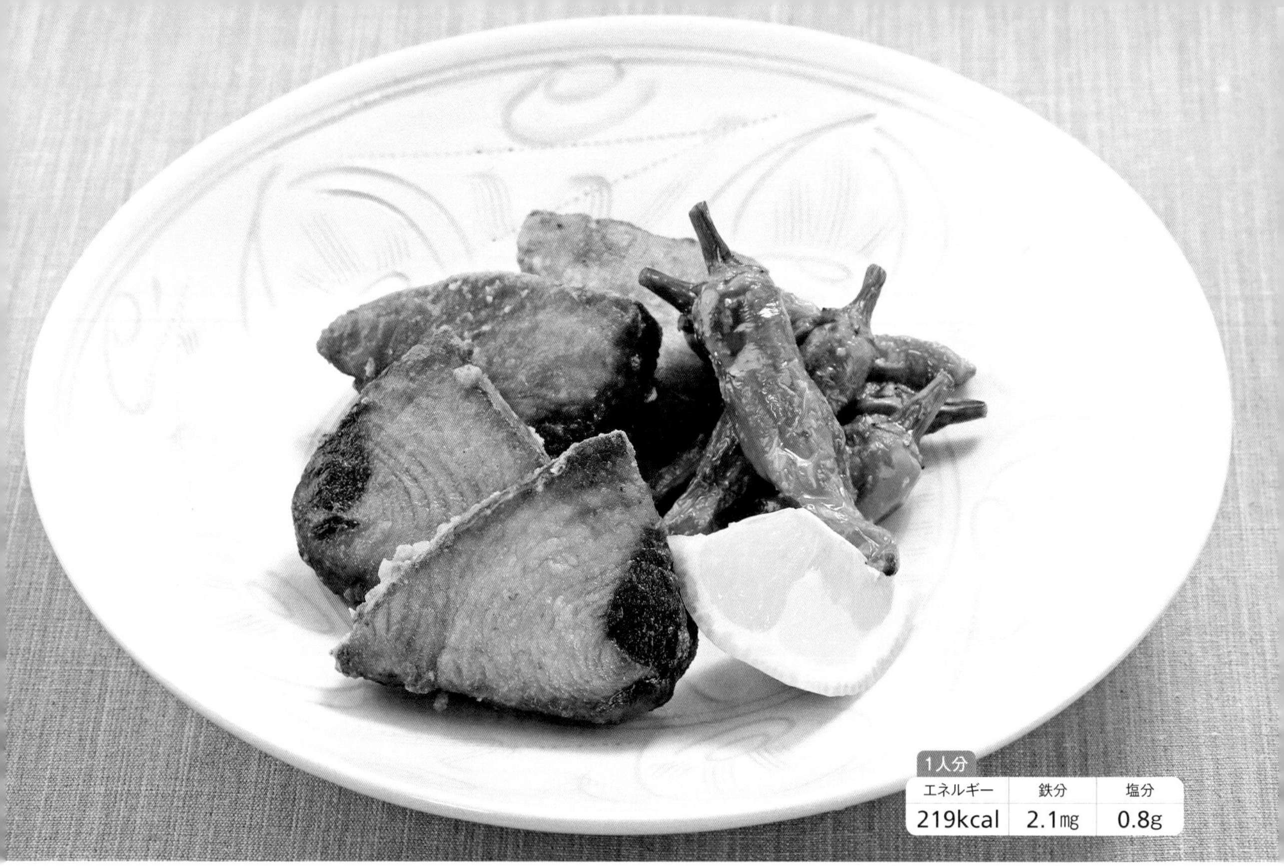

1人分

| エネルギー | 鉄分 | 塩分 |
| --- | --- | --- |
| 219kcal | 2.1mg | 0.8g |

ボリュームもあって、さらに鉄分も多いかつおが主役

# かつおの竜田揚げ

15分（漬けこむ時間は含まず）

**[材料（2人分）]**

| | |
| --- | --- |
| かつお（刺身用） | 200g |
| A しょうゆ | 大さじ½ |
| みりん | 小さじ1 |
| 酒 | 小さじ1 |
| しょうが汁 | 大さじ½ |
| 片栗粉 | 適量 |
| 揚げ油 | 適量 |
| しし唐辛子 | 20g |
| レモン | 適量 |

**[作り方]**

準備

1 かつおは7～8mm幅に切り、Aをからめ15分おく（写真）。

2 1をざるにとり、汁気をきる。

揚げる

3 揚げ油を170～180℃に用意し、2に片栗粉をはたきつけ、こんがりと揚げる。

4 油をきって盛りつけ、素揚げにした、しし唐辛子、くし形切りにしたレモンを添える。

**[おすすめ献立例]**

＋おかひじきとあなごのわさび酢

→p.83

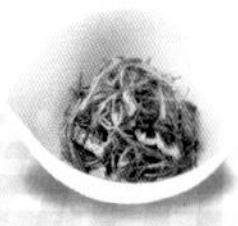

＋枝豆とミニトマトのすり流し汁

→p.101

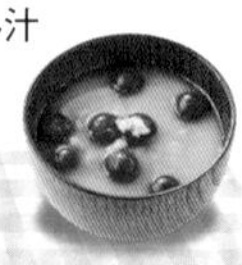

**調理のコツ!**

かつおにしっかりと下味をつけることで、たれなどをつけなくても、そのまま食べられます。まるで肉のような食感です。

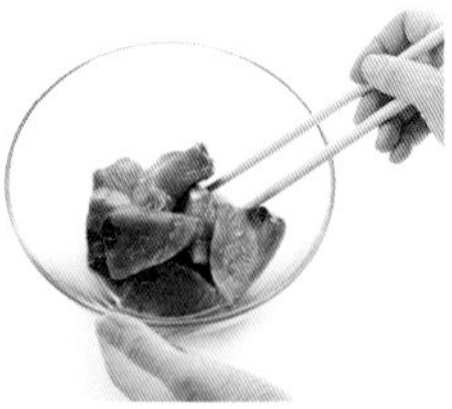

味つけを中華風にして、新鮮な味わい

# かつおのたたき中華風

15分

**[材料（2人分）]**

| | |
|---|---|
| かつお（刺身用） | 200g |
| 塩 | 少々 |
| サラダ油 | 少々 |
| 青ねぎ（小口切り） | 30g |
| みょうが（細かい小口切り） | 1個分（20g） |
| しその葉 | 10枚 |
| A ごま油 | 小さじ1 |
| 塩 | 少々 |
| 粉山椒 | 少々 |

**[作り方]**

準備・焼く

1 **かつお**は全体に塩をふる。

2 フライパンを中火でよく熱し、油をなじませ**1**を焼きつける。全体を表面だけこんがりと焼いてとり出す（写真）。

3 **しその葉**は小さくちぎり、**みょうが**と合わせて冷水（分量外）にさらして水気をきる。

仕上げる

4 **青ねぎ**と**3**を合わせ、**A**で和える。

5 **かつお**を7〜8mm幅に切って器に盛り、**4**をのせる。

**[おすすめ献立例]**

＋もずくとニラの豆乳スープ →p.103

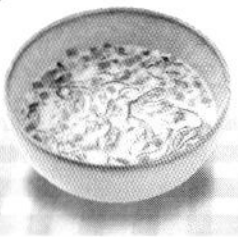

＋豆苗と干しえびの炒め →p.86

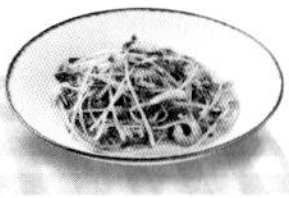

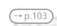

**調理のコツ!**

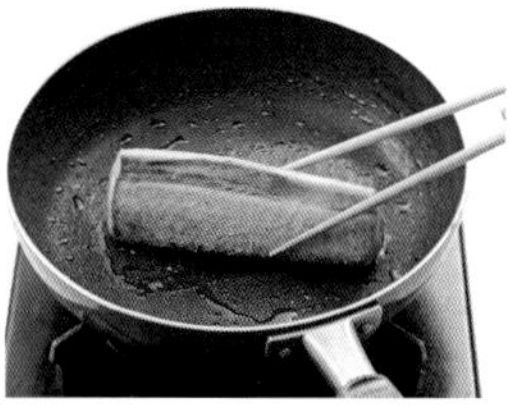

かつおの表面を焼きつけて、香ばしさを出し、うま味も閉じ込めます。薬味といっしょに食べることで、風味もアップ。

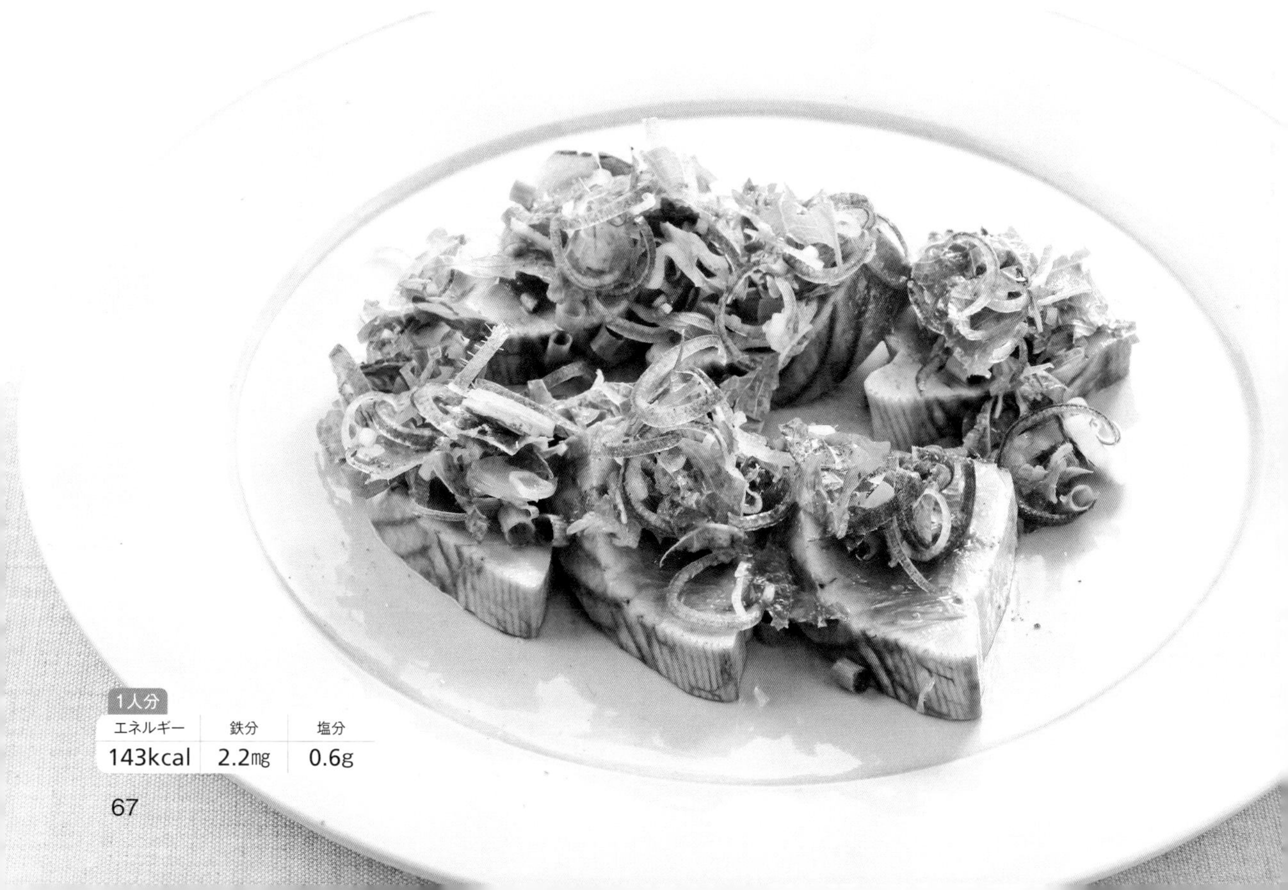

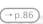

1人分

| エネルギー | 鉄分 | 塩分 |
|---|---|---|
| 143kcal | 2.2mg | 0.6g |

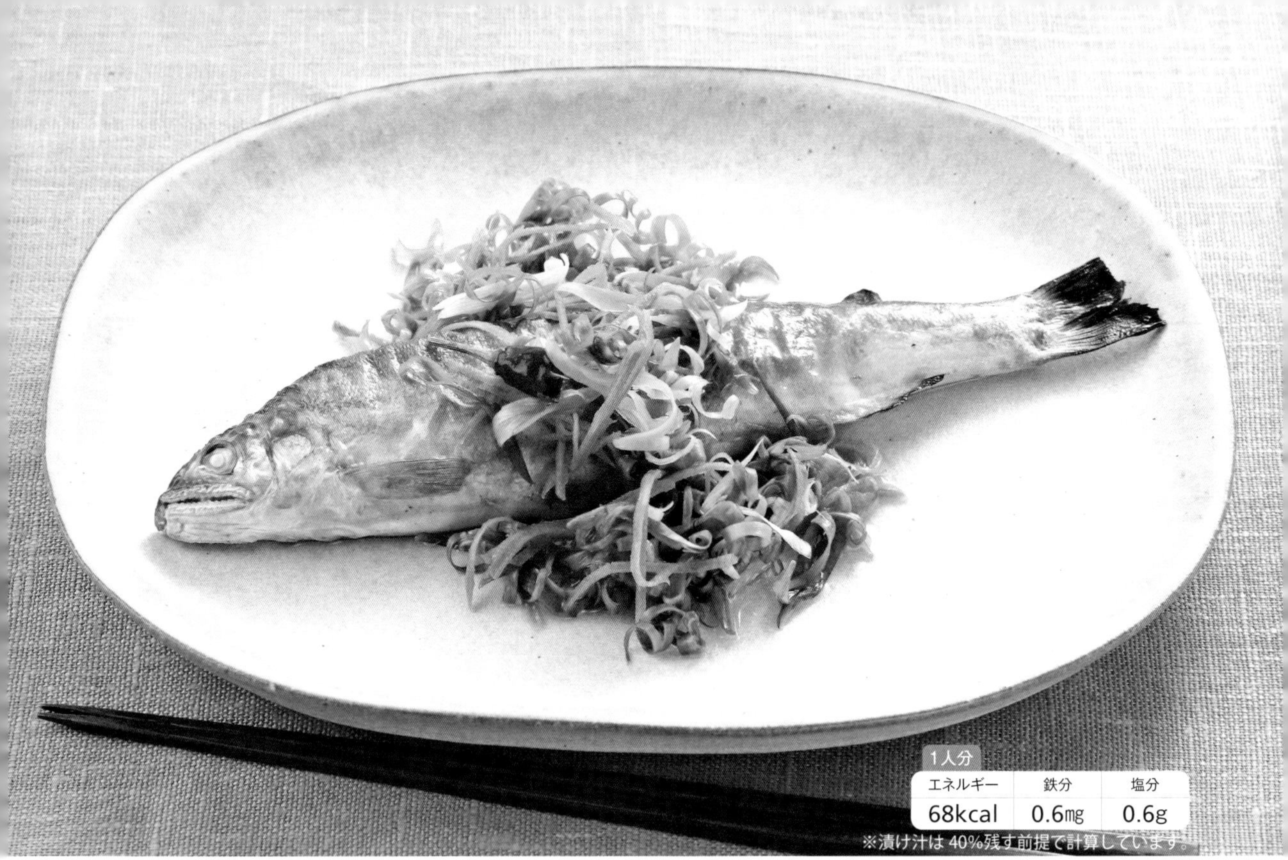

1人分

| エネルギー | 鉄分 | 塩分 |
|---|---|---|
| 68kcal | 0.6mg | 0.6g |

※漬け汁は40%残す前提で計算しています。

揚げずに焼く、ヘルシーな南蛮漬け

# あゆの焼き南蛮漬け

20分（なじませる時間は含まず）

**［材料（2人分）］**

| | |
|---|---|
| あゆ | 2尾 |
| にんじん | 20g |
| A 酢 | 50ml |
| 塩 | 小さじ¼ |
| みりん | 大さじ½ |
| 赤唐辛子（ちぎっておく） | 1本 |
| 青ねぎ | 20g |

**［作り方］**

準備

**1** **にんじん**はスライサーなどで細切りにする。バットに**A**を混ぜ合わせておく。

**2** **青ねぎ**は斜めに薄く切り、水にさらしてパリッとさせ、水気をきる。

焼く・仕上げる

**3** **あゆ**は魚焼きグリルで7～8分こんがりと焼く。熱いうちに**A**に漬け、**にんじん**を加え15分くらいおいてなじませる（写真）。

**4** **青ねぎ**も加えて盛りつける。

**［おすすめ献立例］**

＋クレソンとレバーのごま油和え

→p.93

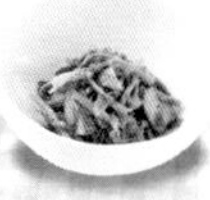

＋納豆汁

→p.100

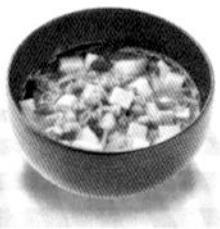

**調理のコツ！**

通常の南蛮漬けでは、食材を素揚げして漬け込みますが、ここでは焼いて漬け込むので低カロリー。さっぱりとした仕上がり。

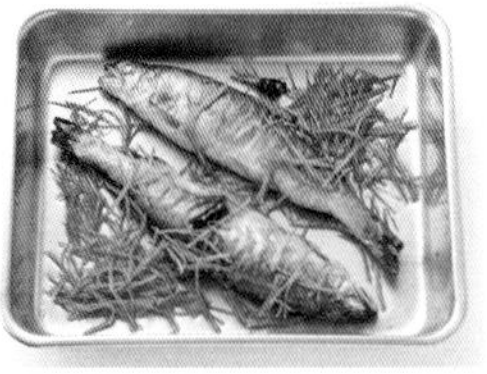

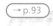

主菜◎魚料理

衣のごまは、風味よく鉄分が豊富

# さわらのごま衣焼き

作りおき 15分

**[材料（2人分）]**

| | |
|---|---|
| さわら | 2切れ |
| 　塩 | 少々 |
| 　こしょう | 少々 |
| 溶き卵 | 少々 |
| 白炒りごま | 20g |
| サラダ油 | 大さじ½ |
| スナップえんどう | 60g |

**[作り方]**

準備

1 **さわら**は半分に切り、塩、こしょうする。溶き卵にくぐらせ、**ごま**をまぶす（写真）。

焼く

2 フライパンに油を中火弱に熱し、**1**を入れ、こんがりと火を通す。

3 ゆでたスナップえんどうを添えて盛る。

**[おすすめ献立例]**

＋あさりとそら豆のぬた

→p.85

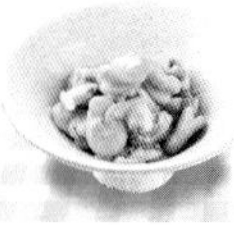

＋菜の花と桜えびの煮びたし

→p.96

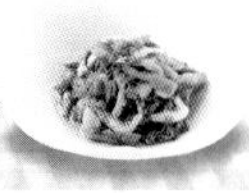

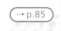

**鉄分アップ** のコツ！

衣に使うごまには、鉄分がたっぷり。さらに肝機能を向上させる働きがあるので、アンチエイジングにも効果があります。

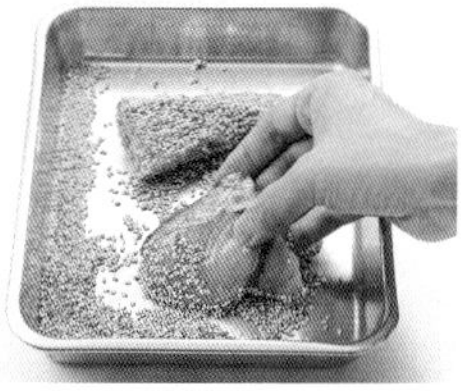

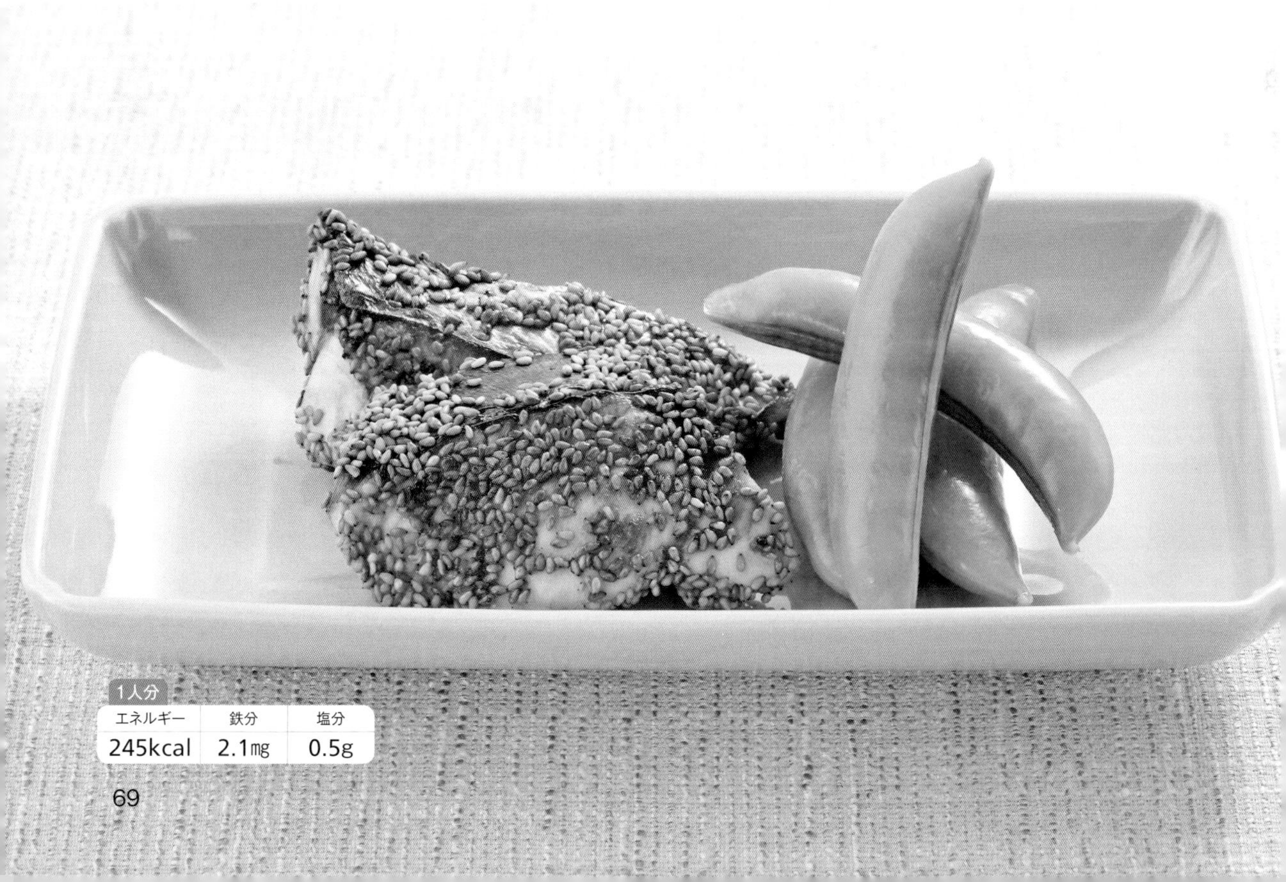

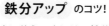

1人分

| エネルギー | 鉄分 | 塩分 |
|---|---|---|
| 245kcal | 2.1mg | 0.5g |

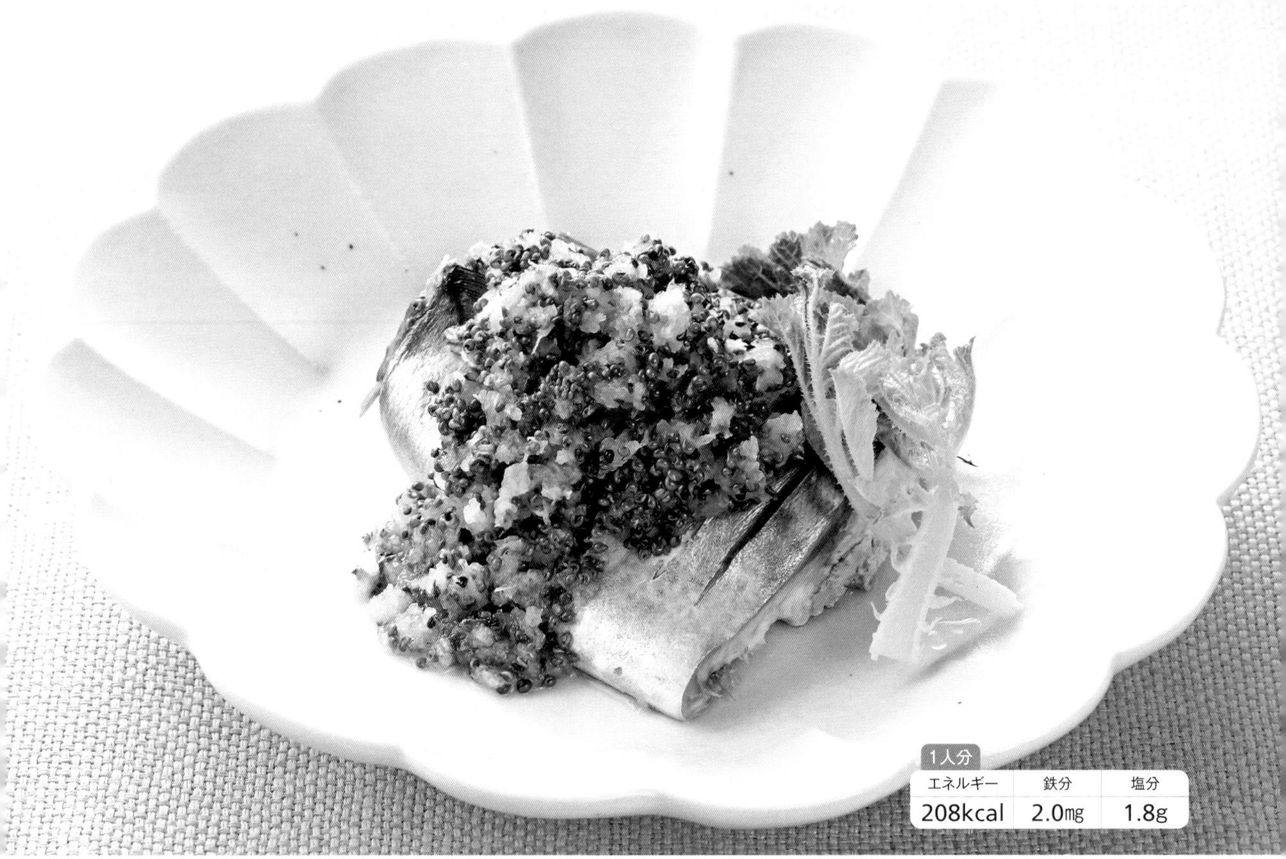

1人分

| エネルギー | 鉄分 | 塩分 |
|---|---|---|
| 208kcal | 2.0mg | 1.8g |

とんぶりと大根おろしで、さっぱりとおいしい

# さばのとんぶりおろし蒸し

20分（漬けこむ時間は含まず）

**[材料（2人分）]**

| | |
|---|---|
| さば | 2切れ |
| A しょうゆ | 大さじ1 |
| 　酒 | 大さじ½ |
| 　しょうが汁 | 小さじ1 |
| 大根 | 150g |
| とんぶり | 50g |
| 塩 | 少々 |
| 大根の葉 | 少々 |

**[作り方]**

準備

**1** さばは皮目に5mm幅に切り込みを入れ、**A**をからめ15分おく。

**2** 大根はすりおろし、ざるにとって汁気をきり、とんぶり、塩を混ぜる（写真）。

蒸す

**3** 1の汁気をふいて器にのせる。さばの上に2をのせ、蒸気のあがったせいろに入れ、強火で8～10分蒸して火を通す。ゆでた大根の葉を添える。

**[おすすめ献立例]**

＋水菜の白和え

→p.82

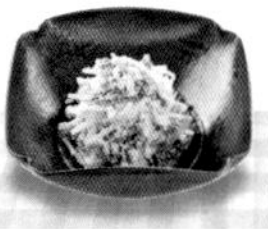

＋かぶの葉入りけんちん汁

→p.100

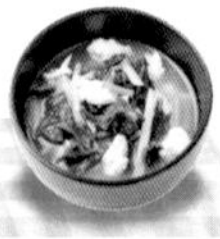

**鉄分アップ のコツ!**

とんぶりとは、ホウキギの成熟した実を加工したもの。「畑のキャビア」とも呼ばれます。カロテンが多い緑黄色野菜です。

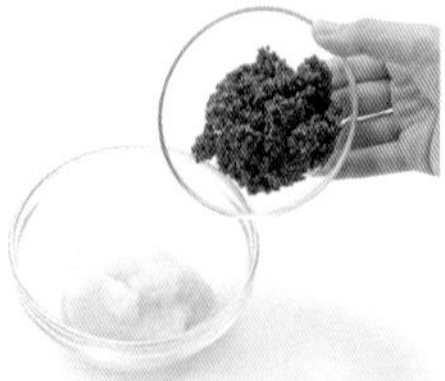

海のミルクと呼ばれるかきには、栄養たっぷり

# かきの磯辺焼き

かんたん 10分

**[材料（2人分）]**

| | |
|---|---|
| 生がき（むき身） | 150g |
| ごま油 | 大さじ½ |
| A しょうゆ | 大さじ½ |
| 砂糖 | 小さじ1 |
| 焼きのり | 2枚 |
| ブロッコリー | 40g |

**[作り方]**

準備

1 かきは塩水（分量外）の中で身をこわさないように洗って（写真）、ざるにあげ水気をきる。

2 Aを混ぜ合わせておく。

3 のりは小さくちぎってバットに広げておく。

炒める・仕上げる

4 フライパンに油を中火で熱し、1を焼きつけるように炒め、身がふっくらとしたら2を加え、全体にからめる。

5 4のかきを3に移し、全体にのりをまぶす。

6 ゆでたブロッコリーを添える。

**[おすすめ献立例]**

＋こはだと切り干し大根と三つ葉の酢の物

→p.92

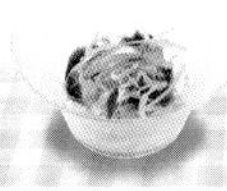

＋小松菜とかえりじゃこの煮びたし

→p.97

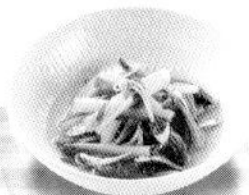

**鉄分アップ のコツ!**

かきは、ビタミン、たんぱく質、ミネラルなど栄養バランスに優れています。ミネラルの中には鉄分も多く含まれています。

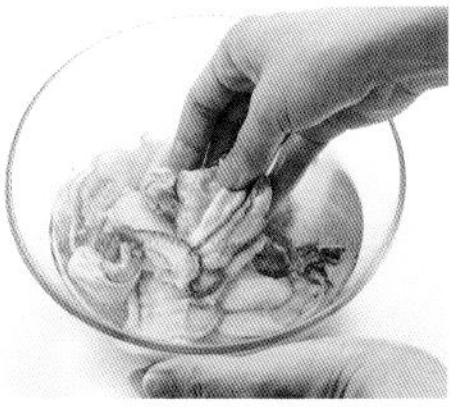

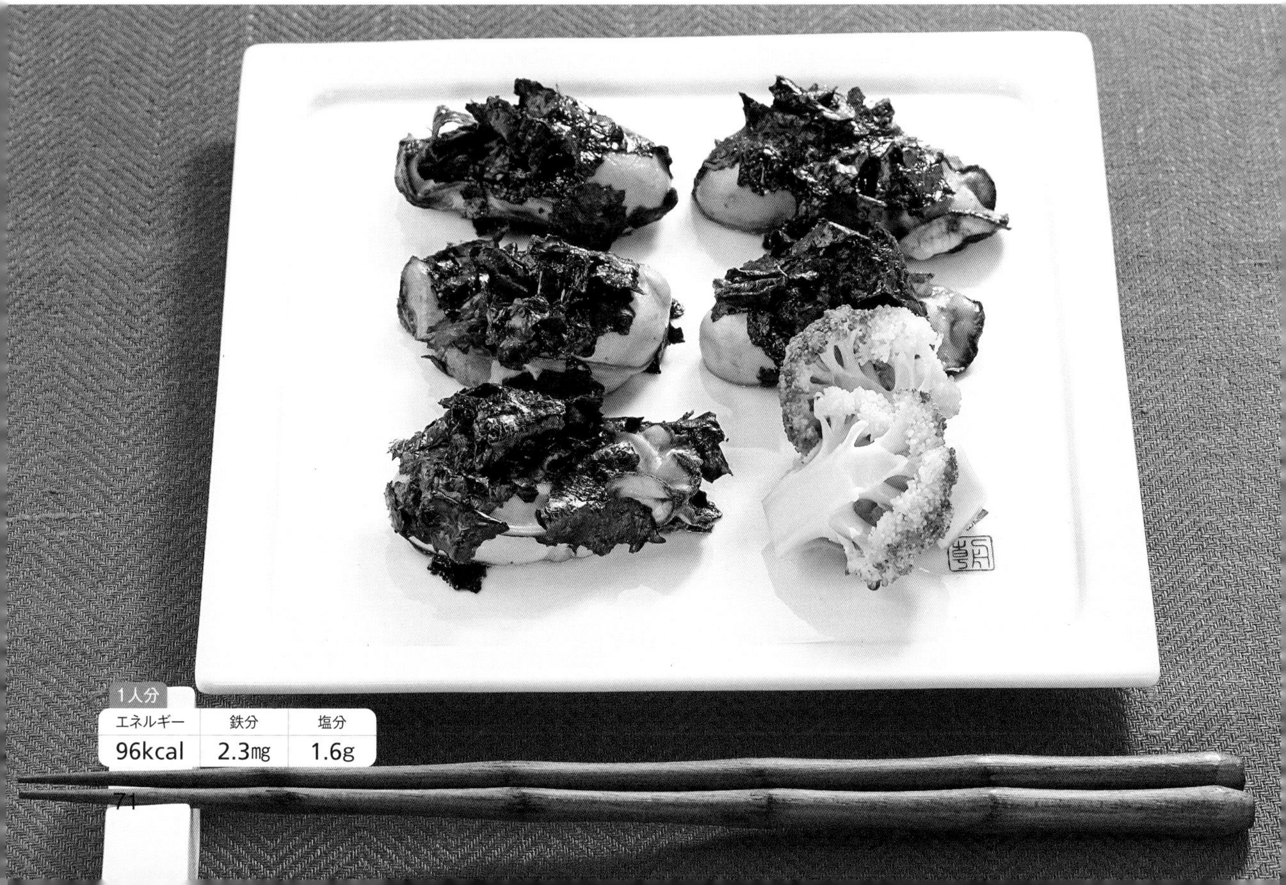

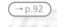

1人分

| エネルギー | 鉄分 | 塩分 |
|---|---|---|
| 96kcal | 2.3㎎ | 1.6g |

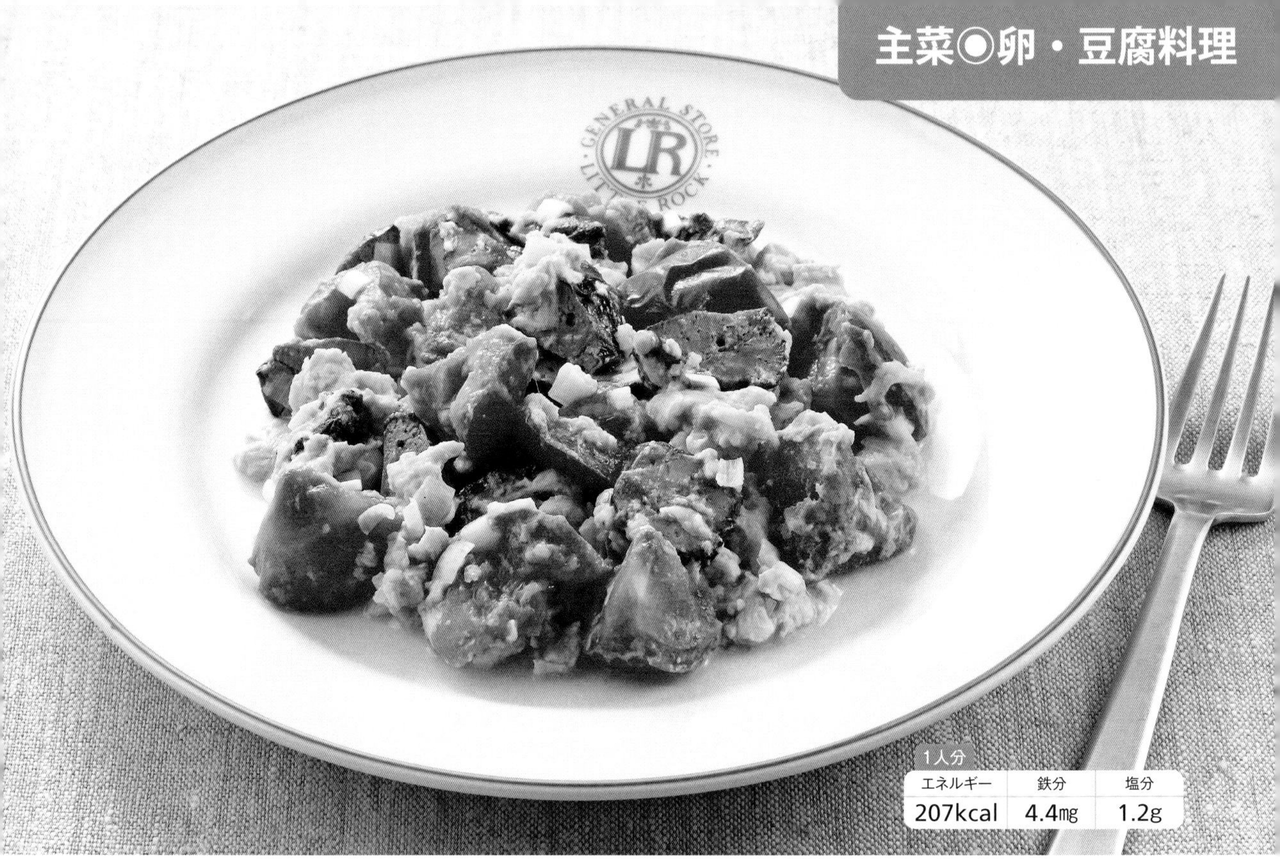

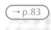

1人分

| エネルギー | 鉄分 | 塩分 |
|---|---|---|
| 207kcal | 4.4mg | 1.2g |

焼き鳥のレバーを使って、時短調理

# 鶏レバー入りトマト卵炒め

15分

**[材料（2人分）]**

| | |
|---|---|
| 卵 | 3個 |
| トマト | 200g |
| 長ねぎ | 20g |
| 鶏レバー焼き鳥（たれ） | 2本（60g） |
| ごま油 | 大さじ½ |
| 塩 | 少々 |
| こしょう | 少々 |

※味をつけていない鶏レバーを使う場合、塩、こしょうをして味つけをしてから作り方3で加える。

**[作り方]**

準備

1 **トマト**はひと口大に切る、**長ねぎ**は5mm角に切る。

2 **焼き鳥**は串をはずし、5mm幅に切る（写真）。

炒める

3 フライパンに油を中火で熱し**2**を炒め、こんがりとしたら**長ねぎ**、**トマト**の順に炒める。**トマト**がくずれはじめたら、**卵**を溶いて流し入れ、炒め合わせて火を通し、塩、こしょうをして味をととのえる。

**[おすすめ献立例]**

＋おかひじきとあなごのわさび酢

→p.83

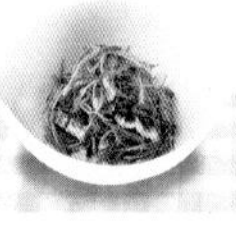

＋牛肉と小松菜のスープ

→p.103

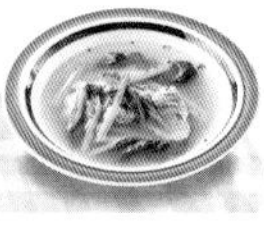

**調理のコツ！**

レバーを使う量が少ない場合は、焼き鳥のレバーがおすすめ。味つけもされているので、きざんでそのまま炒めます。

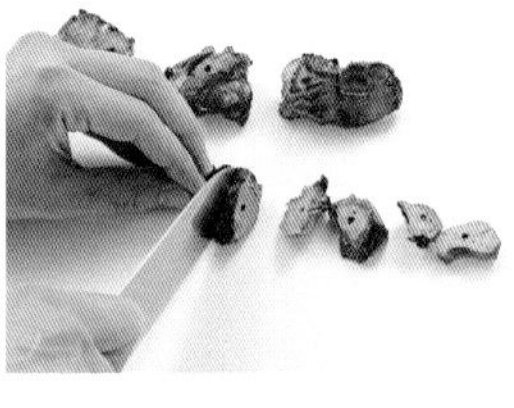

鉄分たっぷりのあさりでやさしい味

# 卵炒めのあさりあんかけ

15分

**[材料（2人分）]**

| | |
|---|---|
| 卵 | 3個 |
| あさり（むき身） | 80g |
| 三つ葉 | 50g |
| A だし汁 | 150ml |
| 酒 | 大さじ1 |
| しょうゆ | 小さじ¼ |
| 片栗粉 | 大さじ½ |
| 塩・こしょう | 各少々 |
| サラダ油 | 大さじ½ |

**[作り方]**

準備

1 **あさり**は塩水（分量外）で洗ってざるにあげ、水気をきる。**三つ葉**は1cm幅に切る。

あんをつくる

2 鍋に**A**を合わせ中火で煮立てる。**あさり**を加え、ふっくらする程度に火を通す（写真）。**三つ葉**を加え、煮立ったところに倍量の水（分量外）で溶いた片栗粉を加え、とろみをつける。

炒める

3 **卵**を溶いて塩、こしょうし、フライパンに油を強火で熱して流し入れ、ふんわりと火を通す。

4 **3**を盛りつけて、**2**をかける。

**[おすすめ献立例]**

＋かつおと水菜のごましょうゆ和え

→p.90

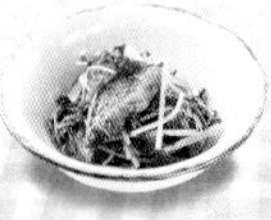

＋鶏レバーのみそ煮

→p.128

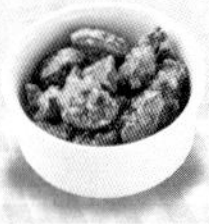

**鉄分アップ** のコツ!

鉄分が豊富なあさりは、むき身を使えば手間が省けます。また三つ葉には造血を促す働きがあります。

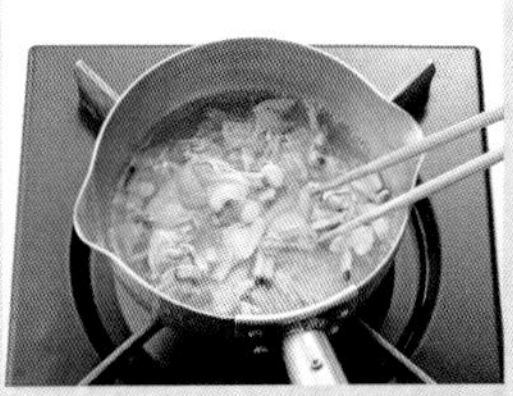

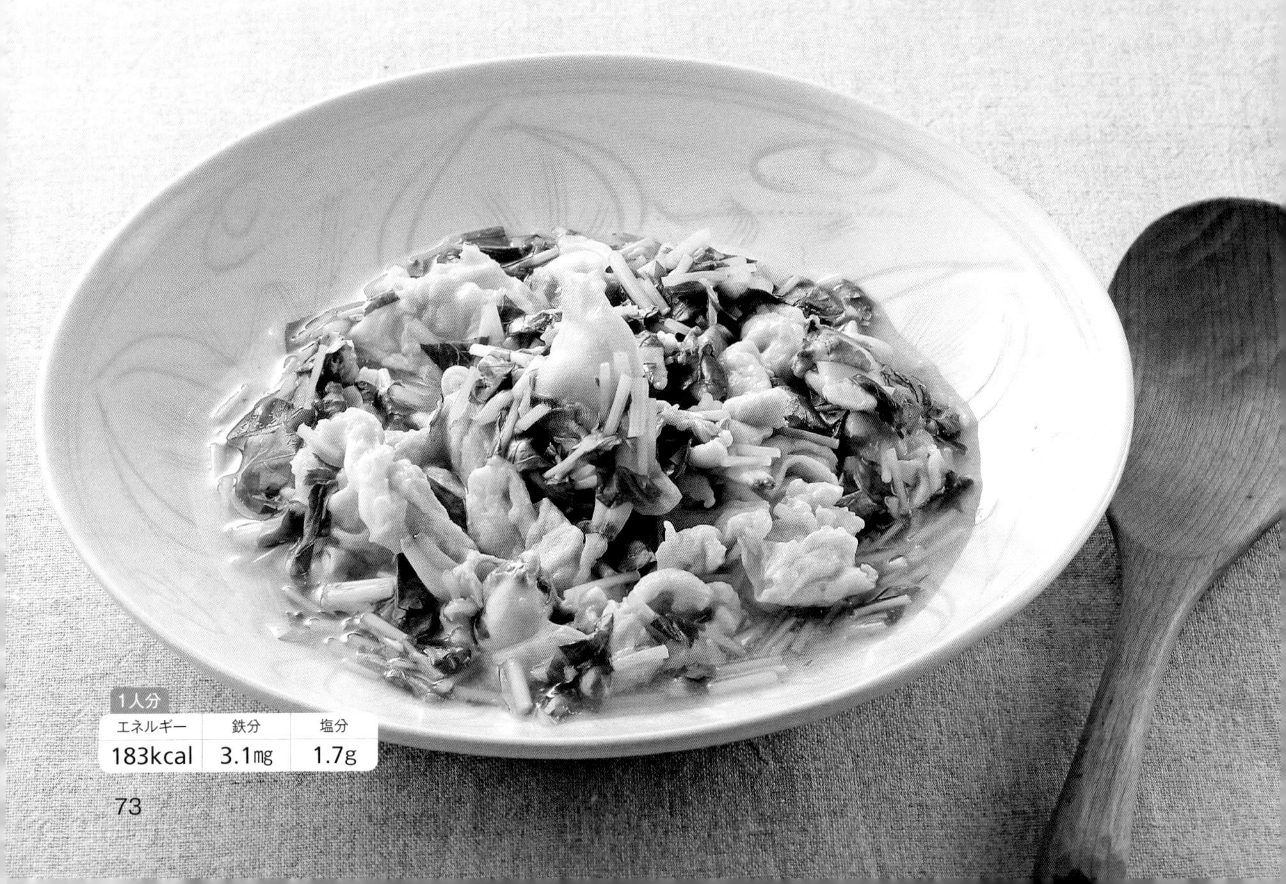

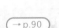

1人分

| エネルギー | 鉄分 | 塩分 |
|---|---|---|
| 183kcal | 3.1mg | 1.7g |

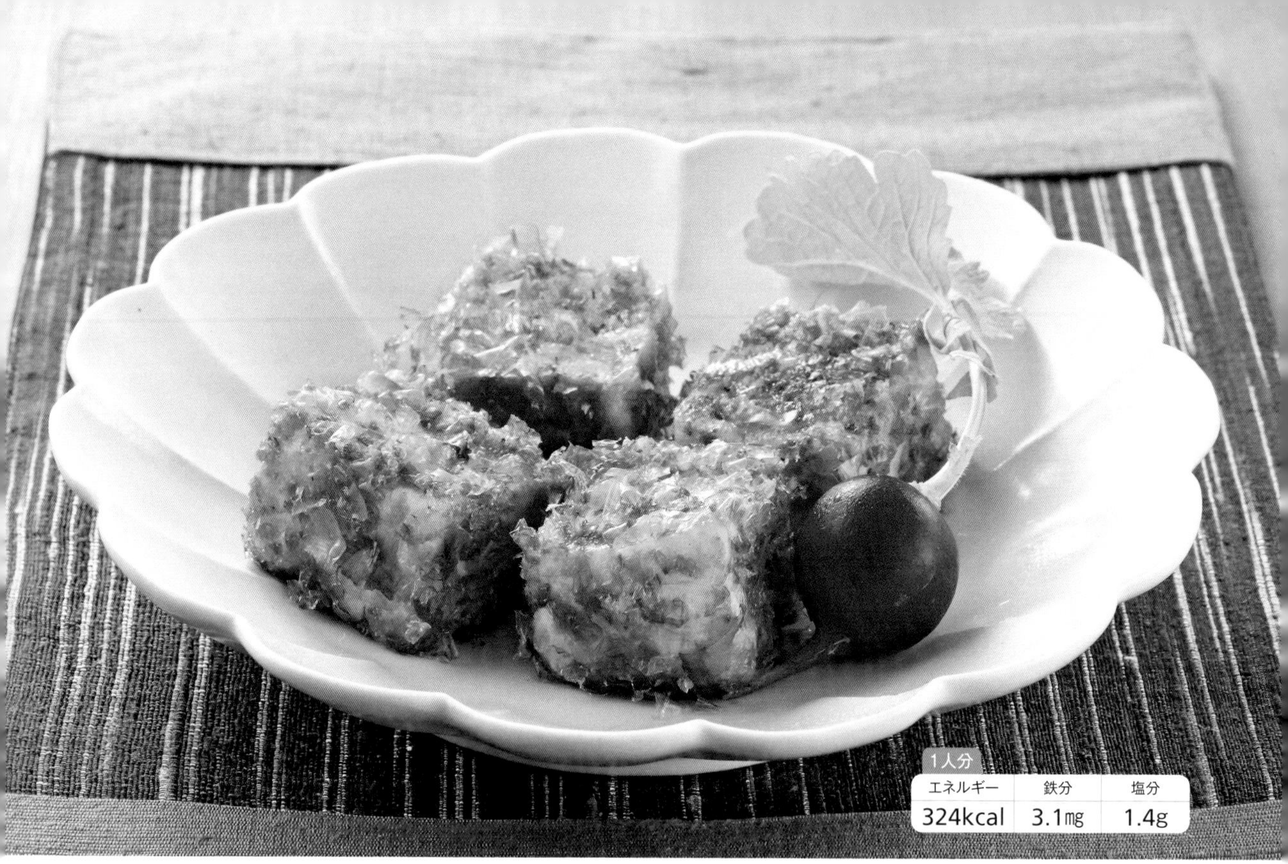

1人分

| エネルギー | 鉄分 | 塩分 |
| --- | --- | --- |
| 324kcal | 3.1mg | 1.4g |

衣のおかかが、さくさく食感でおいしい

# 豆腐のおかか衣揚げ

かんたん　10分　(おいておく時間は含まず)

**[材料(2人分)]**

| | |
| --- | --- |
| 木綿豆腐 | 300g |
| しょうゆ | 大さじ1 |
| 小麦粉 | 適量 |
| 溶き卵 | 適量 |
| かつおぶし | 15g |
| 揚げ油 | 適量 |
| ラディッシュ | 2個 |

**[作り方]**

準備

1 豆腐はひと口大に切り、ペーパータオルにはさんで水気をふき、しょうゆをからめ20分おく。

2 1をペーパータオルの上にとり、汁気をきる。

3 小麦粉をはたいて、溶き卵をくぐらせ、**かつおぶし**をまんべんなくまぶしつける(写真)。

揚げる

4 揚げ油を170～180℃に用意し、3を入れ、**かつおぶし**がカリッとするまで揚げる。

5 油をきって盛りつけ、ラディッシュを添える。

**[おすすめ献立例]**

＋モロヘイヤと豚しゃぶのグレープフルーツ和え

→p.83

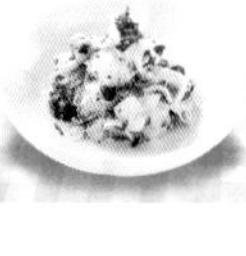

＋しじみと青ねぎのスープ

→p.102

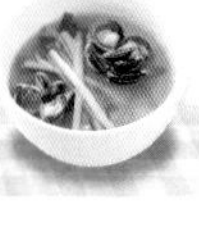

**鉄分アップ**のコツ!

生のかつおよりも、かつおぶしの方が鉄分は多くなります。豆腐にも鉄分が豊富なので、これ一品で多くの鉄分を補えます。

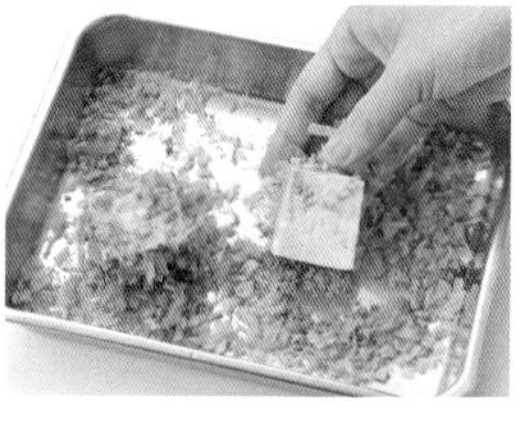

なまりぶしで鉄分アップ

# なまりぶしのゴーヤチャンプルー

15分

**[材料(2人分)]**

| | |
|---|---|
| 木綿豆腐 | 1丁(300g) |
| なまりぶし | 50g |
| 玉ねぎ | 50g |
| にんじん | 30g |
| ゴーヤ | 100g |
| サラダ油 | 大さじ½ |
| 塩 | 小さじ⅛ |
| かつおぶし | 5g |

**[作り方]**

準備

1 **なまりぶし**は小さくほぐす。

2 **玉ねぎ**は5mm幅の細切り、**にんじん**は細切りにする。**ゴーヤ**はたて半分に切り、種とわたをとり、2～3mm幅の小口切りにする。

炒める

3 フライパンに油を中火で熱して**1**を炒め、こんがりとしたら**玉ねぎ**、**にんじん**を炒め、しんなりしたら**ゴーヤ**を加え、**豆腐**を手でくずして入れる(写真)。

4 炒め合わせて**ゴーヤ**の色が鮮やかになったら、塩を加えて軽く炒め、**かつおぶし**を加える。

**[おすすめ献立例]**

＋赤貝とピーマンのナンプラー和え

→p.91

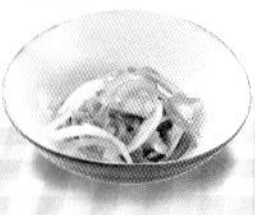

＋そら豆の含め煮

→p.132

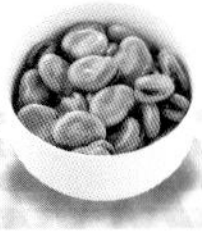

**鉄分アップ のコツ!**

通常では、豚肉やランチョンミートを使いますが、ここでは鉄分豊富ななまりぶしをほぐして使います。

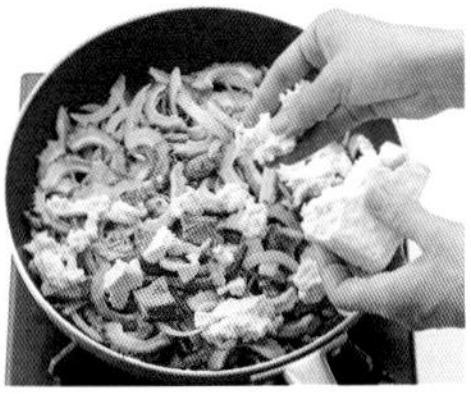

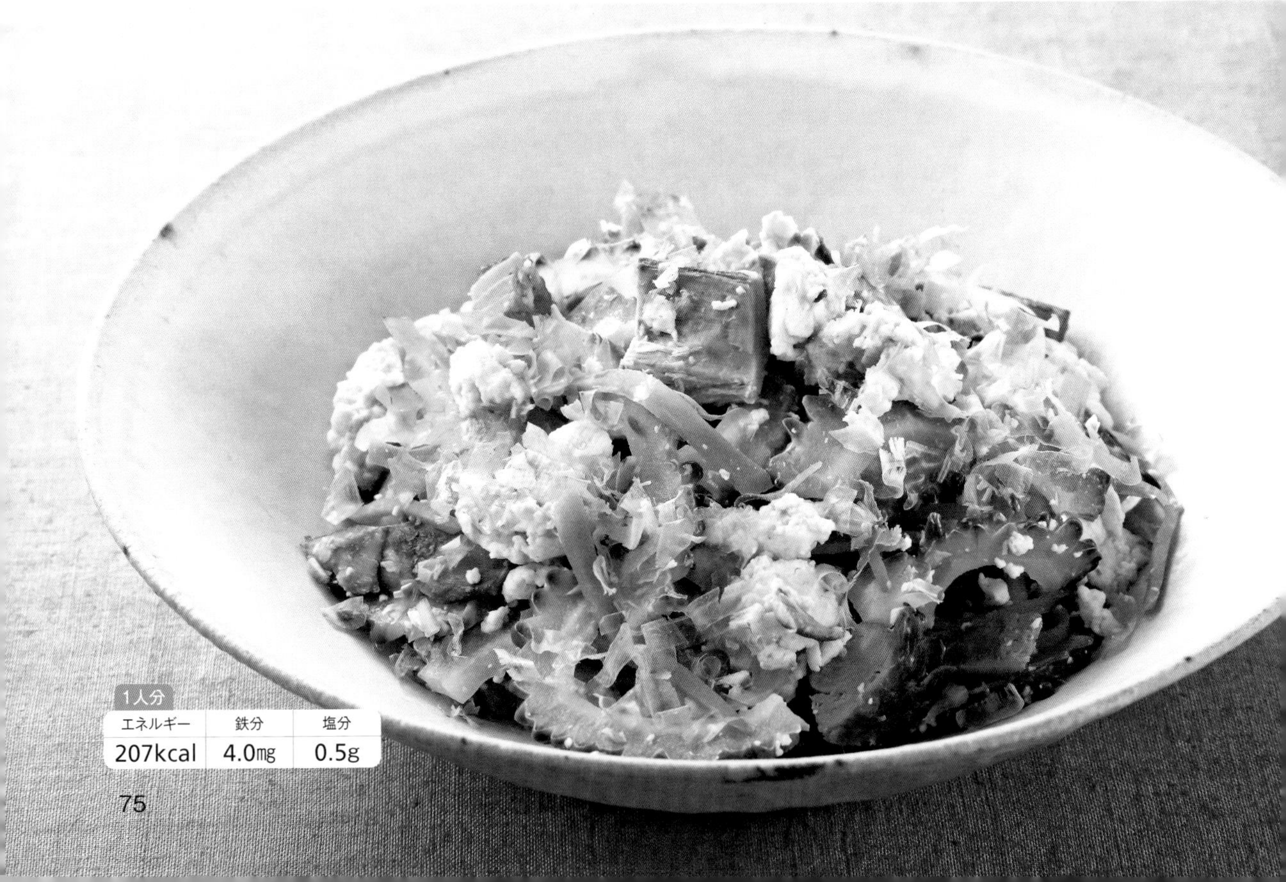

1人分

| エネルギー | 鉄分 | 塩分 |
|---|---|---|
| 207kcal | 4.0mg | 0.5g |

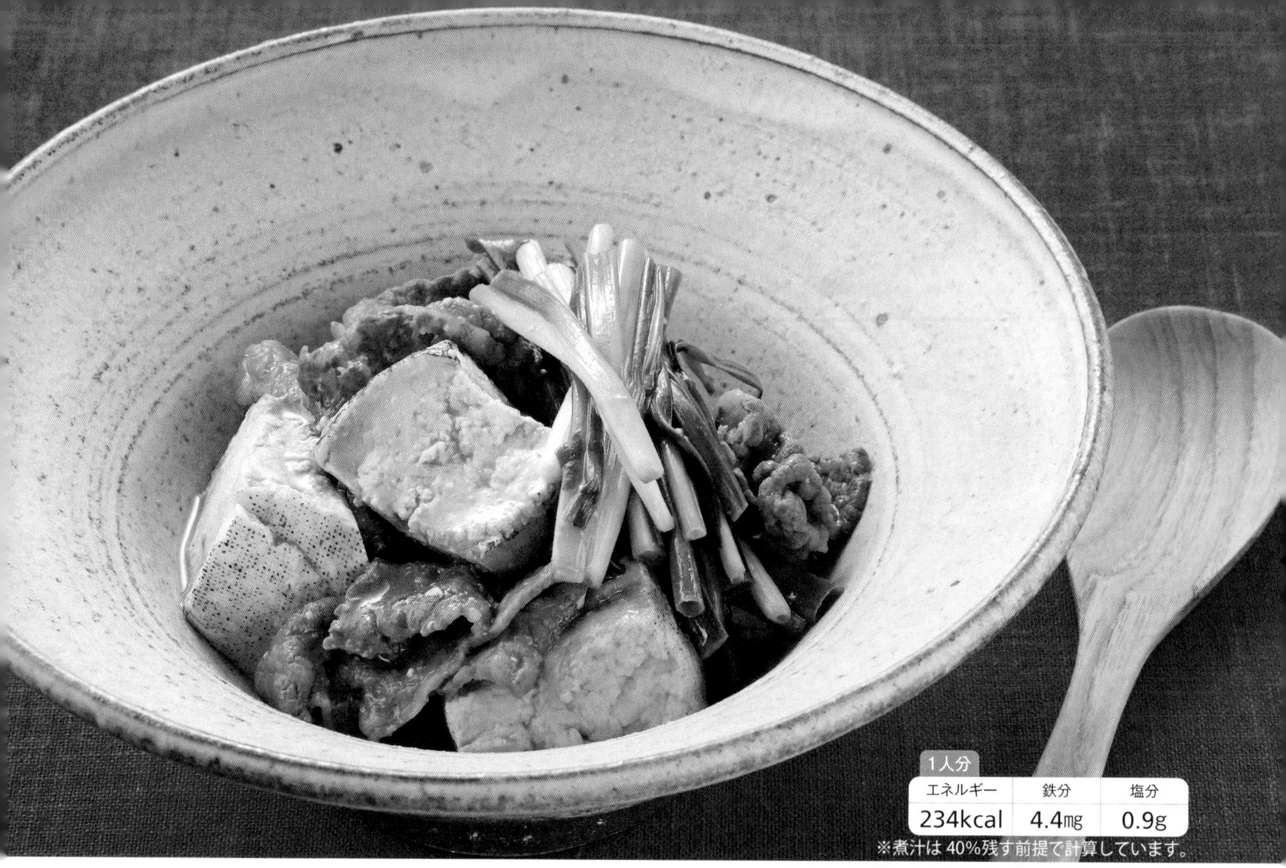

| 1人分 | | |
|---|---|---|
| エネルギー | 鉄分 | 塩分 |
| 234kcal | 4.4mg | 0.9g |

※煮汁は40%残す前提で計算しています。

赤身の牛肉には、鉄分がいっぱい

# 肉豆腐 20分

**[材料（2人分）]**

| | |
|---|---|
| 焼き豆腐 | 1丁（300g） |
| 牛もも薄切り肉（赤身） | 100g |
| 青ねぎ | 100g |
| A だし汁 | 150ml |
| しょうゆ | 大さじ1 |
| 砂糖 | 小さじ1 |

**[作り方]**

準備・煮る

1 牛肉はひと口大に切る。青ねぎは7cm長さに切る。

2 鍋にAを合わせて中火で煮立てる。牛肉を加え、再び煮立ったら少し火を弱め、あくをとる。豆腐を手で大きく割り入れ（写真）、落としぶたをして12～13分煮る。

仕上げる

3 時々上下を入れ替えるように混ぜ、なじんだら青ねぎを加え、ひと煮してできあがり。

**[おすすめ献立例]**

＋あさりとそら豆のぬた

→p.85

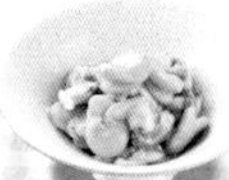

＋ひじきのマリネ

→p.130

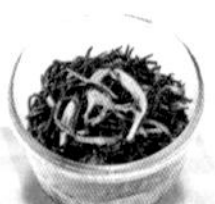

## 鉄分アップ のコツ！

赤身の肉には、鉄分が豊富。また、脂肪燃焼を促すL-カルニチンも含んでいるうえ、低カロリー。女性の味方の食材です。

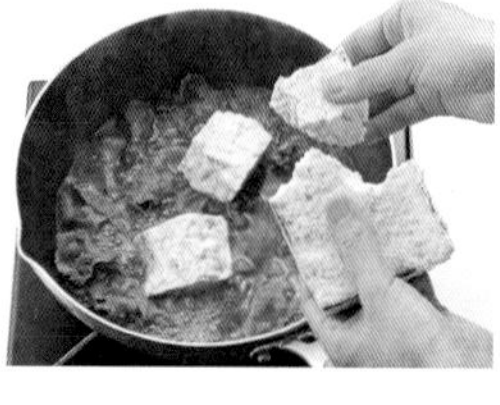

みそが香ばしい、鉄分たっぷりの炒め物

# 厚揚げとほうれん草の中華風みそ炒め

かんたん 10分

**[材料（2人分）]**

| | |
|---|---|
| 厚揚げ | 1枚（250g） |
| ほうれん草 | 150g |
| 長ねぎ（斜め薄切り） | ¼本分（20g） |
| ごま油 | 大さじ½ |
| A テンメンジャン | 大さじ1 |
| しょうゆ | 小さじ1 |
| おろしにんにく | 少々 |

**[作り方]**

準備

**1** 鍋に湯（分量外）を煮立て**厚揚げ**を入れ、1～2分煮立てて油抜きし（写真）、湯をきる。7～8mm厚さのひと口大に切る。

**2** **ほうれん草**は湯（分量外）を煮立てて色よくゆで、冷水にとる。水気をしぼり4cm長さに切る。

**3** **A**を混ぜ合わせておく。

炒める

**4** フライパンに油を中火で熱し、**1**を焼きつけるように炒め、こんがりとしたら**2**、**長ねぎ**を加えて炒める。**ほうれん草**の水気がとんだら、**3**を加えて炒め合わせる。味がなじんだら器に盛る。

**[おすすめ献立例]**

＋むろあじともずく、キウイの酢の物

→p.86

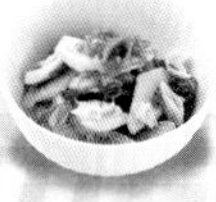

＋豚レバーのしょうゆ煮

→p.129

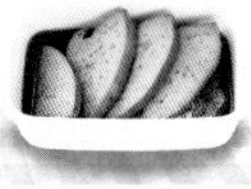

**調理のコツ!**

厚揚げや油揚げは、使う前に油抜きをすると、カロリーに差がでます。ちょっとしたひと手間ですが、心がけましょう。

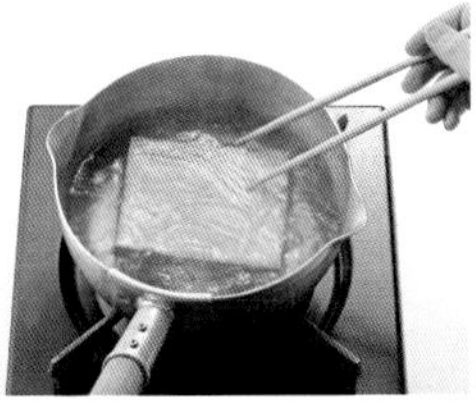

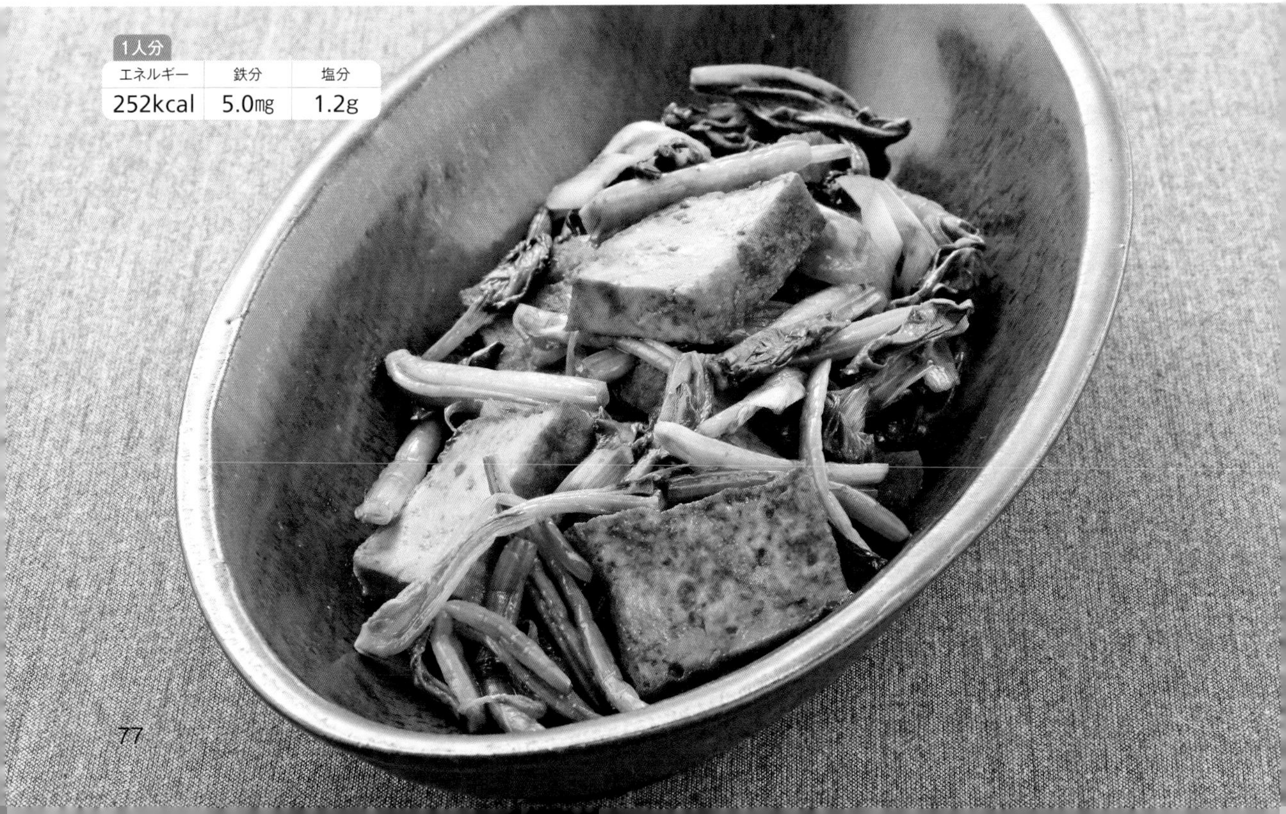

1人分

| エネルギー | 鉄分 | 塩分 |
|---|---|---|
| 252kcal | 5.0mg | 1.2g |

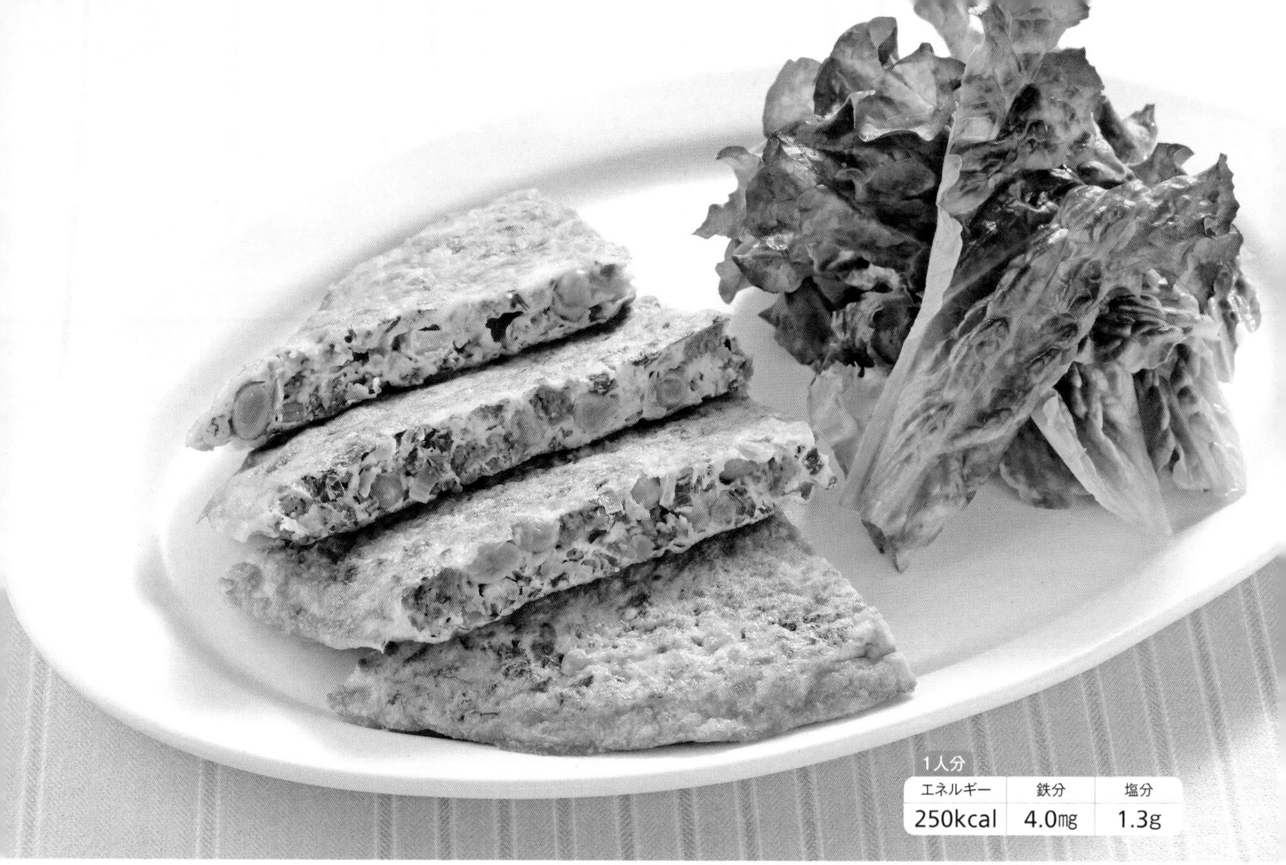

1人分

| エネルギー | 鉄分 | 塩分 |
|---|---|---|
| 250kcal | 4.0mg | 1.3g |

鉄分豊富な具材がたっぷり

# 納豆の平焼きオムレツ

15分

**[材料（2人分）]**

| | |
|---|---|
| 納豆 | 40g |
| 牛ひき肉（赤身） | 50g |
| A しょうゆ | 小さじ1 |
| 　砂糖 | 小さじ½ |
| 大根の葉 | 50g |
| 高菜漬け（みじん切り） | 20g |
| 卵 | 3個 |
| サラダ油 | 大さじ½ |
| サニーレタス | 40g |

※大根の葉の代わりに、ほうれん草や小松菜でもおいしくできます。

**[作り方]**

準備

1 ひき肉にAを混ぜ、フライパンで炒りつけ、火を通す。**大根の葉**は鍋に湯（分量外）を煮立て色よくゆで、冷水にとる。水気をしぼり細かくきざむ。

2 1、**高菜漬け**、**納豆**を混ぜ（写真）、**卵**を溶いて加えてよく混ぜる。

焼く

3 フライパンに油を中火で熱し、2を流し入れこんがりと焼く。

4 切り分けて、サニーレタスを添えて盛る。

**[おすすめ献立例]**

＋ほうれん草とあさりの煮びたし

→p.84

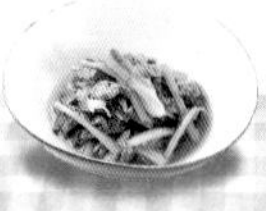

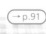

＋しめさばと長いものとんぶり和え

→p.91

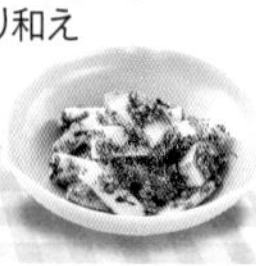

**鉄分アップのコツ！**

鉄分やミネラルが豊富な納豆。造血ビタミンであるビタミン$B_{12}$も含まれているので、貧血に効果的な食材です。

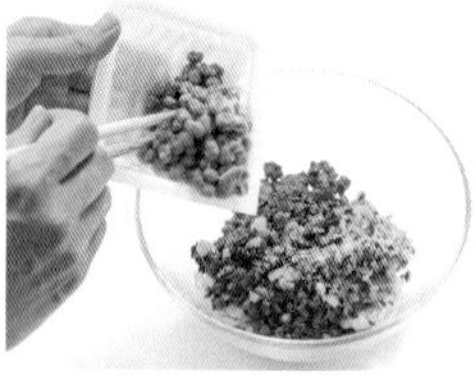

パンだけではなく、ごはんにも合う

# チリコンカン

作りおき　25分

**[材料（2人分）]**

| | |
|---|---|
| 白いんげん豆（ゆでたもの） | 150g |
| 牛ひき肉（赤身） | 100g |
| モロヘイヤ | 40g |
| オリーブ油 | 大さじ½ |
| にんにく（みじん切り） | ½かけ分 |
| 玉ねぎ（みじん切り） | 50g |
| A チリパウダー | 小さじ2 |
| チリペッパー・ナツメグ | 各少々 |
| ローリエ | ½枚 |
| B トマト缶（ダイス） | 150g |
| 湯 | 100ml |
| 塩 | 小さじ¼ |
| しょうゆ・砂糖 | 各小さじ½ |
| こしょう | 少々 |

**[作り方]**

準備・煮る

1 モロヘイヤは葉をつんで1cm幅に切る。

2 鍋に油を中火で熱し、にんにく、**ひき肉**を炒め、カリッとしたら**玉ねぎ**を加え、しんなりするまで炒める。**いんげん豆**を加え（写真）、さらに**A**を加えて炒め、なじんだら**B**を加える。時々混ぜながら14～15分、ほとんど汁気がなくなるまで煮る。**モロヘイヤ**を加えてひと煮し、しんなりしたら器に盛る。

**鉄分アップのコツ！**

いんげん豆は栄養価が高く、しかも栄養成分のバランスがとてもよい食材。鉄分を含むミネラル、食物繊維が豊富です。

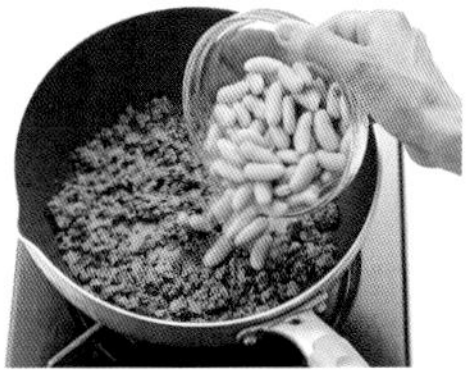

**[おすすめ献立例]**

＋ほうれん草のポタージュ →p.104

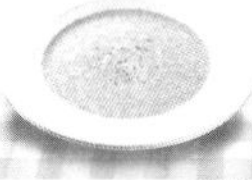

＋うずらの卵のピクルス →p.130

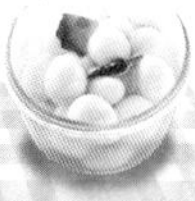

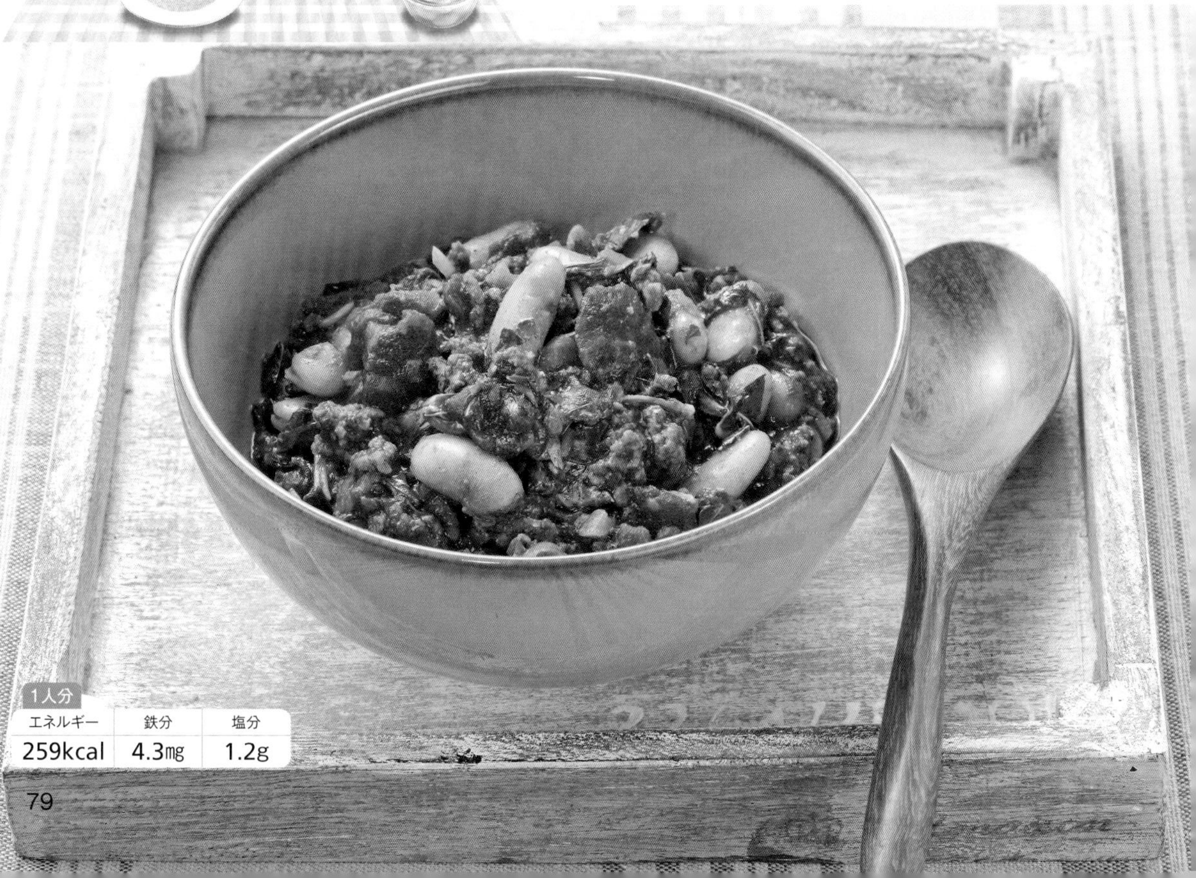

1人分

| エネルギー | 鉄分 | 塩分 |
|---|---|---|
| 259kcal | 4.3mg | 1.2g |

column
①

# 鉄分の吸収率を妨げるのは？

せっかく食品として身体に取り入れた鉄分も、吸収できずに排出されてしまっては元も子もありません。食品には、この**「吸収を妨げる」効果を持つ成分**が含まれることもあるのです。

しかし、その成分を含む食品が、鉄分を多く含んでいたり、健康のために優れたものである場合も少なくありません。

もちろん、お医者さんから鉄剤の処方をされている場合は、摂取を減らしたほうがよい食品、その量など、詳しく聞いて、それに従うようにしましょう。

さて、その食品ですが、意外なほど普通のものばかりです。例えば**食物繊維**。野菜や果物などで積極的に摂取することは健康のためですが、これをサプリメントなどでさらに追加してとりすぎてしまうと鉄の吸収を阻害してしまいます。食物からの十分な摂取を心がけましょう。

緑茶、紅茶、コーヒーの渋み成分、**タンニン**も鉄の吸収にはよくありません。健康効果が高い飲み物ではありますが、多量に飲むようなことは避けるべきです。

悩みどころなのは玄米や豆類、ほうれん草に多い**フィチン酸やシュウ酸**、そして牛乳、乳製品に多く含まれる**カゼイン**です。なぜならここにあげた全てが、鉄分豊富、ビタミンや必須アミノ酸の観点からも、積極的にとりたいものだからです。

あくまで、過剰を避ける、健康にいいからと言ってそればかり摂取しないという方向で上手にセーブしましょう。

**「とりすぎはNG」**

野菜に鉄分食材をプラス!

# 副菜レシピ

鉄分豊富な食材と
鉄の吸収アップに欠かせない
ビタミンCたっぷり野菜を使った副菜32品。

# 水菜の白和え

かんたん　10分

**[材料（2人分）]**

| | |
|---|---|
| 水菜 | 150g |
| 木綿豆腐 | 150g |
| A 砂糖 | 大さじ½ |
| 白練りごま | 15g |
| 塩 | 小さじ¼ |

**[作り方]**

準備

1 水菜は色よくゆで、冷水にとる。水気をしぼり3～4cm長さに切る。

混ぜる

2 豆腐を布巾に包んで水気をしぼり、すり鉢などですりつぶし、Aを加えすり混ぜる。

3 1を2で和える。

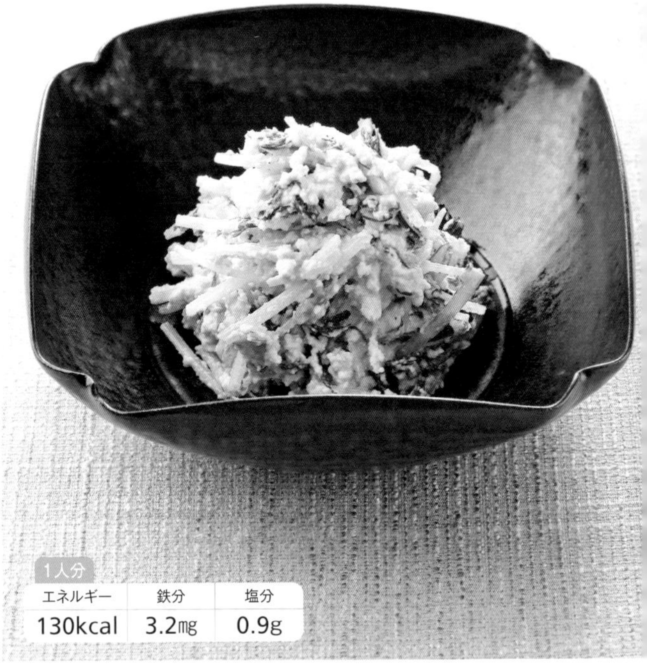

1人分

| エネルギー | 鉄分 | 塩分 |
|---|---|---|
| 130kcal | 3.2mg | 0.9g |

# ほうれん草の納豆おかか和え

かんたん　5分

**[材料（2人分）]**

| | |
|---|---|
| ほうれん草 | 150g |
| 納豆 | 40g |
| しょうゆ | 小さじ1 |
| かつおぶし | 5g |

**[作り方]**

準備・和える

1 ほうれん草は湯（分量外）を煮立て色よくゆで、冷水にとる。水気をしぼり4cm長さに切る。

2 納豆にしょうゆを混ぜる。

3 1と2をかつおぶしで和える。

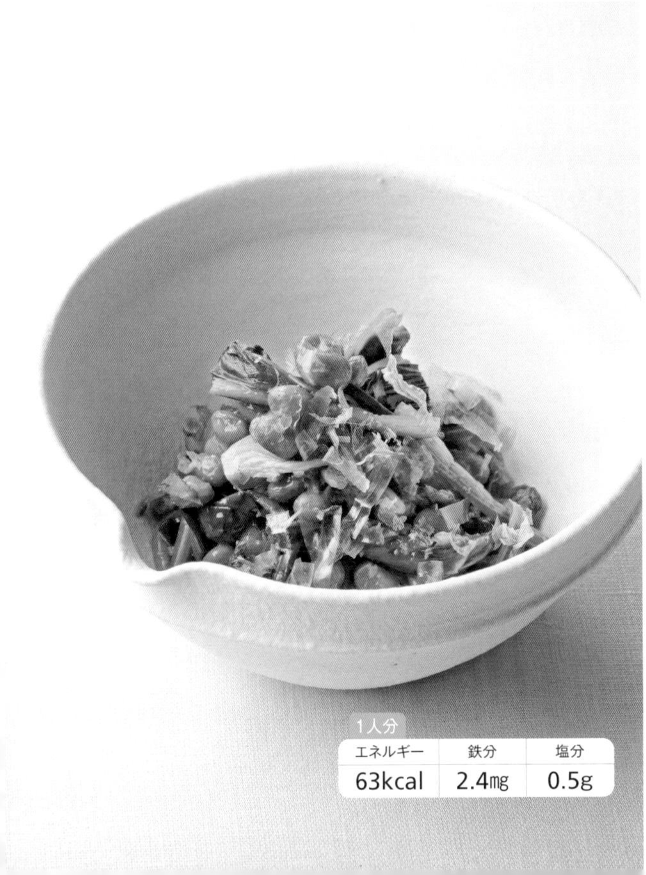

1人分

| エネルギー | 鉄分 | 塩分 |
|---|---|---|
| 63kcal | 2.4mg | 0.5g |

# おかひじきとあなごのわさび酢

かんたん　10分

**［材料（2人分）］**

| | |
|---|---|
| 焼きあなご | 80g |
| おかひじき | 50g |
| A 砂糖 | 小さじ2 |
| 酢 | 大さじ2 |
| 塩 | 小さじ¼ |
| おろしわさび | 小さじ1 |

**［作り方］**

準備・和える

1 おかひじきは色よくゆで、冷水にとる。水気をしぼり3cm長さに切る。

2 あなごは5mm幅に切る。

3 Aを混ぜ合わせ、1、2を和える。

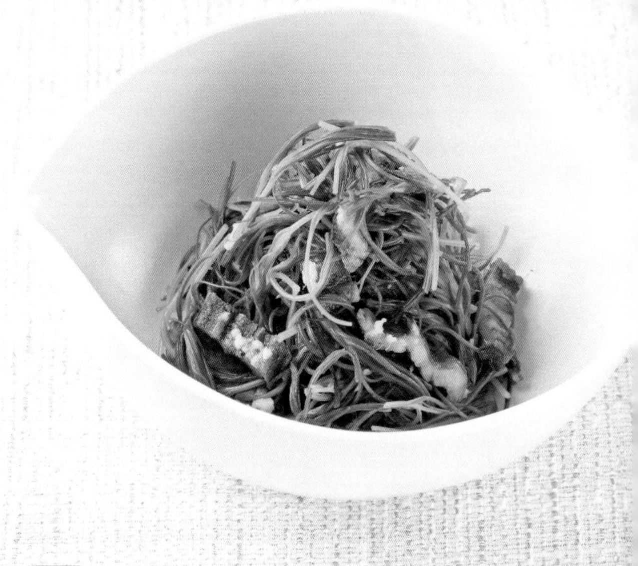

1人分

| エネルギー | 鉄分 | 塩分 |
|---|---|---|
| 97kcal | 0.8mg | 1.1g |

# モロヘイヤと豚しゃぶのグレープフルーツ和え

かんたん　10分

**［材料（2人分）］**

| | |
|---|---|
| 豚ロースしゃぶしゃぶ用肉 | 100g |
| モロヘイヤ | 40g |
| グレープフルーツ | 150g |
| A 粒マスタード | 大さじ2 |
| オリーブ油 | 小さじ1 |
| 塩 | 少々 |

**［作り方］**

準備・和える

1 モロヘイヤは葉をつんで色よくゆで、冷水にとる。水気をしぼり細かくきざむ。

2 豚肉はゆでる。そのまま冷まし、水気をきりひと口大に切る。グレープフルーツは薄皮をむいて、大きくほぐす。

3 1、2を合わせ、Aを順に加え和える。

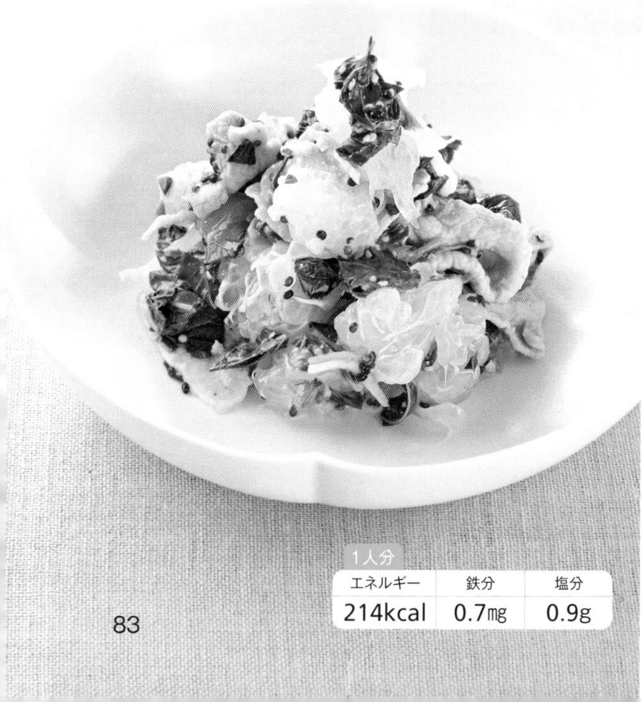

1人分

| エネルギー | 鉄分 | 塩分 |
|---|---|---|
| 214kcal | 0.7mg | 0.9g |

# 枝豆となまりぶしの甘酢おろし

かんたん　10分

**[材料（2人分）]**

| | |
|---|---|
| なまりぶし | 50g |
| 枝豆（さやをのぞく） | 50g |
| トマト | 100g |
| 大根 | 100g |
| A 砂糖 | 小さじ1 |
| 　酢 | 大さじ1 |
| 　塩 | 少々 |

**[作り方]**

準備・和える

1 枝豆はゆでて豆をとり出す。

2 なまりぶしは1cm角に切る。トマトはひと口大に切る。

3 大根はすりおろして汁気をきる。

4 Aを混ぜて3に加え混ぜ、1、2を和える。

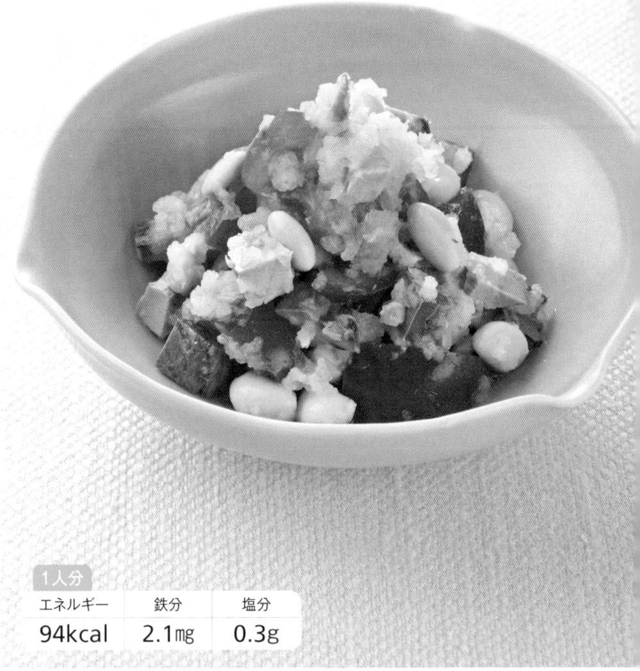

1人分

| エネルギー | 鉄分 | 塩分 |
|---|---|---|
| 94kcal | 2.1mg | 0.3g |

# ほうれん草とあさりの煮びたし

かんたん　作りおき　10分

**[材料（2人分）]**

| | |
|---|---|
| ほうれん草 | 150g |
| A あさりの佃煮 | 30g |
| 　だし汁 | 150ml |
| 　しょうゆ | 少々 |

**[作り方]**

準備

1 ほうれん草は色よくゆで、冷水にとる。水気をしぼり4cm長さに切る。

煮る

2 鍋にAを合わせ中火で煮立て、1を加える。時々混ぜ、3～4分煮てなじませる。

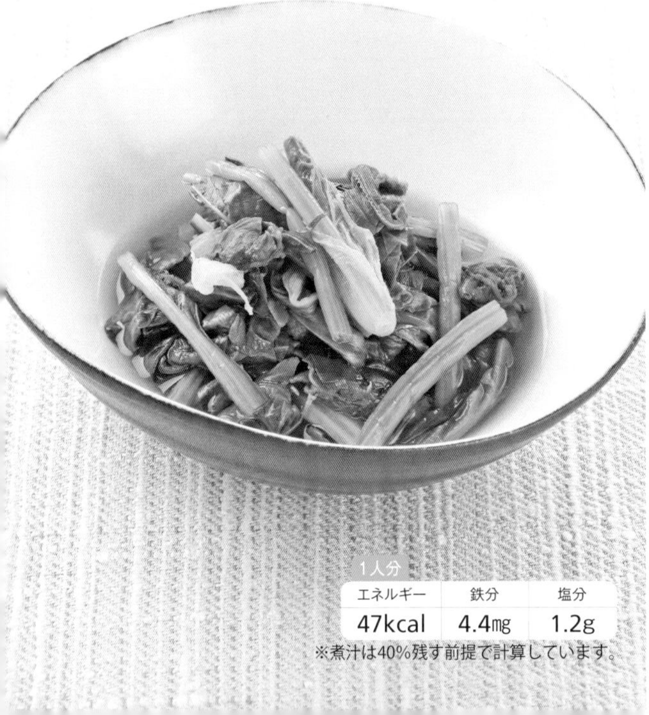

1人分

| エネルギー | 鉄分 | 塩分 |
|---|---|---|
| 47kcal | 4.4mg | 1.2g |

※煮汁は40%残す前提で計算しています。

# はまぐりと春菊のごま酢和え

かんたん　10分

[材料（2人分）]

| | |
|---|---|
| はまぐり | 大2個 |
| 　酒 | 大さじ1 |
| 春菊 | 100g |
| A 白すりごま | 10g |
| 　酢 | 大さじ2 |
| 　砂糖 | 小さじ½ |
| 　塩 | 少々 |

[作り方]

準備・和える

1 鍋に**はまぐり**と酒を入れて蒸し、身をはずして7～8mm幅に切る。

2 **春菊**は色よくゆで、冷水にとる。水気をしぼり3cm長さに切る。

3 Aを混ぜ合わせ、1、2を和える。

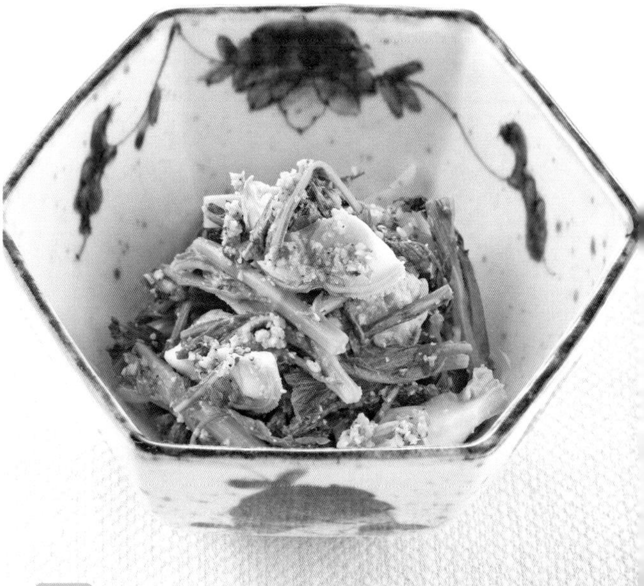

1人分

| エネルギー | 鉄分 | 塩分 |
|---|---|---|
| 60kcal | 1.6mg | 0.6g |

# あさりとそら豆のぬた

15分

[材料（2人分）]

| | |
|---|---|
| あさり（むき身） | 80g |
| 　酒 | 大さじ1 |
| そら豆 | 80g |
| A 砂糖 | 大さじ½ |
| 　酢 | 大さじ1 |
| 　みそ | 大さじ1 |

[作り方]

準備・和える

1 鍋に**あさり**と酒を入れて、汁気がなくなるまで軽く炒って火を通す。

2 **そら豆**はゆでて薄皮をむく。

3 Aをすり混ぜて1、2を和える。

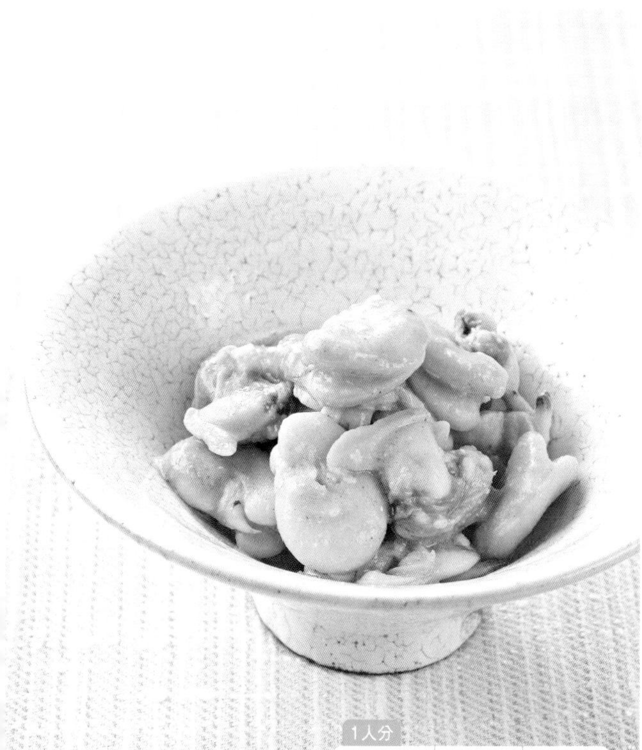

1人分

| エネルギー | 鉄分 | 塩分 |
|---|---|---|
| 145kcal | 3.6mg | 2.0g |

# むろあじともずく、キウイの酢の物

かんたん　10分

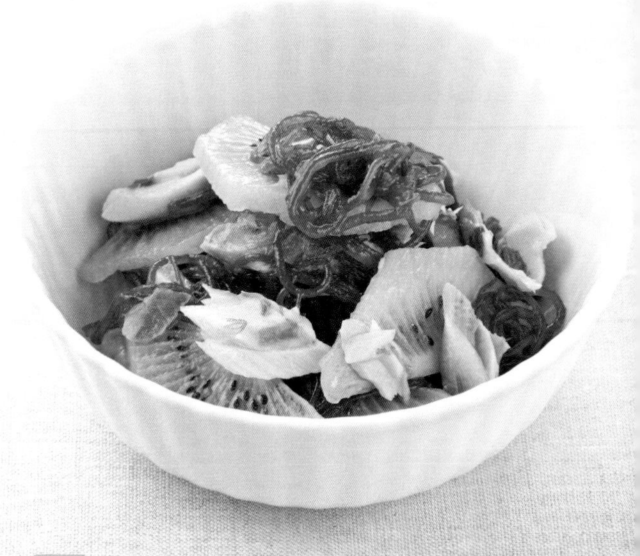

1人分

| エネルギー | 鉄分 | 塩分 |
|---|---|---|
| 85kcal | 0.9mg | 1.6g |

**[材料（2人分）]**

| | |
|---|---|
| むろあじ干物 | 100g |
| もずく | 80g |
| キウイ | 80g |
| A 砂糖 | 大さじ½ |
| 　酢 | 大さじ3 |
| 　水 | 大さじ1 |
| 　塩 | 小さじ¼ |

**[作り方]**

**準備・和える**

1 あじはこんがりと焼いて、身をはずし大きくほぐす。

2 キウイは薄い半月切りにする。

3 Aを混ぜ合わせ、もずく、1、2を和える。

# 豆苗と干しえびの炒め

かんたん　5分（干しえびを戻す時間は含まず）

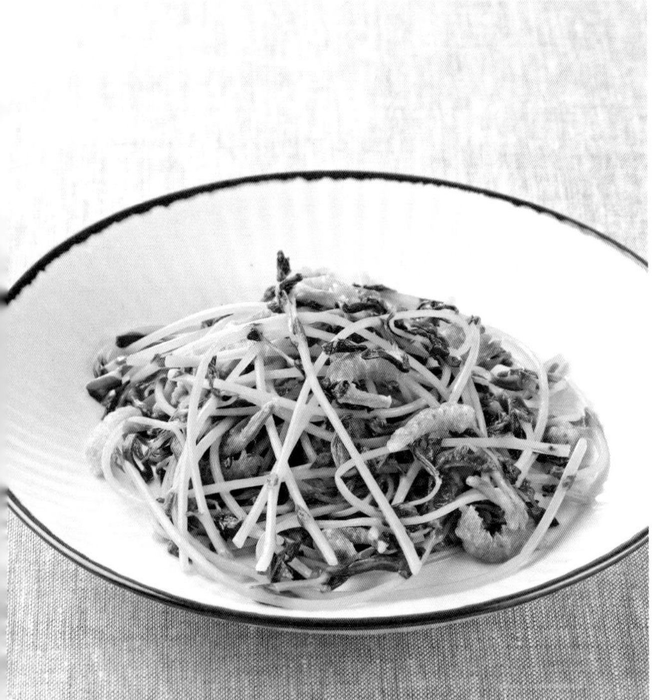

1人分

| エネルギー | 鉄分 | 塩分 |
|---|---|---|
| 53kcal | 1.2mg | 0.5g |

**[材料（2人分）]**

| | |
|---|---|
| 干しえび | 10g |
| 　湯 | 50ml |
| 豆苗 | 100g |
| サラダ油 | 大さじ½ |
| にんにく（つぶしたもの） | ½かけ分 |
| 塩 | 少々 |

**[作り方]**

**準備**

1 干しえびは分量の湯で戻す。

2 豆苗は根を切る。

**炒める**

3 フライパンににんにく、油を中火で熱し、2を炒める。色が鮮やかになったら、1を汁ごと加えて炒め合わせ、塩で味をととのえる。

# かぶの葉と油揚げの煮びたし

かんたん　作りおき　10分

**[材料（2人分）]**

| | |
|---|---|
| 油揚げ | ½枚 |
| かぶの葉 | 100g |
| A だし汁 | 150ml |
| 塩 | 少々 |
| しょうゆ | 小さじ½ |
| みりん | 小さじ1 |

※かぶの葉の代わりに、ほうれん草や小松菜でもおいしくできます。

**[作り方]**

準備

1 かぶの葉は色よくゆで、冷水にとる。水気をしぼり、4cm長さに切る。

2 油揚げは細切りにし、油抜きをする。

煮る

3 鍋にAを合わせて2を加え、3～4分煮立てる。1を加えて2～3分煮る。

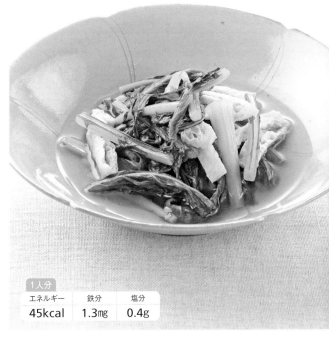

1人分

| エネルギー | 鉄分 | 塩分 |
|---|---|---|
| 45kcal | 1.3mg | 0.4g |

# さばとかぶの葉のみそ炒め

かんたん　5分

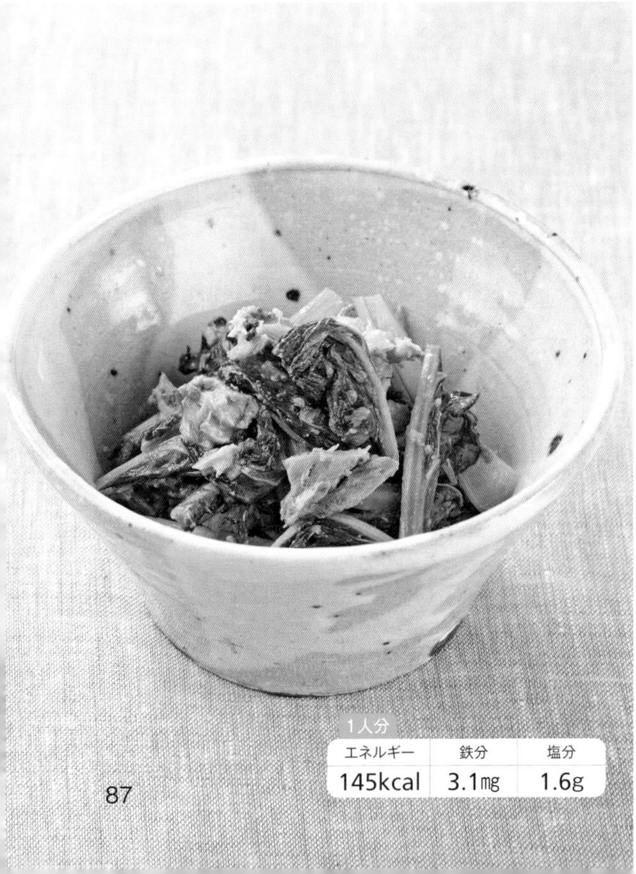

**[材料（2人分）]**

| | |
|---|---|
| さば水煮缶 | 100g |
| かぶの葉 | 200g |
| ごま油 | 大さじ½ |
| A 砂糖 | 小さじ1 |
| 酒 | 大さじ1 |
| みそ | 大さじ1 |

※かぶの葉の代わりに、ほうれん草や小松菜でもおいしくできます。

**[作り方]**

準備

1 かぶの葉は4cm長さに切る。

2 さばは汁気をきる。

3 Aを混ぜ合わせておく。

炒める

4 フライパンに油を中火で熱し、1を炒める。色が鮮やかになったら2、3を加え、炒め合わせる。

1人分

| エネルギー | 鉄分 | 塩分 |
|---|---|---|
| 145kcal | 3.1mg | 1.6g |

# かぼちゃのきんぴら

作りおき　15分

［材料（2人分）］

| | |
|---|---|
| かぼちゃ | 150g |
| ごま油 | 大さじ½ |
| A 湯 | 50ml |
| 　しょうゆ | 大さじ½ |
| 　みりん | 小さじ1 |
| 一味唐辛子 | 少々 |
| けしの実 | 大さじ1（5g） |

［作り方］

準備
1 かぼちゃは5mm厚さに切る。

炒める・煮る
2 フライパンに油を中火で熱し、1を炒める。こんがりとしたらAを加え、汁気がなくなるまで煮る。一味唐辛子、けしの実をまぶす。

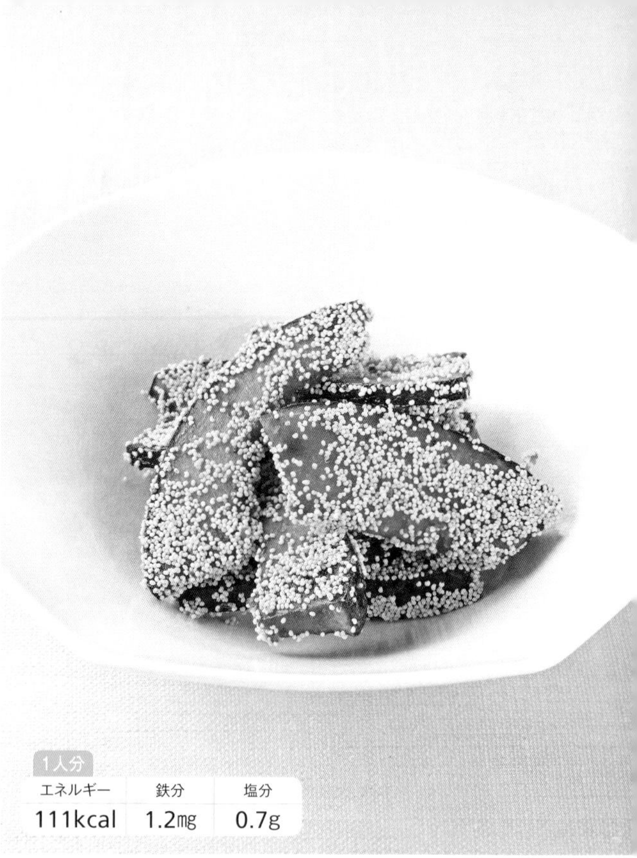

1人分

| エネルギー | 鉄分 | 塩分 |
|---|---|---|
| 111kcal | 1.2mg | 0.7g |

# サラダ菜とゆばの炒め煮

15分

［材料（2人分）］

| | |
|---|---|
| サラダ菜 | 200g |
| ゆば（乾物） | 2枚（9g） |
| サラダ油 | 大さじ½ |
| A だし汁 | 100ml |
| 　塩 | 少々 |
| 　砂糖 | 小さじ½ |

［作り方］

準備
1 サラダ菜は葉をばらばらにする。ゆばは水で戻し、ひと口大に切る。

炒める・煮る
2 フライパンに油を熱し、サラダ菜を炒める。しんなりしたらA、ゆばを加えひと煮する。

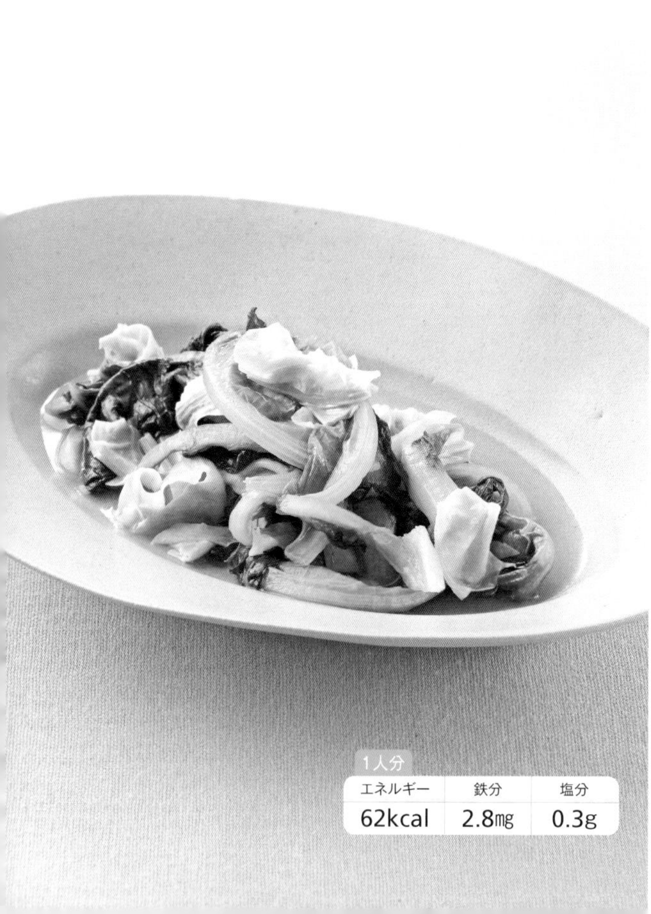

1人分

| エネルギー | 鉄分 | 塩分 |
|---|---|---|
| 62kcal | 2.8mg | 0.3g |

# 炒り豆腐

作りおき　15分

**[材料（2人分）]**

| | | | | |
|---|---|---|---|---|
| 木綿豆腐 | 150g | A | だし汁 | 50ml |
| こうなご | 20g | | 塩 | 小さじ¼ |
| 小松菜 | 100g | | しょうゆ | 小さじ½ |
| サラダ油 | 大さじ½ | | みりん | 小さじ1 |
| | | | 卵 | 1個 |

**[作り方]**

準備

1 小松菜は色よくゆで、冷水にとる。水気をしぼり、1.5cm長さに切る。

炒める

2 フライパンに油を中火で熱し、**こうなご**を炒め、**豆腐**をくずし入れて炒める。ぽろぽろになったら**A**を加えて汁気がなくなるまで炒め、**小松菜**を加えて炒める。

3 **卵**を溶いて流し入れ、炒め合わせ、火を通す。

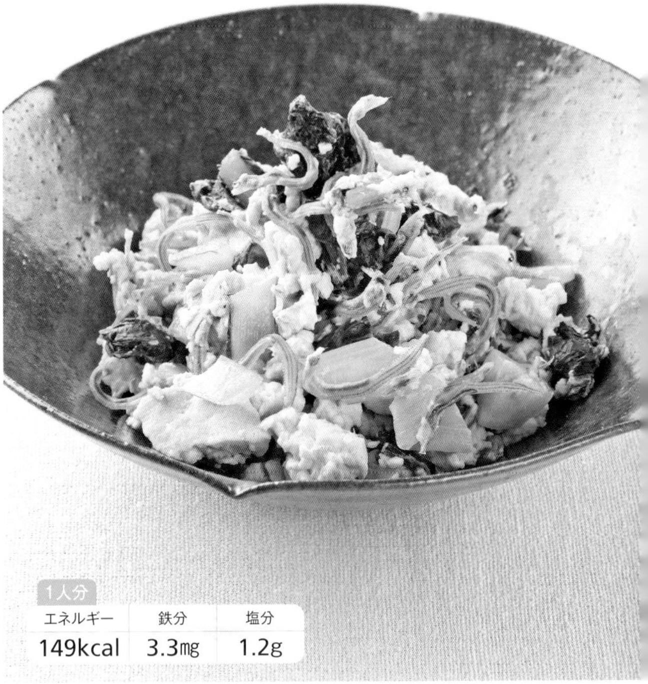

1人分

| エネルギー | 鉄分 | 塩分 |
|---|---|---|
| 149kcal | 3.3mg | 1.2g |

# グリーンピースのスープ煮

作りおき　15分

**[材料（2人分）]**

| | | | | |
|---|---|---|---|---|
| グリーンピース | 100g | A | 酒 | 大さじ1 |
| 玉ねぎ | 50g | | 湯 | 200ml |
| にんじん | 20g | | ローリエ | ½枚 |
| セロリ | 20g | | タイム | 少々 |
| オリーブ油 | 大さじ½ | | 塩・こしょう | 各少々 |
| あさり水煮缶 | 50g | | | |

**[作り方]**

準備

1 **玉ねぎ**は1cm角に切る。**にんじん**、**セロリ**は7～8mm角に切る。

炒める・煮る

2 鍋に油を中火で熱し、**グリーンピース**、**1**を炒める。**玉ねぎ**が透き通ったら**あさり**、**A**を加え、煮立ったら弱火にし、**グリーンピース**がやわらかく、ほとんど汁気がなくなるまで煮る。

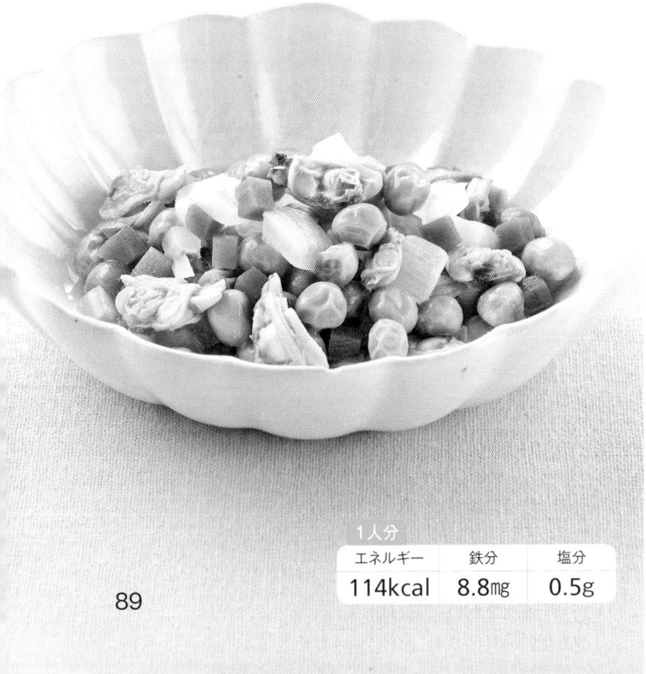

1人分

| エネルギー | 鉄分 | 塩分 |
|---|---|---|
| 114kcal | 8.8mg | 0.5g |

# かつおと水菜のごましょうゆ和え

かんたん　10分

**[材料（2人分）]**

| | |
|---|---|
| かつお（刺身用） | 150g |
| 水菜 | 100g |
| 白すりごま | 5g |
| A しょうゆ | 小さじ1 |
| 　みりん | 小さじ1 |

**[作り方]**

準備・和える

1 かつおは7～8mm厚さに切り、Aで和える。

2 水菜は色よくゆで、冷水にとる。水気をしぼり4cm長さに切る。

3 1、2を合わせ、ごまで和える。

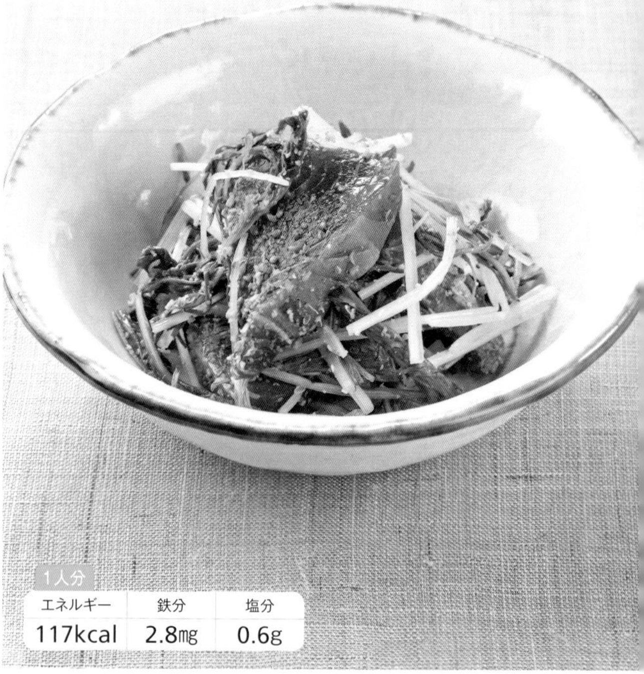

1人分

| エネルギー | 鉄分 | 塩分 |
|---|---|---|
| 117kcal | 2.8mg | 0.6g |

# 枝豆とアボカド、めじまぐろのサラダ

15分

**[材料（2人分）]**

| | |
|---|---|
| めじまぐろ | 120g |
| 枝豆（さやをのぞく） | 80g |
| アボカド | 80g |
| レモン汁 | 大さじ1 |
| A オリーブ油 | 小さじ1 |
| 　塩 | 少々 |
| 　こしょう | 少々 |

**[作り方]**

準備・和える

1 まぐろは1cm角に切る。

2 枝豆はゆでて、豆をとり出す。アボカドは1cm角に切り、レモン汁をまぶす。

3 1、2を合わせ、Aで和える。

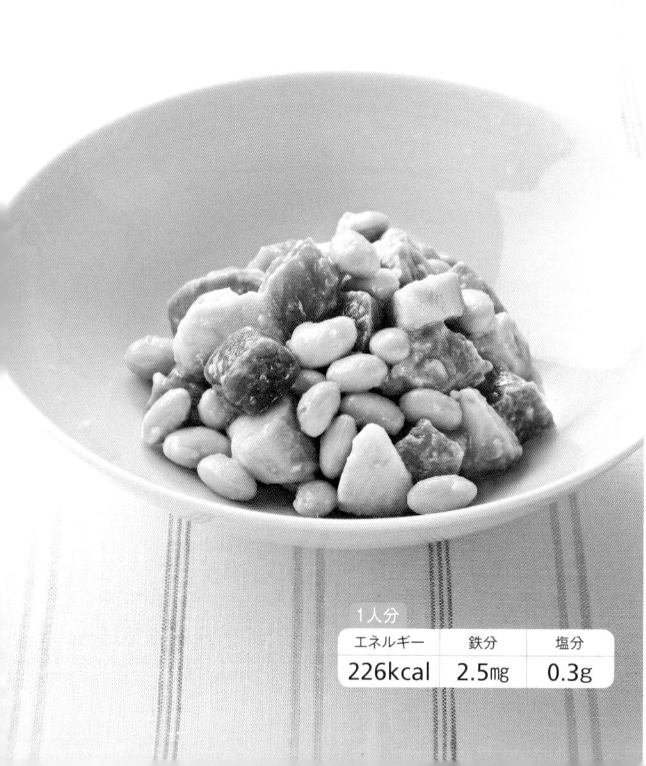

1人分

| エネルギー | 鉄分 | 塩分 |
|---|---|---|
| 226kcal | 2.5mg | 0.3g |

# 赤貝とピーマンのナンプラー和え

かんたん　10分

**[材料（2人分）]**

| | |
|---|---|
| 赤貝（刺身用） | 6枚（40g） |
| ピーマン | 60g |
| 玉ねぎ | 25g |
| ナンプラー | 小さじ1 |

**[作り方]**

準備・和える

1 ピーマンは細切りにし、さっとゆで、ざるにとって冷ます。玉ねぎは薄切りにして水にさらし、水気をきる。赤貝は半分に切る。

2 1を合わせ、ナンプラーで和える。

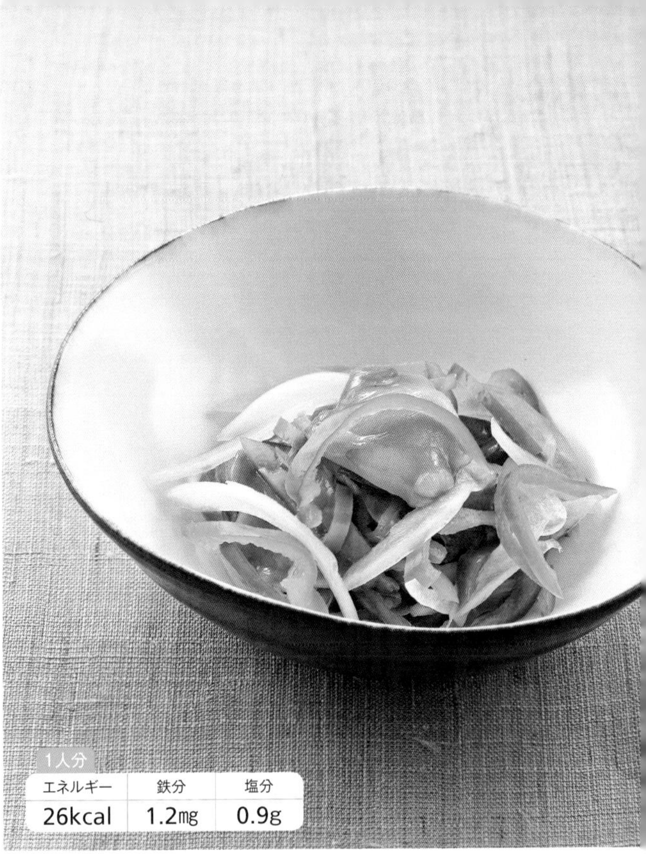

1人分

| エネルギー | 鉄分 | 塩分 |
|---|---|---|
| 26kcal | 1.2mg | 0.9g |

# しめさばと長いものとんぶり和え

かんたん　10分

**[材料（2人分）]**

| | |
|---|---|
| しめさば | 100g |
| 長いも | 50g |
| とんぶり | 40g |
| 赤芽 | 5g |
| A 酢 | 大さじ1 |
| 塩 | 少々 |

**[作り方]**

準備・和える

1 しめさばは5mm幅に切る。長いもは短冊に切る。

2 1、とんぶり、赤芽を合わせ、Aで和える。

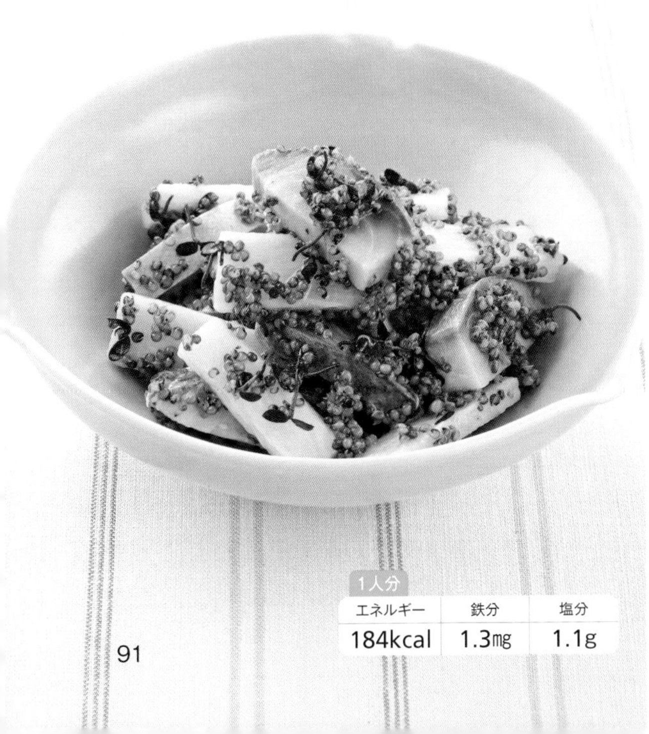

1人分

| エネルギー | 鉄分 | 塩分 |
|---|---|---|
| 184kcal | 1.3mg | 1.1g |

# ほうれん草のヨーグルトサラダ

かんたん　10分（水切りの時間は含まず）

**［材料（2人分）］**

| | |
|---|---|
| ほうれん草 | 200g |
| オリーブ油 | 大さじ½ |
| プレーンヨーグルト | 150ml |

| | | |
|---|---|---|
| A | おろしにんにく | 少々 |
| | 塩 | 少々 |
| | こしょう | 少々 |
| | レモン汁 | 小さじ1 |
| | チリペッパー | 適量 |

**［作り方］**

準備

1 ヨーグルトはペーパータオルをしいたざるに入れ、20分おいて水切りする。

2 ほうれん草は色よくゆで、冷水にとる。水気をしぼり2cm長さに切る。

炒める・和える

3 フライパンに油を中火で熱し、2を炒める。水気がとんでくったりしたら、とり出して冷ます。

4 3を1で和え、Aで味をととのえる。盛りつけてチリペッパーをふる。

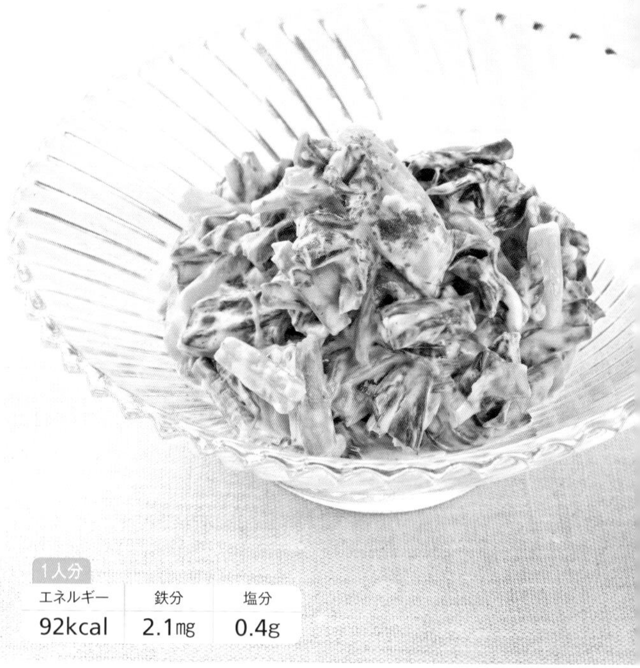

1人分

| エネルギー | 鉄分 | 塩分 |
|---|---|---|
| 92kcal | 2.1mg | 0.4g |

# こはだと切り干し大根と三つ葉の酢の物

かんたん　10分（切り干し大根を水で戻す時間は含まず）

**［材料（2人分）］**

| | | |
|---|---|---|
| | こはだ（酢じめ） | 4枚 |
| | 切り干し大根（乾物） | 10g |
| | 三つ葉 | 40g |
| A | 砂糖 | 小さじ1 |
| | 酢 | 大さじ2 |
| | 塩 | 少々 |

**［作り方］**

準備・和える

1 こはだは細切りにする。

2 切り干し大根はもみ洗いし、水に20分つけて戻し、水気を軽くしぼる。三つ葉は色よくゆで、冷水にとる。水気をしぼり3cm長さに切る。

3 Aを合わせ1、2を和える。

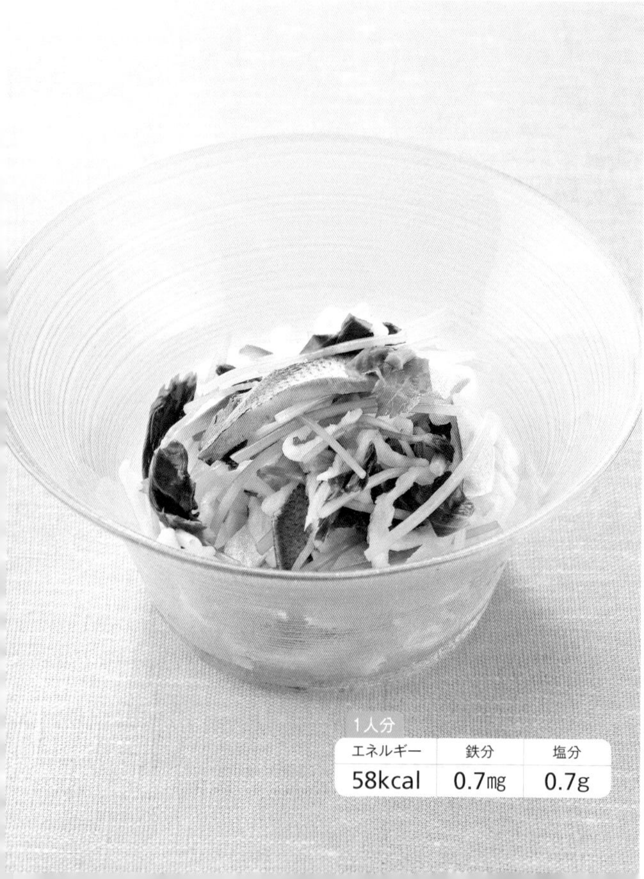

1人分

| エネルギー | 鉄分 | 塩分 |
|---|---|---|
| 58kcal | 0.7mg | 0.7g |

# クレソンとレバーのごま油和え

かんたん　10分

**［材料（2人分）］**

| | |
|---|---|
| クレソン | 80g |
| 鶏レバー焼き鳥（たれ） | 2本（40g） |
| A ごま油 | 小さじ1 |
| 塩·こしょう | 各少々 |

**［作り方］**

準備・和える

1 クレソンは色よくゆで、冷水にとる。水気をしぼり、4cm長さに切る。

2 焼き鳥は5mm幅に切る。

3 1、2を合わせ、Aで和える。

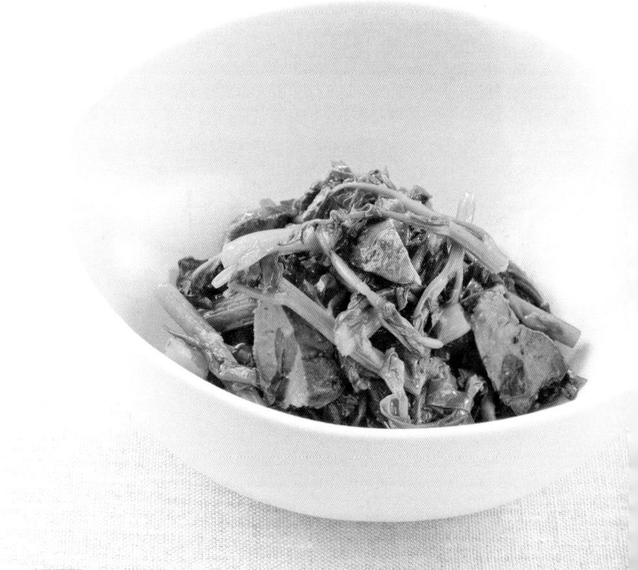

1人分

| エネルギー | 鉄分 | 塩分 |
|---|---|---|
| 46kcal | 2.4mg | 0.9g |

# 豆のサラダ

かんたん　20分

**［材料（2人分）］**

| | |
|---|---|
| 白いんげん豆（ゆでたもの） | 150g |
| トマト | 150g |
| パセリ | 20g |
| 玉ねぎ | 25g |
| A 酢 | 大さじ1 |
| 塩 | 小さじ¼ |
| こしょう | 少々 |
| オリーブ油 | 大さじ1 |

**［作り方］**

準備・和える

1 トマトはくし形切りにする。

2 パセリ、玉ねぎはみじん切りにし、それぞれ水にさらし、水気をしぼる。

3 Aを混ぜ合わせて2を加え、豆、1を加えて和える。

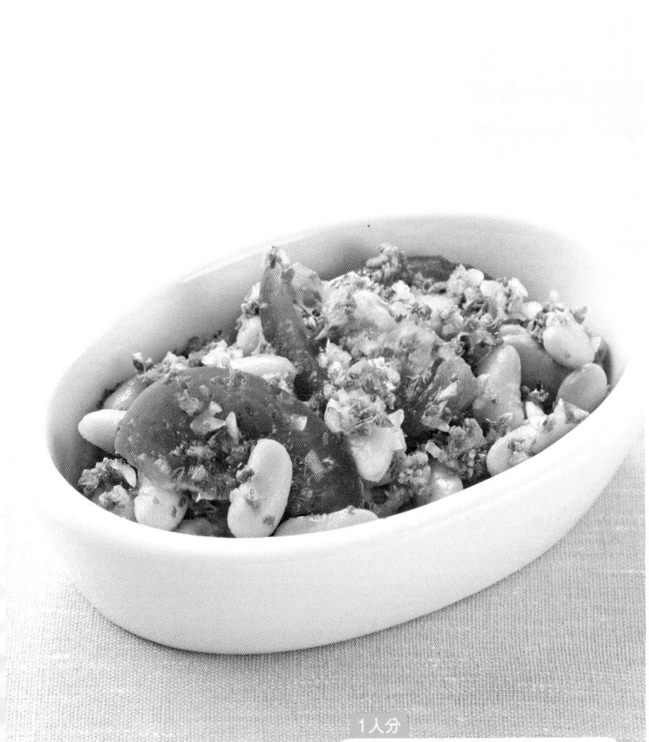

1人分

| エネルギー | 鉄分 | 塩分 |
|---|---|---|
| 176kcal | 2.5mg | 0.8g |

# 空芯菜《くうしんさい》ときくらげ炒め

かんたん　5分　（きくらげを水で戻す時間は含まず）

**［材料（2人分）］**

| | |
|---|---|
| 空芯菜 | 120g |
| きくらげ | 10g |
| サラダ油 | 大さじ½ |
| 湯 | 50ml |
| 塩 | 少々 |

**［作り方］**

準備

1 きくらげは水で戻し、大きいものは切る。

2 空芯菜は5cm長さに切る。

炒める

3 フライパンに油を中火で熱し2を炒め、色が鮮やかになったら1と分量の湯を加えて炒め合わせ、塩で味をととのえる。

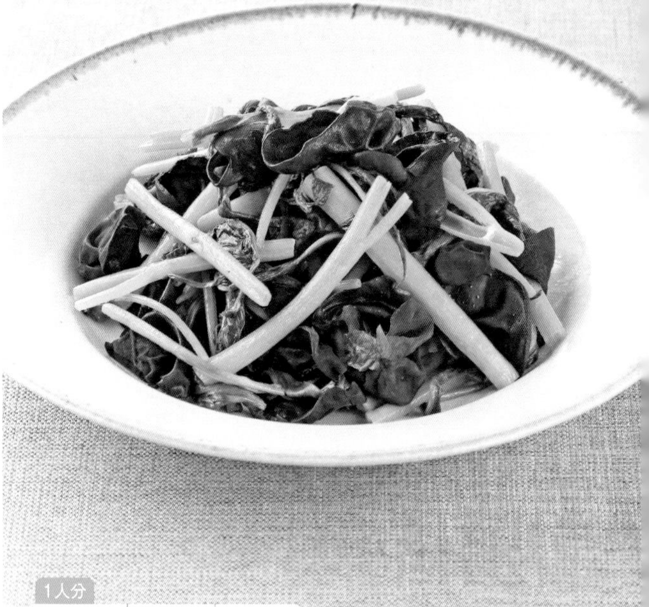

1人分

| エネルギー | 鉄分 | 塩分 |
|---|---|---|
| 48kcal | 2.7mg | 0.3g |

# ぶりのずんだ和え

15分

**［材料（2人分）］**

| | | |
|---|---|---|
| ぶり（刺身用） | | 100g |
| みょうが | | 2個 |
| 枝豆（さやをのぞく） | | 50g |
| A | 砂糖 | 大さじ1 |
| | 塩 | 少々 |
| | だし汁 | 大さじ1 |

**［作り方］**

準備

1 ぶりは7～8mm幅に切る。

2 みょうがは小口切りにして水にさらし、水気をきる。

和える

3 枝豆はやわらかくゆでて豆をとり出す。すりつぶしてAをすり混ぜる。

4 1、2を3で和える。

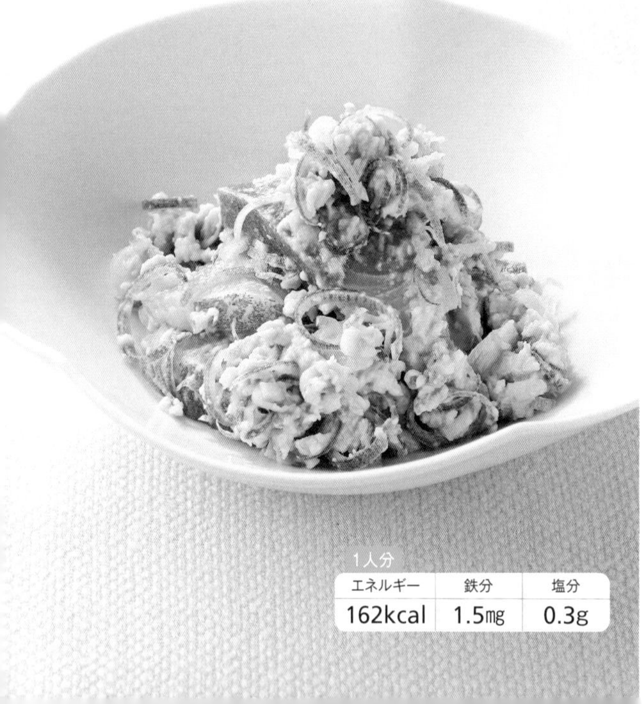

1人分

| エネルギー | 鉄分 | 塩分 |
|---|---|---|
| 162kcal | 1.5mg | 0.3g |

# かぼちゃサラダ

15分

**[材料（2人分）]**

| | |
|---|---|
| かぼちゃ | 150g |
| 梅干し | 大1個 |
| とんぶり | 40g |
| ちりめんじゃこ | 10g |
| ごま油 | 大さじ1 |
| こしょう | 少々 |

**[作り方]**

準備

1 **かぼちゃ**は皮をむいてひと口大に切り、やわらかくゆでる。湯をきり、つぶす。

2 **梅干し**は果肉をペースト状にたたく。

3 フライパンに油を中火で熱し、**じゃこ**をかりかりに炒める。

混ぜる

4 1、**とんぶり**を合わせ、2、3、こしょうを加え、よく混ぜる。

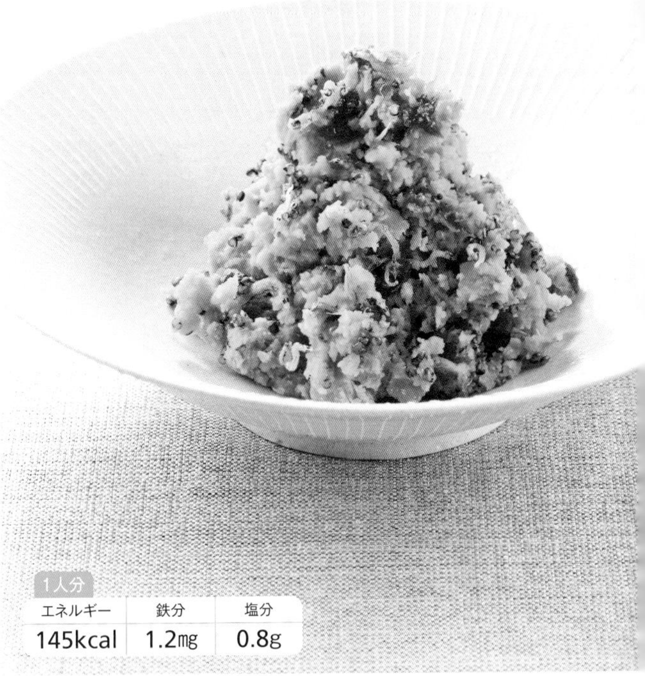

1人分

| エネルギー | 鉄分 | 塩分 |
|---|---|---|
| 145kcal | 1.2㎎ | 0.8g |

# なまりぶし入りコールスロー

20分

（おいておく時間は含まず）

**[材料（2人分）]**

| | |
|---|---|
| なまりぶし | 50g |
| A マヨネーズ | 大さじ4 |
| こしょう | 少々 |
| レモン汁 | 小さじ1 |
| 玉ねぎ | 25g |
| にんじん | 15g |
| サニーレタス | 100g |
| 水菜 | 50g |
| 塩 | 小さじ¼ |

**[作り方]**

準備

1 **玉ねぎ**は薄切り、**にんじん**はせん切り、**サニーレタス**は5mm幅の細切りにする。

2 1を合わせ、塩をふり混ぜる。20分ほどおいて、しんなりしたら手でもんで水洗いし、水気をしぼる。

3 **水菜**は色よくゆで、冷水にとる。水気をしぼり4cm長さに切る。

和える

4 **なまりぶし**は細かくほぐし、Aを混ぜる。

5 2、3を合わせ、4で和える。

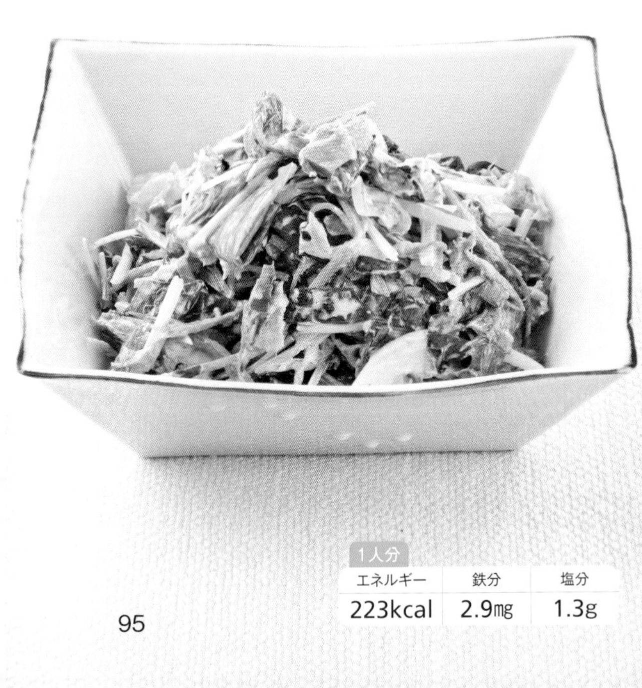

1人分

| エネルギー | 鉄分 | 塩分 |
|---|---|---|
| 223kcal | 2.9㎎ | 1.3g |

# 菜の花と桜えびの煮びたし

かんたん　作りおき　10分

**［材料（2人分）］**

| | |
|---|---|
| 菜の花 | 150g |
| 桜えび | 10g |
| A だし汁 | 150ml |
| みりん | 小さじ1 |
| しょうゆ | 少々 |

**［作り方］**

準備

1 **菜の花**は色よくゆで、冷水にとる。水気をしぼり食べやすい長さに切る。

煮る

2 鍋に**桜えび**を入れ、弱火で空炒りする。香りが立ったらAを加え、煮立ったところに1を加え2～3分煮る。

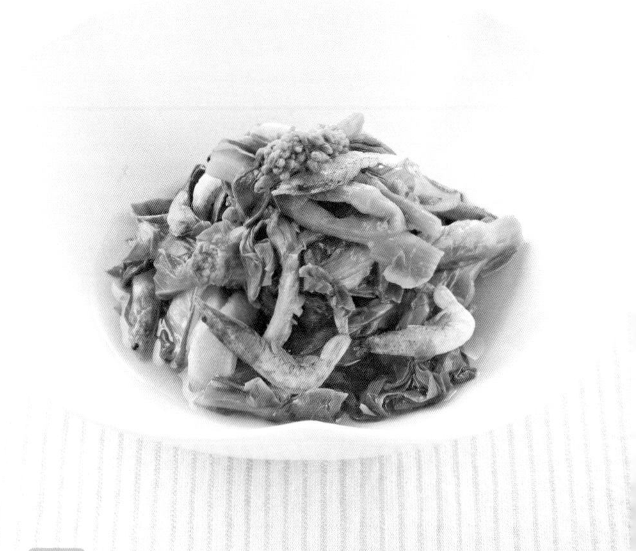

1人分

| エネルギー | 鉄分 | 塩分 |
|---|---|---|
| 35kcal | 2.2mg | 0.2g |

※煮汁は40%残す前提で計算しています。

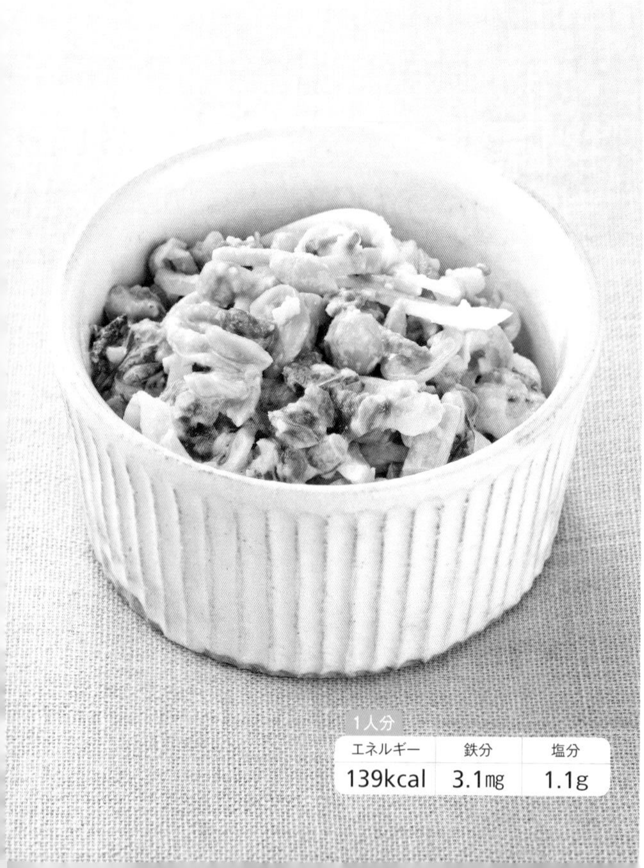

1人分

| エネルギー | 鉄分 | 塩分 |
|---|---|---|
| 139kcal | 3.1mg | 1.1g |

# グリーンピースのマッシュサラダ

20分

**［材料（2人分）］**

| | |
|---|---|
| グリーンピース | 100g |
| 玉ねぎ | 25g |
| かぶの葉 | 50g |
| しじみの佃煮 | 20g |
| A マヨネーズ | 大さじ2 |
| こしょう | 少々 |
| レモン汁 | 小さじ1 |

※かぶの葉の代わりに、ほうれん草や小松菜でもおいしくできます。

**［作り方］**

準備・和える

1 **グリーンピース**はやわらかくゆでて、つぶす。

2 **玉ねぎ**は薄切りにし、水にさらし、水気をきる。**かぶの葉**は色よくゆで、冷水にとる。水気をしぼり1cm長さに切る。

3 1、2、**しじみの佃煮**を合わせ、Aで和える。

# 小松菜とかえりじゃこの煮びたし

かんたん　作りおき　10分

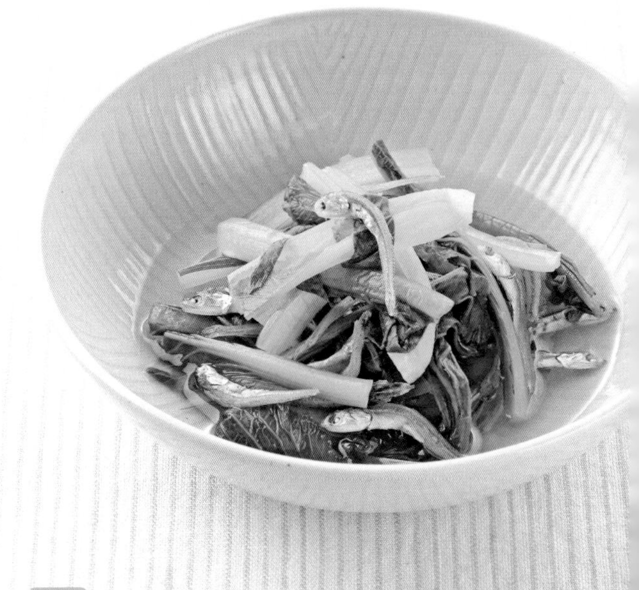

[材料（2人分）]

| | |
|---|---|
| 小松菜 | 150g |
| かえりじゃこ | 20g |
| A 湯 | 150ml |
| しょうゆ | 小さじ2 |
| みりん | 小さじ1 |

※体長3～5cmほどのものを「かえりじゃこ」と呼びます。じゃこよりも鉄分が豊富。

[作り方]

準備・煮る

1 小松菜は4cm長さに切る。

2 鍋にAを合わせ中火にかける。煮立ったらじゃこを入れ、2～3分煮る。1を加えて混ぜながら、しんなりするまで煮る。

1人分

| エネルギー | 鉄分 | 塩分 |
|---|---|---|
| 36kcal | 2.6mg | 1.0g |

※煮汁は40%残す前提で計算しています。

# きざみ昆布と小松菜の炒め煮

（昆布を水で戻す時間は含まず）

かんたん　10分

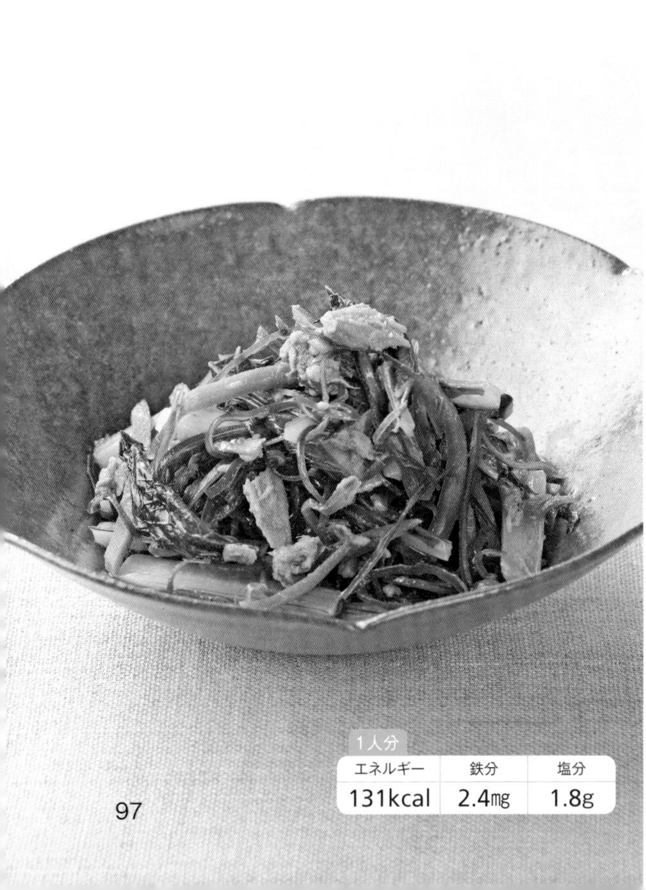

[材料（2人分）]

| | |
|---|---|
| きざみ昆布（乾物） | 15g |
| にんじん | 20g |
| かつお オイル煮缶 | 70g |
| 小松菜 | 100g |
| サラダ油 | 大さじ½ |

| | |
|---|---|
| A だし汁 | 100ml |
| 塩 | 少々 |
| 砂糖 | 小さじ½ |
| しょうゆ | 小さじ1 |

[作り方]

準備

1 昆布は20分水にひたして戻し、水気をきる。

2 にんじんは細切りにし、かつおは缶汁をきる。

3 小松菜は色よくゆで、冷水にとる。水気をしぼり4cm長さに切る。

炒める・煮る

4 フライパンに油を中火で熱し、1、2を炒める。なじんだらAを加え、ほとんど汁気がなくなるまで煮て、3を加えてひと煮する。

1人分

| エネルギー | 鉄分 | 塩分 |
|---|---|---|
| 131kcal | 2.4mg | 1.8g |

column 2

# これって本当に貧血なの？

一般に「貧血」と思われている、言われているものでも、実際は貧血ではないものもあります。例えば朝スッキリと起きられないなどの、いわゆる「朝が弱い」人。その多くは貧血ではなく「低血圧」によるものです。規則正しい生活を心がけ、生活リズムを整えましょう。

また、子ども時代には多くの人が見たり、体験していると思いますが、朝礼など立ちっぱなしでいるときに倒れてしまう例。これも「貧血」と称されますが、実際は**「起立性低血圧」**です。立っているときは、自律神経の働きにより重力で血が下がってしまう足から血液を押し上げるのですが、この働きが不十分だと、脳の血流が不足してめまいから倒れてしまうというわけです。

元から貧血がある人はこの症状になりやすい傾向にありますが、健康な人でも、疲れや睡眠不足で起こしやすくなります。高齢者の場合は、自律神経の働きが衰えているので、なおのこと可能性は高まります。

また脱水症状になると、起立性低血圧を起こしやすくなることも知られています。水分の補給を心がけましょう。特に高齢者の方は要注意です。

## 他の病気の場合も

脳に障害がある場合でも、てんかん発作などでは、貧血のような倒れ方をすることがあるので注意しましょう。倒れる前後の身体症状や気分・意識に異常があれば脳神経外科で検査を。

もちろん、意識がもうろうとし片側の手足が十分に上がらない、片側麻痺が出ているなどの重篤な症状の場合は、脳卒中など緊急を要する病状なので、安静にして救急車を呼びましょう。

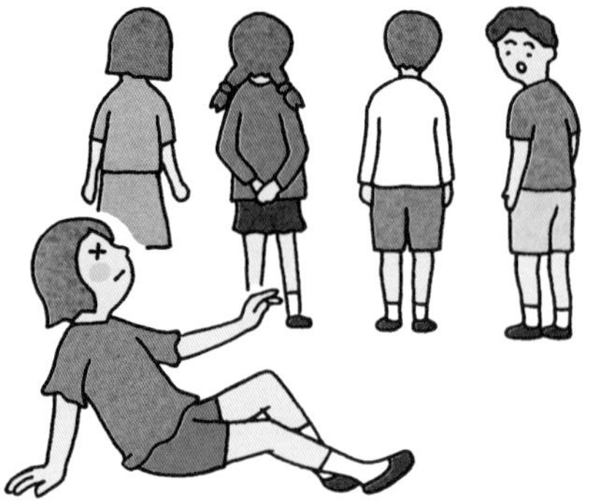

みそ汁、スープなど
味がいろいろ楽しめる!

# 汁物・スープレシピ

野菜や魚介を使って仕上げました。
和洋中と味のバリエーションも楽しめます。
鉄分のたっぷりな12品を紹介します。

# かぶの葉入りけんちん汁

かんたん　10分

**[材料（2人分）]**

| | |
|---|---|
| かぶの葉 | 50g |
| ごぼう | 50g |
| 木綿豆腐 | 150g |
| サラダ油 | 大さじ½ |
| だし汁 | 300ml |
| 塩 | 少々 |
| しょうゆ | 小さじ1 |

※かぶの葉の代わりに、ほうれん草や小松菜でもおいしくできます。

**[作り方]**

準備

**1** **かぶの葉**は色よくゆで、冷水にとる。水気をしぼり3cm長さに切る。**ごぼう**は、せん切りにしておく。

炒める・煮る

**2** 鍋に油を中火で熱し、**ごぼう**を炒め、透き通ったら**豆腐**をくずし入れて炒める。水気がとんだらだし汁を加え、煮立ったら**1**を加え、塩、しょうゆで味をととのえる。

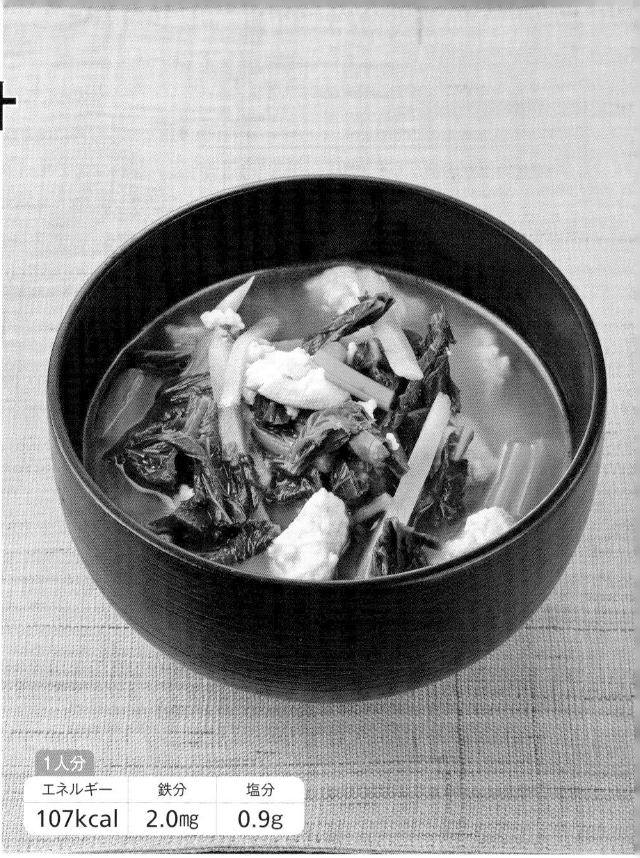

1人分

| エネルギー | 鉄分 | 塩分 |
|---|---|---|
| 107kcal | 2.0mg | 0.9g |

1人分

| エネルギー | 鉄分 | 塩分 |
|---|---|---|
| 112kcal | 2.3mg | 1.7g |

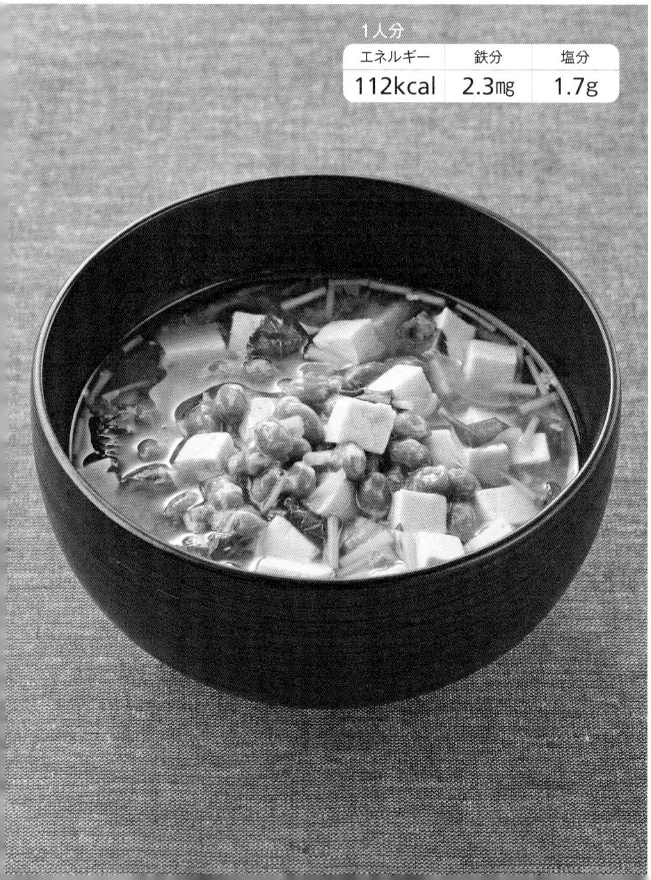

# 納豆汁

かんたん　10分

**[材料（2人分）]**

| | |
|---|---|
| 納豆 | 1パック |
| 木綿豆腐 | 100g |
| 三つ葉 | 40g |
| だし汁 | 300ml |
| みそ | 大さじ1 ⅓ |

**[作り方]**

準備

**1** **豆腐**は7～8mm角に切る。**三つ葉**は7～8mm長さに切る。

煮る

**2** 鍋にだし汁を煮立て、みそを溶き入れる。**1**を加え、再び煮立ちはじめたところに納豆を加える。

# 枝豆とミニトマトのすり流し汁

15分

**[材料（2人分）]**

| | |
|---|---|
| 枝豆（さやをのぞく） | 100g |
| だし汁 | 300ml |
| みそ | 大さじ1 ⅓ |
| ミニトマト | 150g |
| 粒コーン（缶詰） | 50g |

**[作り方]**

準備

1 **枝豆**はやわらかくゆで、豆を出し、すり鉢などですりつぶす。

煮る

2 鍋にだし汁を煮立ててミニトマト、コーンを加えてひと煮し、みそを溶き入れ、1を加える。

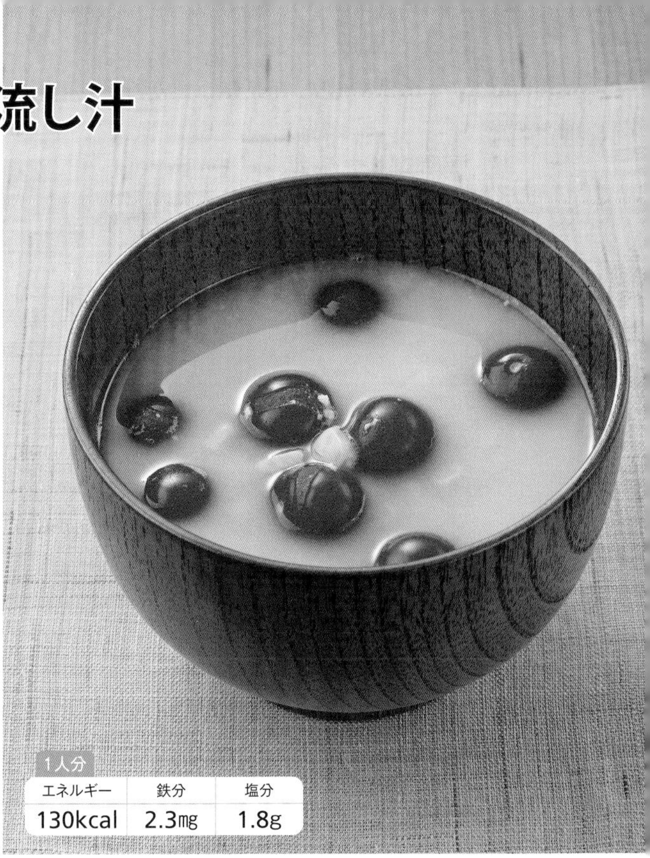

1人分

| エネルギー | 鉄分 | 塩分 |
|---|---|---|
| 130kcal | 2.3mg | 1.8g |

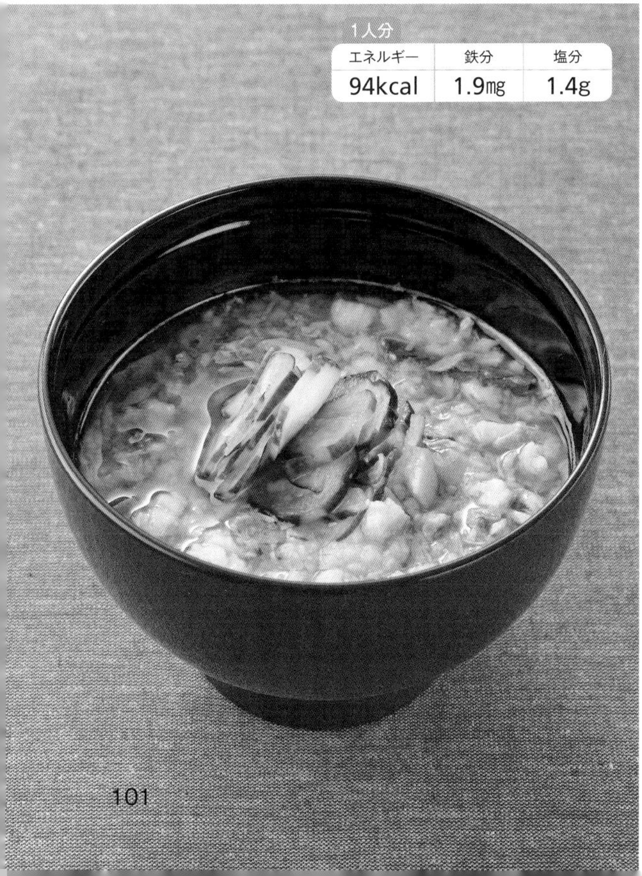

1人分

| エネルギー | 鉄分 | 塩分 |
|---|---|---|
| 94kcal | 1.9mg | 1.4g |

# なまりぶし入りとろろ汁

かんたん　10分

**[材料（2人分）]**

| | | | |
|---|---|---|---|
| なまりぶし | 50g | 塩 | 少々 |
| 長いも | 100g | みそ | 大さじ1 |
| きゅうり | 80g | 水 | 250ml |

**[作り方]**

準備

1 **なまりぶし**は手でほぐし、オーブントースターでこんがりとするまで7～8分焼く。

2 **長いも**はひと口大に切り、ポリ袋に入れ、細かくたたきつぶす。

3 **きゅうり**は縞目にむいて、薄い小口切りにし、塩でもんでしんなりさせ、水洗いし、水気をしぼる。

混ぜる

4 1をすりつぶし、みそをすり混ぜ、分量の水ですりのばす。2を加えよく混ぜる。

5 器に3を盛り、4を注ぐ。

# しじみと青ねぎのスープ

かんたん　10分

**[材料（2人分）]**

| | |
|---|---|
| しじみ（砂出ししたもの） | 150g |
| A 湯 | 300ml |
| 　チキンブイヨン（固形） | ½個 |
| しょうゆ | 小さじ1 |
| こしょう | 少々 |
| 青ねぎ | 50g |

**[作り方]**

準備・煮る

1 青ねぎは7cm長さに切る。

2 鍋にAを合わせ中火で煮立てる。しじみを加え、しじみの口が開いたらしょうゆ、こしょう、1を加えひと煮する。

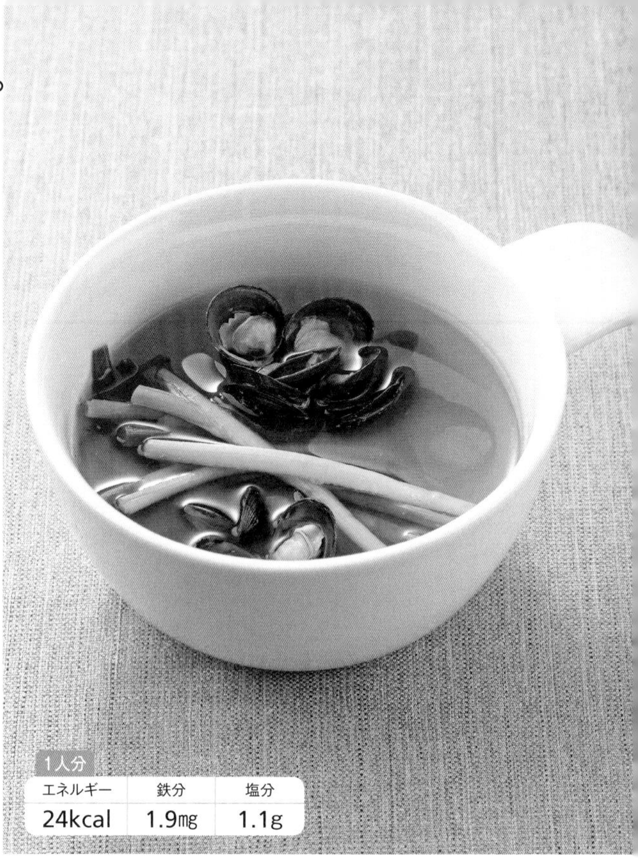

1人分

| エネルギー | 鉄分 | 塩分 |
|---|---|---|
| 24kcal | 1.9mg | 1.1g |

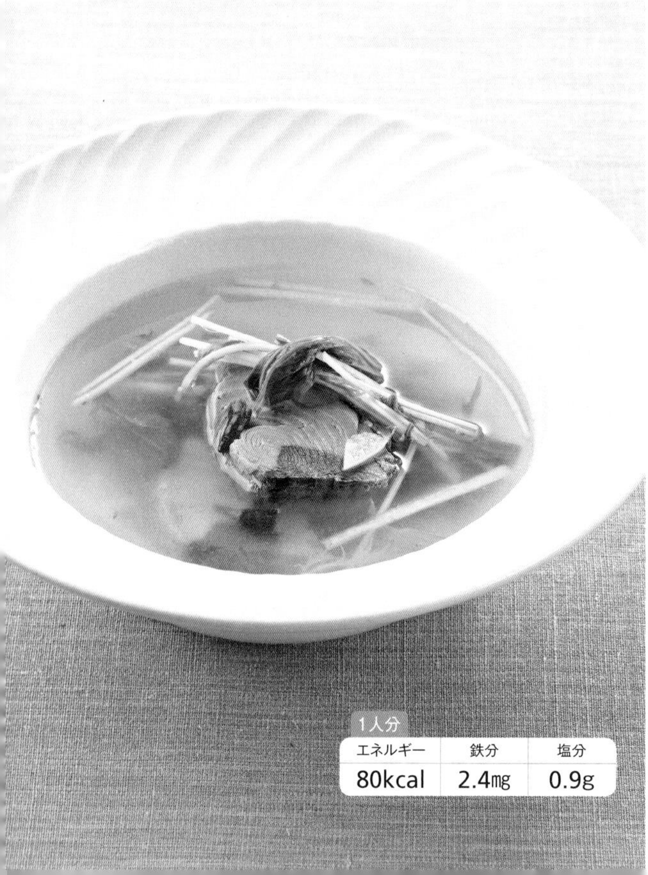

1人分

| エネルギー | 鉄分 | 塩分 |
|---|---|---|
| 80kcal | 2.4mg | 0.9g |

# なまりぶしと水菜の辛酸っぱいスープ

かんたん　10分

**[材料（2人分）]**

| | |
|---|---|
| なまりぶし | 50g |
| 水菜 | 100g |
| A 赤唐辛子（ちぎる） | 2本 |
| 　にんにく（薄切り） | ½かけ分 |
| 　ごま油 | 小さじ1 |
| B 湯 | 300ml |
| 　チキンブイヨン（固形） | ½個 |
| 塩 | 少々 |
| レモン汁 | 大さじ2 |

**[作り方]**

準備

1 なまりぶしは1cm厚さに切る。水菜は5cm長さに切る。

煮る

2 鍋にAを合わせ弱火で熱し、香りを立てる。Bを加え、煮立ったら1を加えひと煮し、塩で味をととのえる。火を止め、レモン汁を加える。

◎汁物・スープ

# 牛肉と小松菜のスープ

かんたん　10分

**[材料（2人分）]**

| | |
|---|---|
| 牛もも薄切り肉（赤身） | 100g |
| 小松菜 | 150g |
| サラダ油 | 大さじ½ |
| A 湯 | 300ml |
| 　チキンブイヨン（固形） | ½個 |
| 　酒 | 大さじ1 |
| B 塩・こしょう | 各少々 |
| 　きざみ唐辛子 | 少々 |

**[作り方]**

準備

1 小松菜は5cm長さに切る。

2 牛肉は半分に切る。

炒める・煮る

3 鍋に油を中火で熱し、1を炒める。くったりとしたらAを加え、煮立ったところに2を加える。再び煮立ったらあくをとり、Bで味をととのえる。

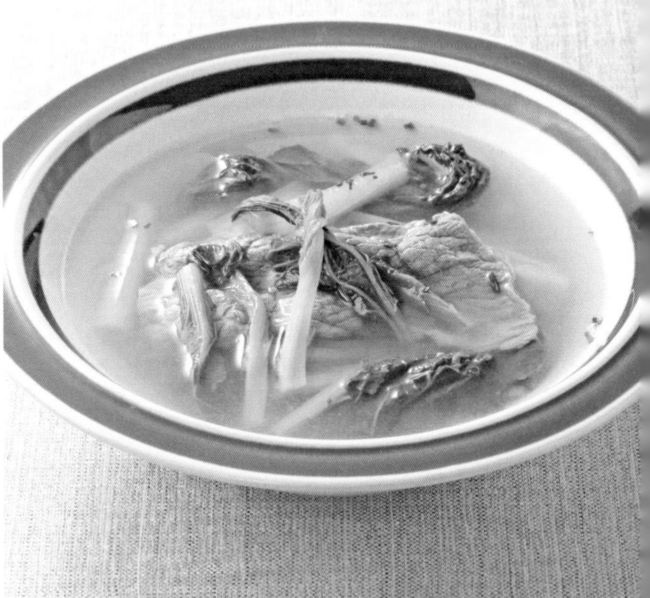

1人分

| エネルギー | 鉄分 | 塩分 |
|---|---|---|
| 137kcal | 3.6mg | 0.9g |

# もずくとニラの豆乳スープ

かんたん　10分

**[材料（2人分）]**

| | |
|---|---|
| もずく | 50g |
| ニラ | 50g |
| だし汁 | 150ml |
| 豆乳 | 150ml |
| 塩・こしょう | 各少々 |

**[作り方]**

準備・煮る

1 ニラは細かい小口切りにする。

2 鍋にだし汁を入れ中火で煮立てる。1、もずくを加えてひと煮し、豆乳を注ぐ。煮立ちはじめたら塩、こしょうで味をととのえる。

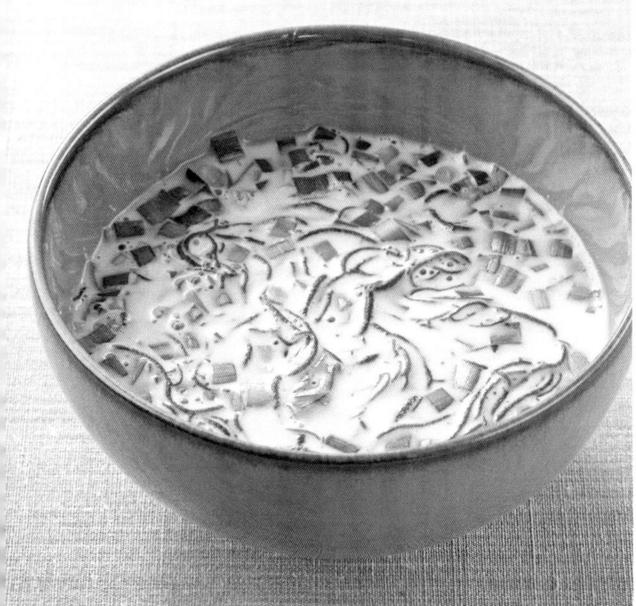

1人分

| エネルギー | 鉄分 | 塩分 |
|---|---|---|
| 43kcal | 1.4mg | 0.4g |

# かきとねぎとモロヘイヤのミルクスープ

15分

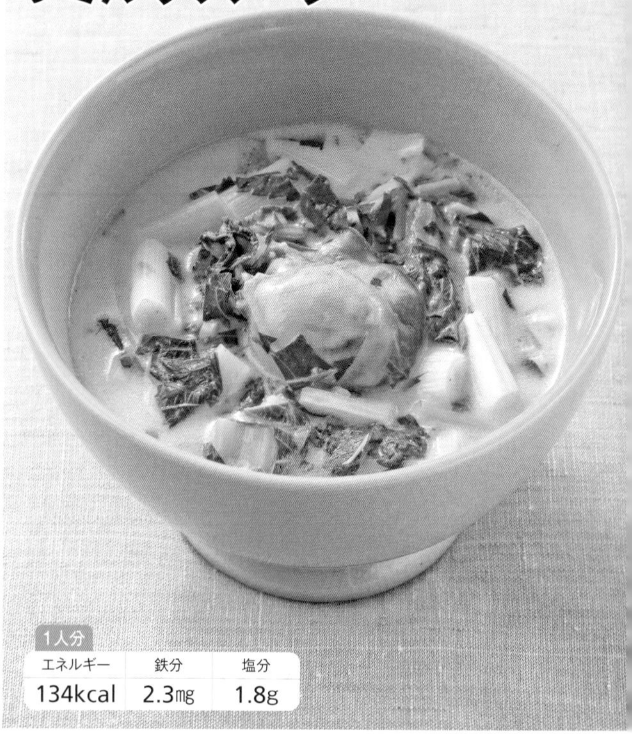

**[材料（2人分）]**

| | |
|---|---|
| 生がき（むき身） | 150g |
| 長ねぎ | 1本 |
| モロヘイヤ（葉） | 40g |
| サラダ油 | 大さじ½ |
| 白ワイン | 大さじ1 |

| | |
|---|---|
| A 湯 | 200ml |
| チキンブイヨン（固形） | ½個 |
| ローリエ | ½枚 |
| タイム | 少々 |
| 牛乳 | 100ml |
| 塩･こしょう | 各少々 |

**[作り方]**

準備

1 かきは塩水（分量外）で洗って水気をきる。

2 長ねぎはたて半分にして、2cm幅に切る。モロヘイヤは1cm幅に刻む。

炒める・煮る

3 鍋に油を熱し、かき、長ねぎを炒める。かきがふっくらとしたら、白ワインを加えて煮立て、Aを加える。

4 煮立ったらモロヘイヤを加えて火を通し、牛乳を加え、塩、こしょうで味をととのえる。

1人分

| エネルギー | 鉄分 | 塩分 |
|---|---|---|
| 134kcal | 2.3mg | 1.8g |

# ほうれん草のポタージュ

20分

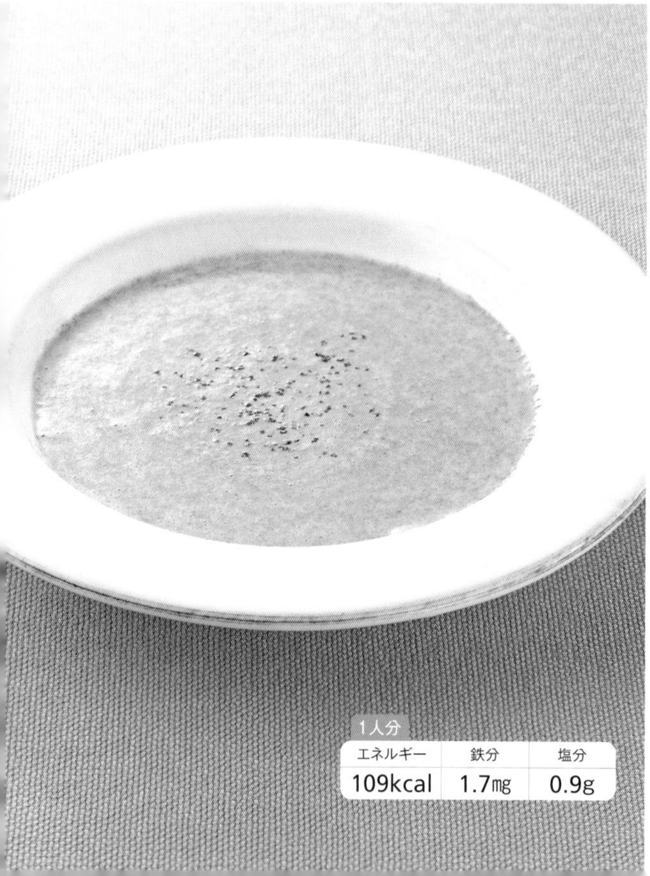

**[材料（2人分）]**

| | |
|---|---|
| ほうれん草 | 150g |
| オリーブ油 | 大さじ½ |
| 小麦粉 | 大さじ2 |

| | |
|---|---|
| A 湯 | 200ml |
| チキンブイヨン（固形） | ½個 |
| 牛乳 | 100ml |
| 塩･こしょう | 各少々 |
| あらびきこしょう | 少々 |

**[作り方]**

準備・炒める・煮る

1 ほうれん草は色よくゆで、冷水にとって手早く冷やす。水気をしぼり、2cm長さに切る。

2 鍋に油を中火で熱し、1を炒める。水気がとんだら小麦粉をふり入れて炒め、Aを加える。混ぜながら煮立て、とろみをつける。

仕上げる

3 2を冷まし、牛乳を加えてミキサーにかける。

4 3を鍋に戻して温め、塩、こしょうで味をととのえる。盛りつけて、あらびきこしょうをふる。

1人分

| エネルギー | 鉄分 | 塩分 |
|---|---|---|
| 109kcal | 1.7mg | 0.9g |

# レンズ豆のスープ

20分

**［材料（2人分）］**

| | | |
|---|---|---|
| | レンズ豆 | 50g |
| A | ベーコン | 30g |
| A | 玉ねぎ | 50g |
| A | セロリ | 40g |
| | ブロッコリー | 50g |
| | サラダ油 | 大さじ½ |
| B | 湯 | 400ml |
| B | チキンブイヨン（固形） | ½個 |
| B | ローリエ | ½枚 |
| B | タイム | 少々 |
| | 塩・こしょう | 各少々 |

**［作り方］**

準備

1 レンズ豆はさっと洗い、ざるにあげる。

2 Aはそれぞれあらみじん切り、ブロッコリーは小さく分ける。

炒める・煮る

3 鍋に油を中火で熱し、Aを炒める。しんなりしたらB、1を加え、弱火で15分煮る。

4 ブロッコリーを加えひと煮し、塩、こしょうで味をととのえる。

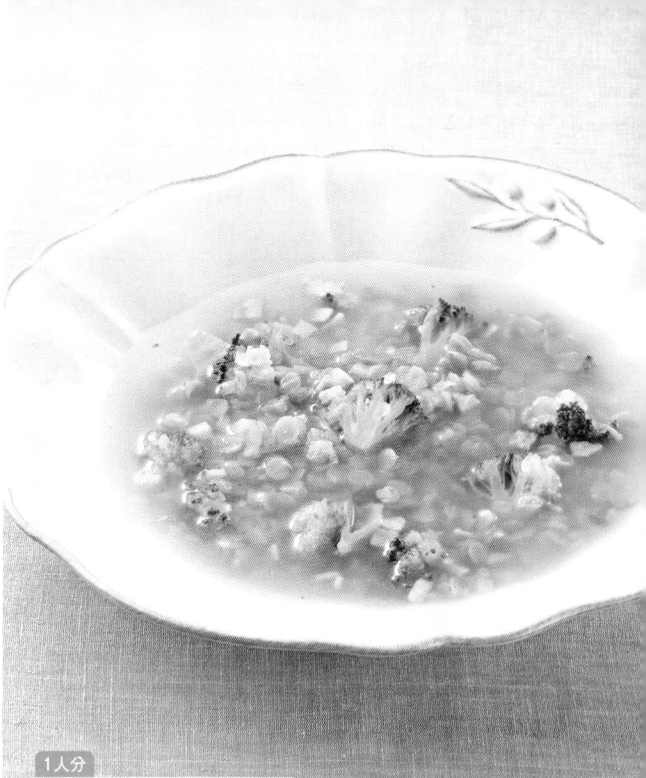

1人分

| エネルギー | 鉄分 | 塩分 |
|---|---|---|
| 191kcal | 3.2mg | 1.1g |

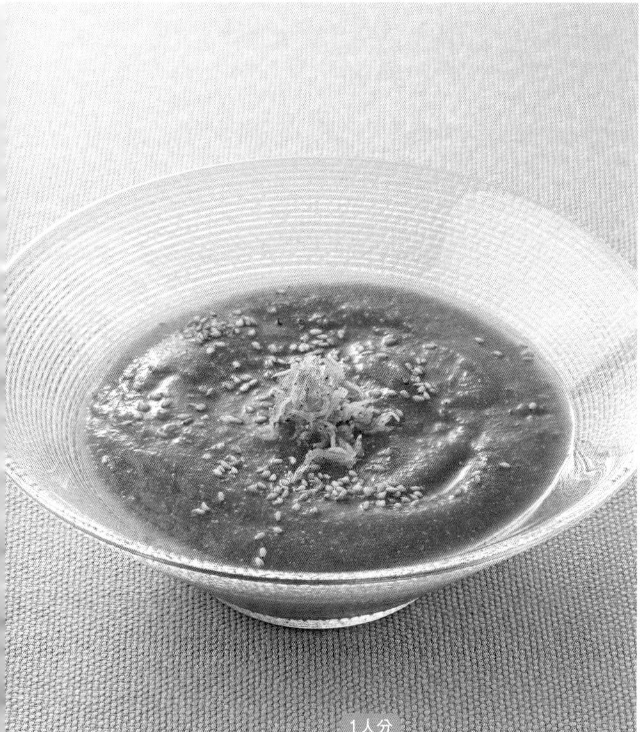

1人分

| エネルギー | 鉄分 | 塩分 |
|---|---|---|
| 137kcal | 1.1mg | 0.6g |

# かりかりじゃこ入りガスパチョ

かんたん　10分

**［材料（2人分）］**

| | | |
|---|---|---|
| | ちりめんじゃこ | 10g |
| | オリーブ油 | 大さじ1 |
| | 白炒りごま | 10g |
| A | トマト | 250g |
| A | セロリ | 20g |
| A | きゅうり（皮をむく） | 20g |
| A | 玉ねぎ | 15g |
| A | 赤パプリカ | 40g |
| B | 塩・こしょう | 各少々 |
| B | チリペッパー | 少々 |
| B | 酢 | 大さじ2 |

**［作り方］**

準備

1 Aはそれぞれ2cm角に切り、ミキサーにかけ、なめらかなスープ状にする。

2 じゃこはフライパンに油を入れ、かりかりに炒める。

仕上げる

3 じゃことごまを飾り用に少量とり分けてから、1に加え、Bで味をととのえる。

4 器に注ぎ入れ、とり分けたじゃことごまを飾る。

column 3

# サプリメントで鉄分を補える？

街では各種サプリメントが売られています。ドラッグストアに限らず、コンビニや百円ショップでもめずらしくありません。その中には「鉄」を主成分にしたものもあります。

これらにはどの程度の効果があるのでしょうか？　もちろん全く効果がないわけではありませんが、医師に処方される鉄剤とは、鉄の含有量が全く違います。鉄剤は市販のものの 10 ～ 100 倍程度の含有量と考えてよいでしょう。つまり、**市販のものでは治療用には全く足りません**。言うならば「最近食生活が乱れて鉄が不足気味だな、飲んでおこう」程度のもの。

貧血の種類によっては鉄が全く関係ない事例、さらに原因が異なる重病の場合もあります。また病気によっては鉄はむしろ NG となっているもの（例えば、感染症や膠原病、肝臓病に伴う貧血の場合、肝臓に鉄が溜まりやすいのでむしろ鉄はよくない）もあるのです。

自己判断で試す前に、体調不良のときは必ず病院で検査を受けること。サプリメントを試すのは、原因を調べてからにしましょう。

## 鉄分などの強化食品は？

鉄や葉酸などの成分を強化したお菓子類やシリアル、レトルト食品など多種多様な食品が売られています。もちろん、不足気味の食生活にそれを取り入れるのはひとつのアイデアですが、あくまでも普通の食事で摂取するよう努力し、それにプラスするのが基本です。

逆に信用し、頼り切ってしまうと、強化してあるとはいえその量はわずかですから、効果は薄く、十分な摂取ができなくなる可能性もあります。

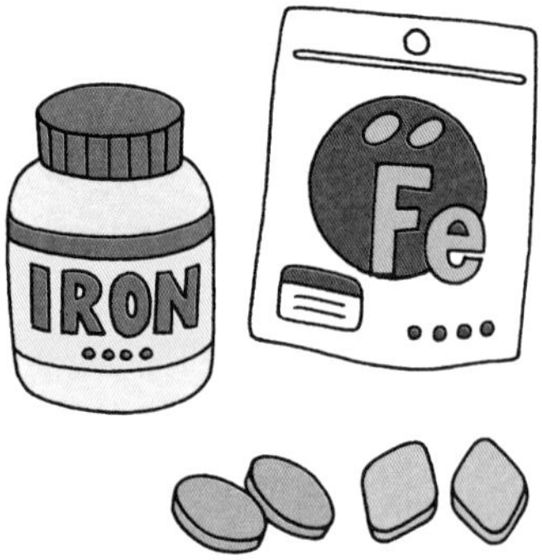

これ一品で
栄養もボリュームも満点

# 麺・丼・ワンプレートレシピ

主食とおかずを一度に食べられるワンプレート。
具だくさんにすることで食べごたえのある一品に。
鉄分豊富食材を使った16品です。

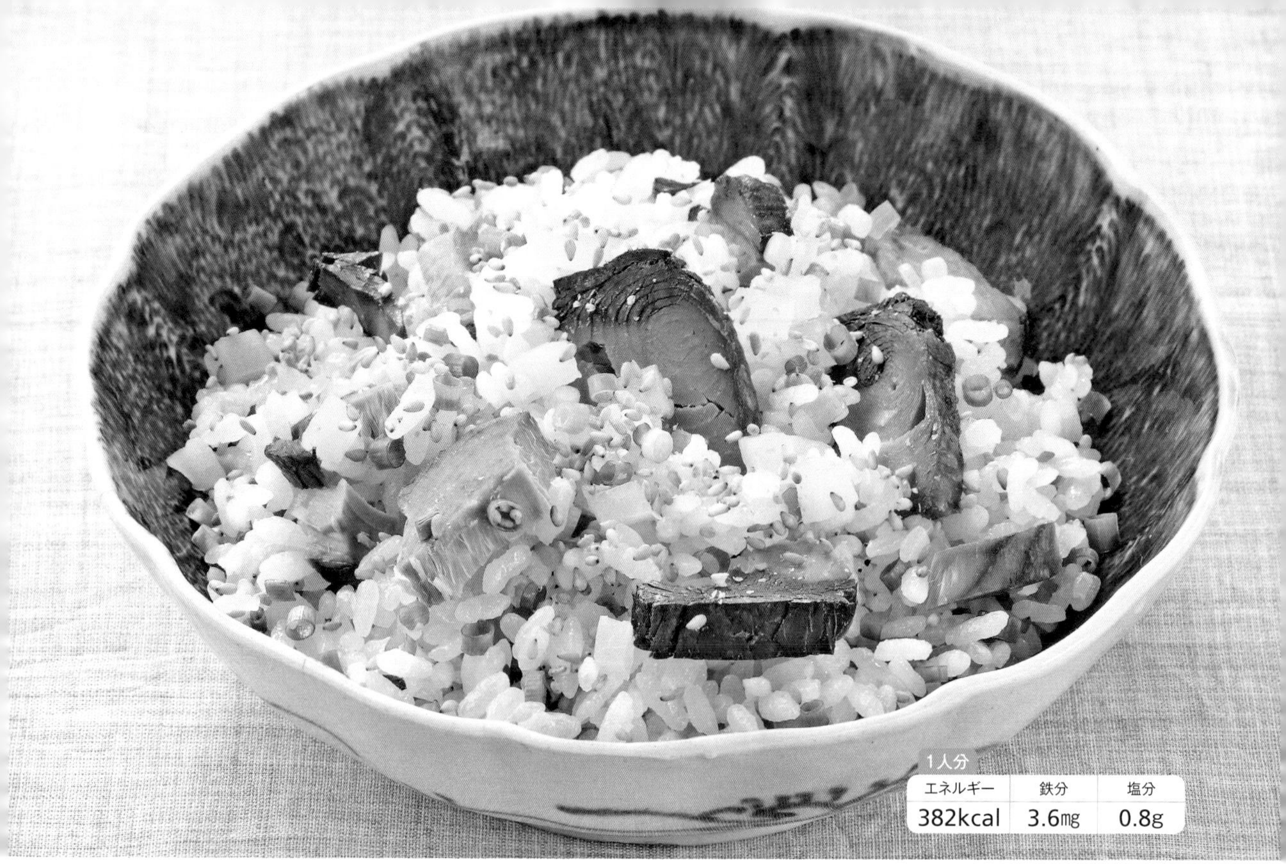

1人分

| エネルギー | 鉄分 | 塩分 |
| --- | --- | --- |
| 382kcal | 3.6mg | 0.8g |

たくあんの食感と鉄分たっぷりのなまりぶしがおいしい

# なまりぶしとたくあんの混ぜずし

かんたん　10分

**［材料（2人分）］**

| | |
| --- | --- |
| ごはん（温かいもの） | 300g |
| 酢 | 大さじ3 |
| なまりぶし | 80g |
| たくあん | 50g |
| 青ねぎ | 30g |
| しょうが | 20g |
| 白炒りごま | 20g |

**［作り方］**

準備

1 **なまりぶし**は5mm幅に切り、オーブントースターで7～8分こんがりと焼く（写真）。

2 **たくあん**は5mm角、**青ねぎ**は小口切り、しょうがはみじん切りにする。

混ぜる

3 ごはんに酢を混ぜる。1、2、ごまを加え、さっくりと混ぜる。

**［おすすめ献立例］**

＋クレソンとレバーのごま油和え

→p.93

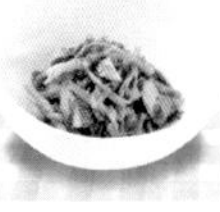

＋牛肉と小松菜のスープ

→p.103

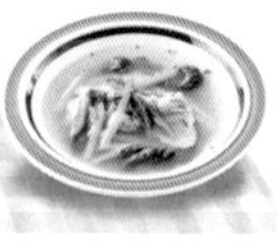

**鉄分アップ のコツ！**

鉄分の多い代表食材であるなまりぶし。オーブントースターで焼いて、香ばしい風味をつけて使います。

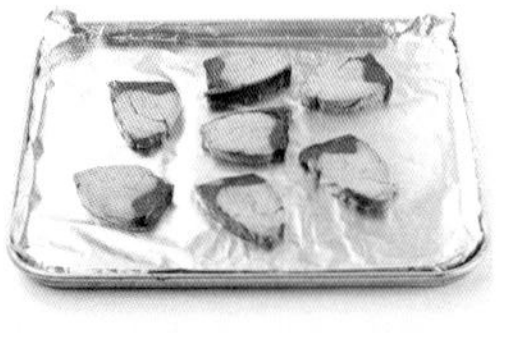

薬味の香りが食欲をさらにそそるポイント

# めじまぐろの手こねめし

かんたん　10分

**[材料（2人分）]**

| | |
|---|---|
| ごはん（温かいもの） | 300g |
| めじまぐろ | 150g |
| A しょうゆ | 小さじ2 |
| 　みりん | 小さじ½ |
| みょうが | 3個（60g） |
| しその葉 | 10枚 |
| 赤芽 | 20g |

**[作り方]**

準備・混ぜる

1 まぐろは7 ～ 8mm幅に切り、Aをからめる（写真）。

2 薄い小口切りにした**みょうが**、小さくちぎった**しその葉**、**赤芽**を合わせて冷水にさらし、パリッとさせ、水気をしっかりときる。

3 ごはんに1、2を加え、さっくりと混ぜる。

**[おすすめ献立例]**

＋かぶの葉と油揚げの煮びたし

→p.87

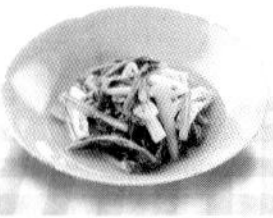

＋かぼちゃのきんぴら

→p.88

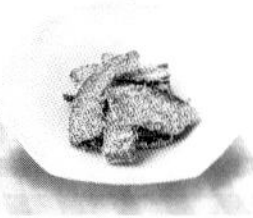

**調理のコツ!**

手こねめしとは、漁師が船の上で、まかないめしとして食べていたのが始まり。下味をつけた魚をごはんに混ぜて作ります。

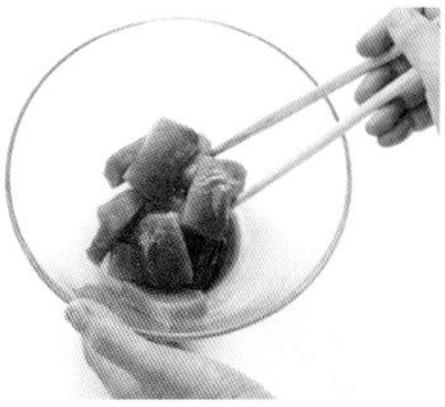

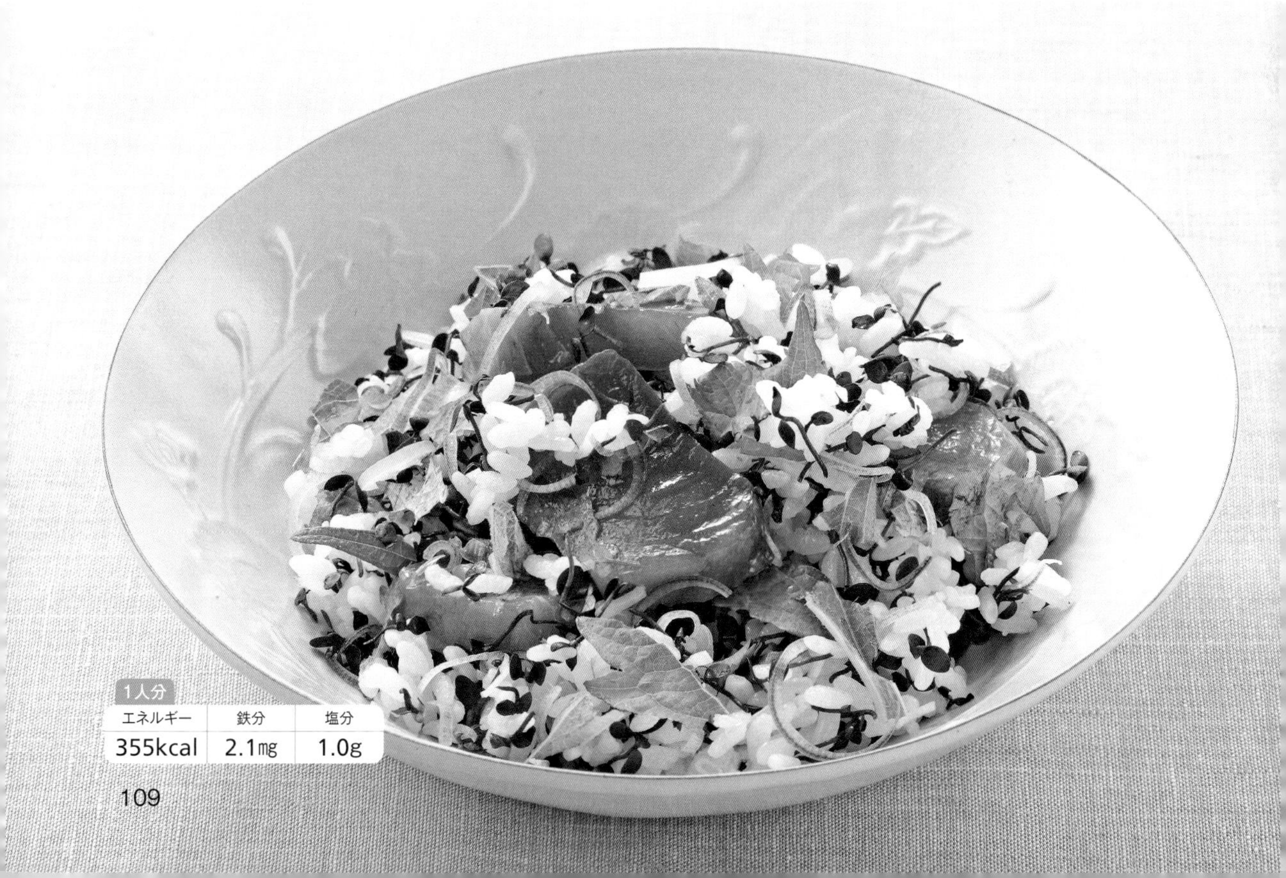

1人分

| エネルギー | 鉄分 | 塩分 |
|---|---|---|
| 355kcal | 2.1mg | 1.0g |

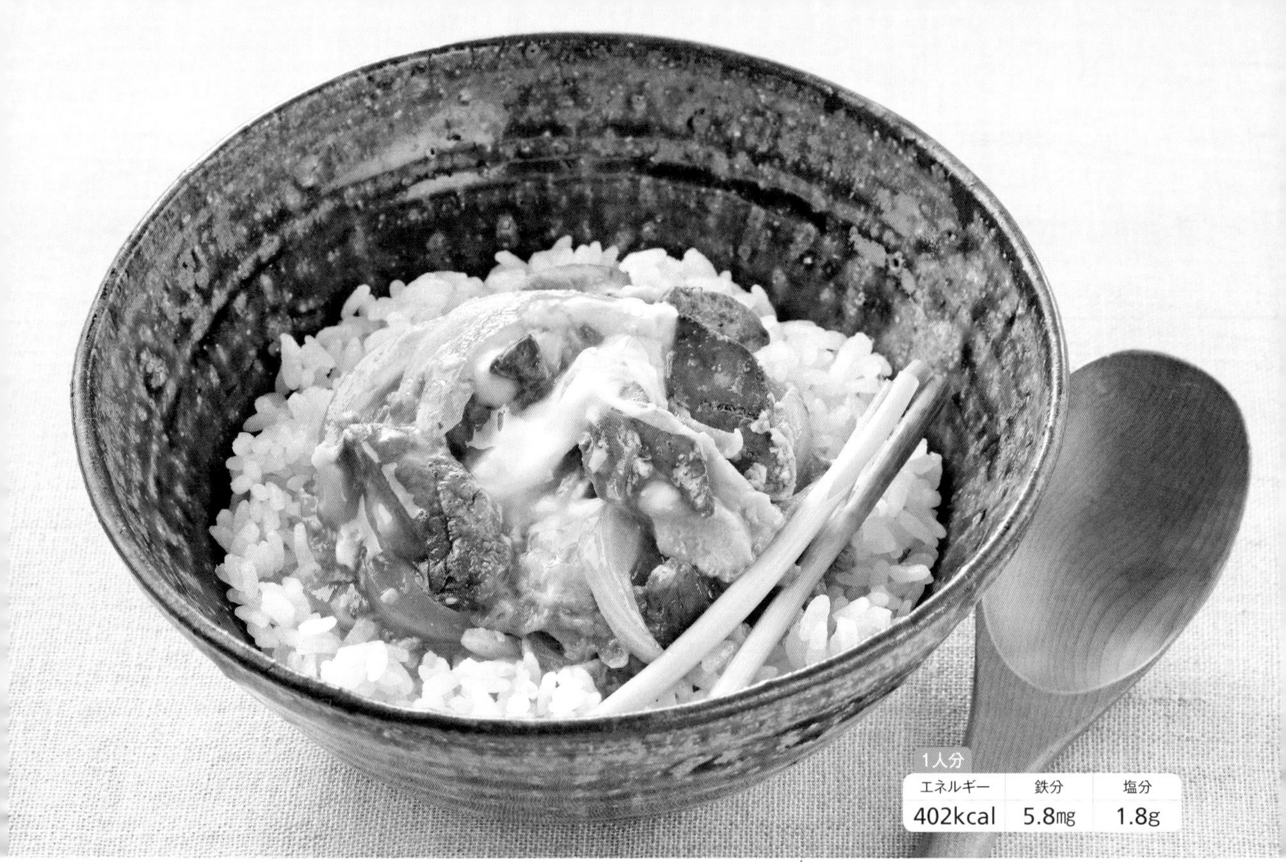

1人分

| エネルギー | 鉄分 | 塩分 |
|---|---|---|
| 402kcal | 5.8mg | 1.8g |

卵とレバーがよく合う一品

# 鶏レバー親子丼

15分

**[材料（2人分）]**

| | |
|---|---|
| ごはん（温かいもの） | 300g |
| 鶏レバー | 100g |
| 玉ねぎ | 100g |
| A だし汁 | 200ml |
| 砂糖 | 大さじ½ |
| しょうゆ | 大さじ1 |
| 卵 | 2個 |
| 青ねぎ | 少々 |

**[作り方]**

準備

1 鶏レバーは小さめのひと口大に切る。

2 玉ねぎは8mm幅に切る。

煮る・仕上げる

3 鍋にAを合わせ、中火にかけて煮立てる。1を加え（写真）、再び煮立ったらあくをとり、2を加えて7～8分煮る。

4 卵を溶いて流し入れ、好みの加減に火を通す。

5 器にごはんを盛り、4をのせ、青ねぎをそえる。

**[おすすめ献立例]**

＋しめさばと長いもの
とんぶり和え

→p.91

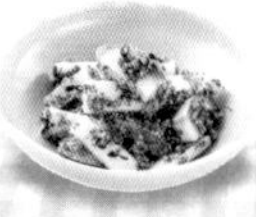

＋なまりぶし入りとろろ汁

→p.101

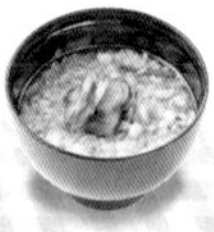

**調理のコツ!**

だし汁やしょうゆ、砂糖でレバーを煮ることで、臭みを消しています。さらに卵でとじることで食感も和らぎます。

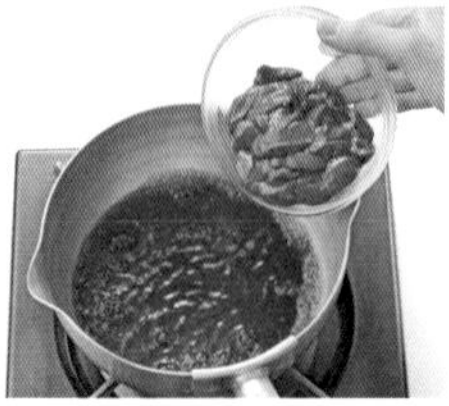

しじみの佃煮が味のアクセント

# ほうれん草チャーハン

かんたん　10分

**[材料（2人分）]**

| | |
|---|---|
| ごはん（温かいもの） | 300g |
| 長ねぎ | 1本 |
| ほうれん草 | 200g |
| オリーブ油 | 大さじ1 |
| しじみの佃煮 | 40g |
| 卵 | 1個 |
| 塩 | 少々 |
| しょうゆ | 小さじ1 |

**[作り方]**

準備

1 **長ねぎ**は縦4つ割りにし、端から5mm幅に切る。

2 **ほうれん草**は色よくゆで、冷水にとる。水気をしぼり細かくきざむ。

炒める

3 フライパンに油を中火で熱し、1、**しじみの佃煮**を炒める（写真）。**卵**を溶いて流し入れ、**ごはん**を加え炒め合わせ、ぱらりとしたら塩、しょうゆを加え、2を加えて炒め合わせる。

**[おすすめ献立例]**

＋しじみと青ねぎのスープ

→p.102

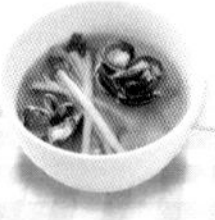

＋ひじきのマリネ

→p.130

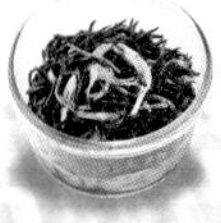

**鉄分アップのコツ!**

鉄分の多いしじみは、佃煮を使うと便利。味つきなので、他の調味料をあまり使わなくても、しっかりした味に。

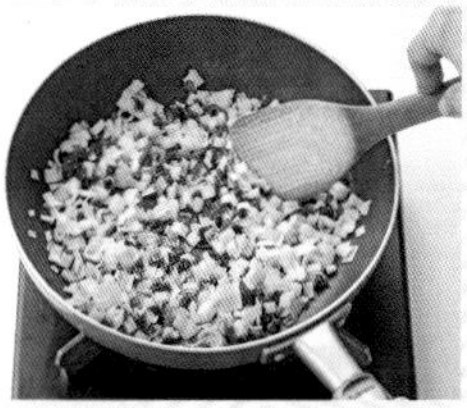

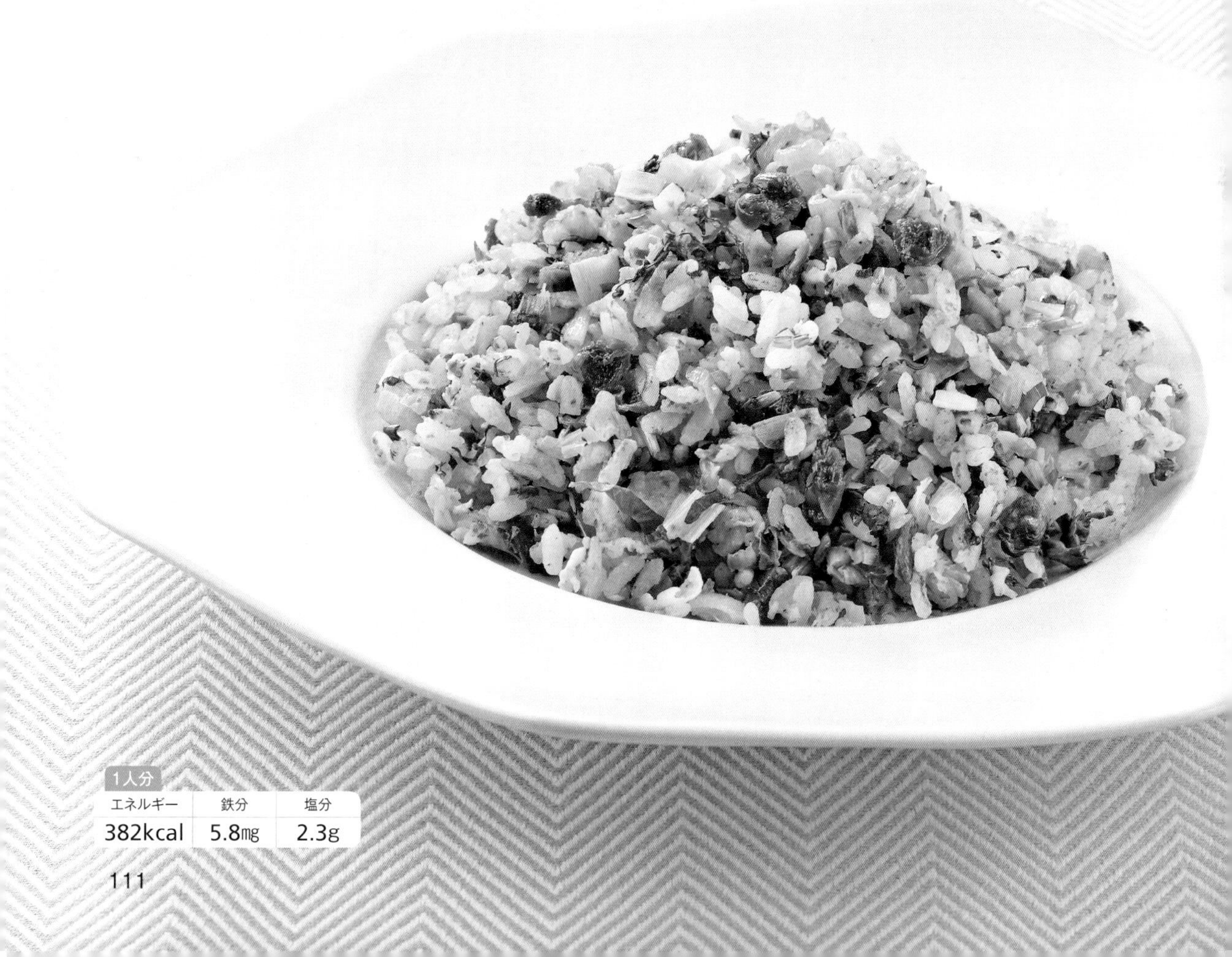

1人分

| エネルギー | 鉄分 | 塩分 |
|---|---|---|
| 382kcal | 5.8mg | 2.3g |

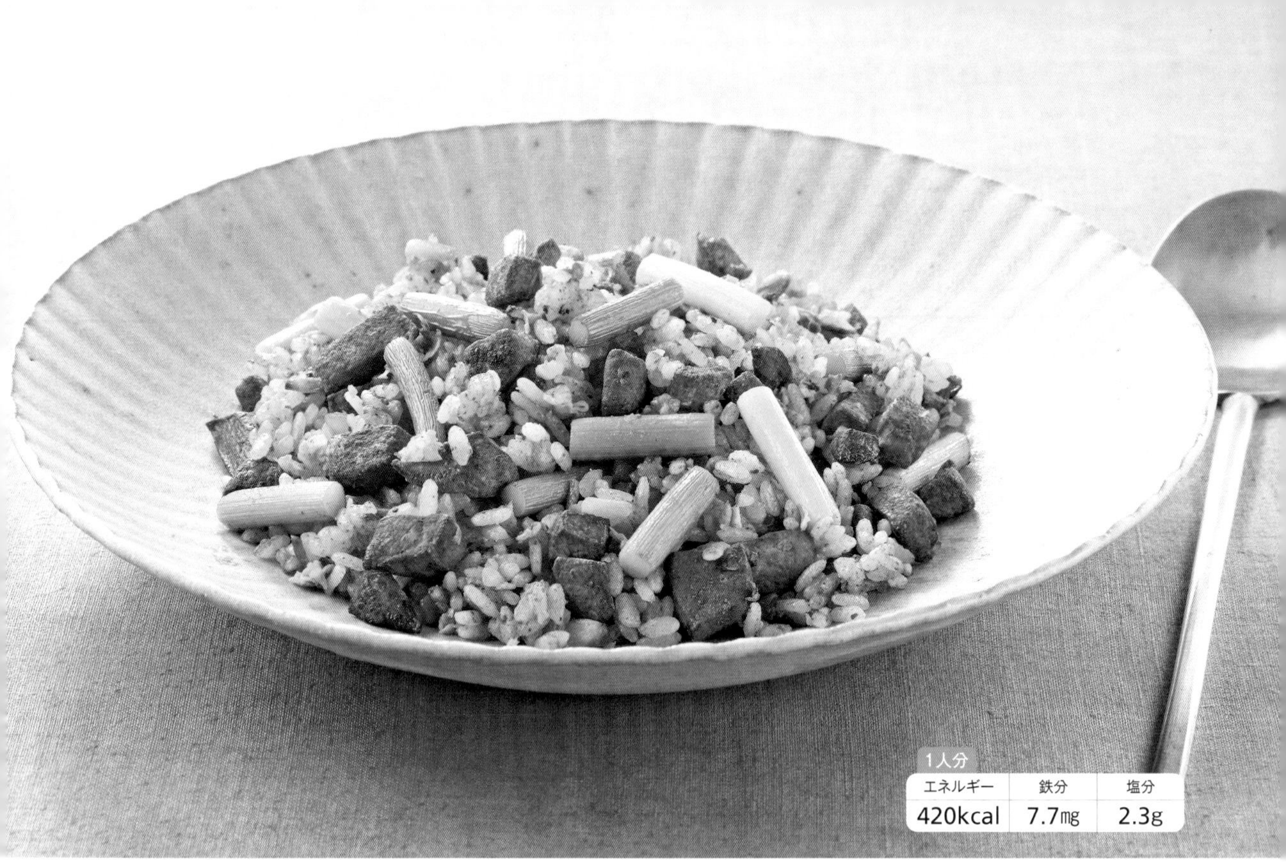

1人分

| エネルギー | 鉄分 | 塩分 |
|---|---|---|
| 420kcal | 7.7mg | 2.3g |

スタミナ満点食材ばかりを使って

# 豚レバーキムチャーハン

かんたん 10分

**[材料（2人分）]**

| | |
|---|---|
| ごはん（温かいもの） | 300g |
| 豚レバー | 100g |
| 白菜キムチ | 100g |
| にんにくの芽 | 80g |
| ごま油 | 大さじ1 |
| 卵 | 1個 |
| しょうゆ | 大さじ½ |

**[作り方]**

準備

1 **豚レバー**は1cm角に切る。**キムチ**はざっときざむ。2つを合わせてよく混ぜ、下味をつける（写真）。

2 **にんにくの芽**は2cm長さに切る。

炒める

3 フライパンに油を中火で熱し、1を炒める。火が通ったら2を加えて炒める。**卵**を溶いて流し入れ、**ごはん**を加えて炒め合わせる。ぱらりとしたら、しょうゆを回し入れてさっと炒める。

**[おすすめ献立例]**

＋なまりぶしと水菜の辛酸っぱいスープ

→p.102

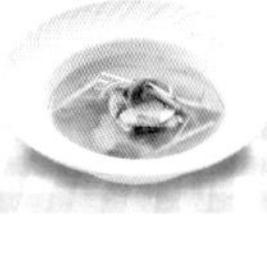

＋むろあじともずく、キウイの酢の物

→p.86

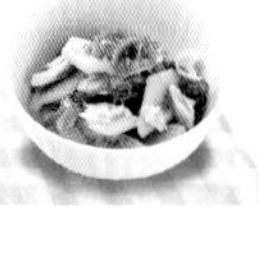

**調理のコツ!**

レバーの臭みを和らげるため、あらかじめキムチと混ぜておきます。きざんでから炒めることで、かりかりとした食感に。

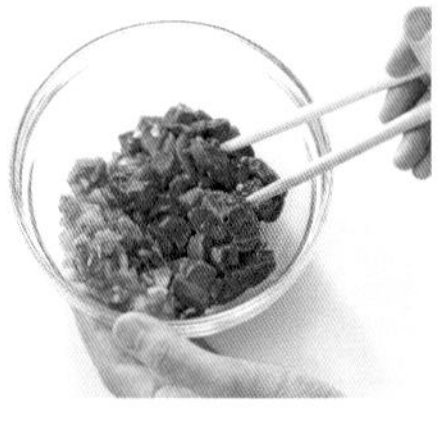

鉄分食材たっぷり! お腹も大満足

# 中華風炊きおこわ

かんたん　10分（緑豆、干しえび、きくらげを水で戻す時間は含まず）

**[材料（3人分）]**

| | |
|---|---|
| もち米 | 1合 |
| 緑豆 | 50g |
| 干しえび | 10g |
| 湯 | 50ml |
| きくらげ | 5g |
| A ごま油 | 小さじ1 |
| 塩 | 小さじ¼ |
| こしょう | 少々 |

**[作り方]**

準備

1 緑豆はさっと洗って水（分量外）に2時間ひたす。

2 干しえびは分量の湯につけて戻す（戻し汁も使うので残しておく）。

3 きくらげは水で戻し、水気をきってひと口大に切る。

炊く

4 もち米は研いで水気をきり、炊飯器に入れる。2の戻し汁を加え、目盛まで水（分量外）を加える。Aを加え全体を混ぜて表面を平らにし、水気をきった1、2、3をのせて炊く（写真）。

5 炊きあがったら混ぜる。

**[おすすめ献立例]**

＋もずくとニラの豆乳スープ

→p.103

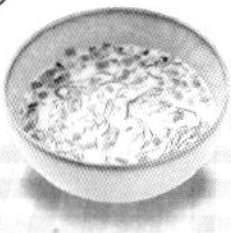

＋なまりぶしのとくさ煮

→p.131

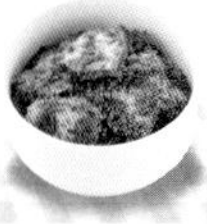

**鉄分アップ のコツ!**

どの食材も鉄分が豊富。それぞれの栄養、うま味が染み込んだもち米を余すことなくいただきます。

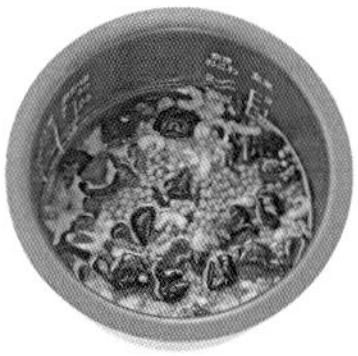

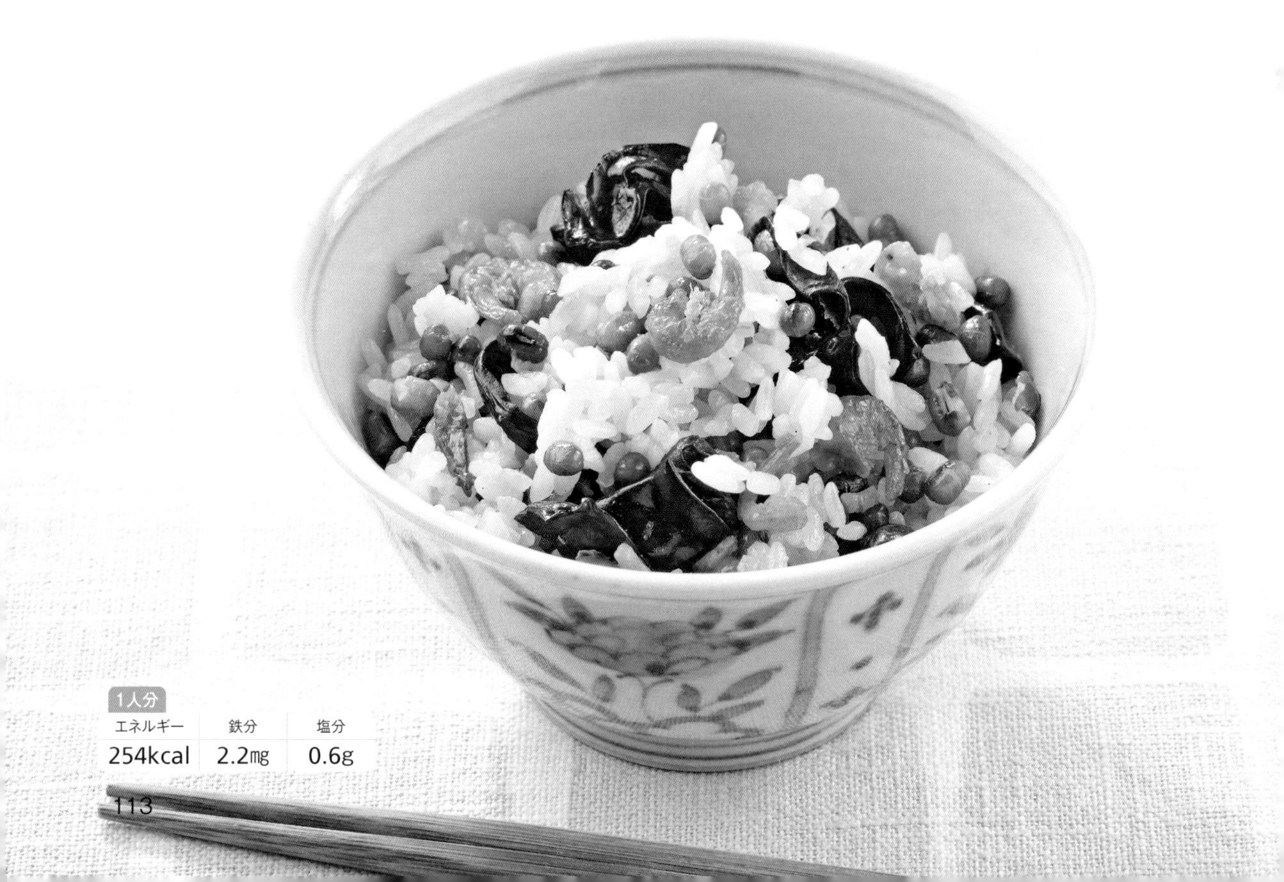

1人分

| エネルギー | 鉄分 | 塩分 |
|---|---|---|
| 254kcal | 2.2mg | 0.6g |

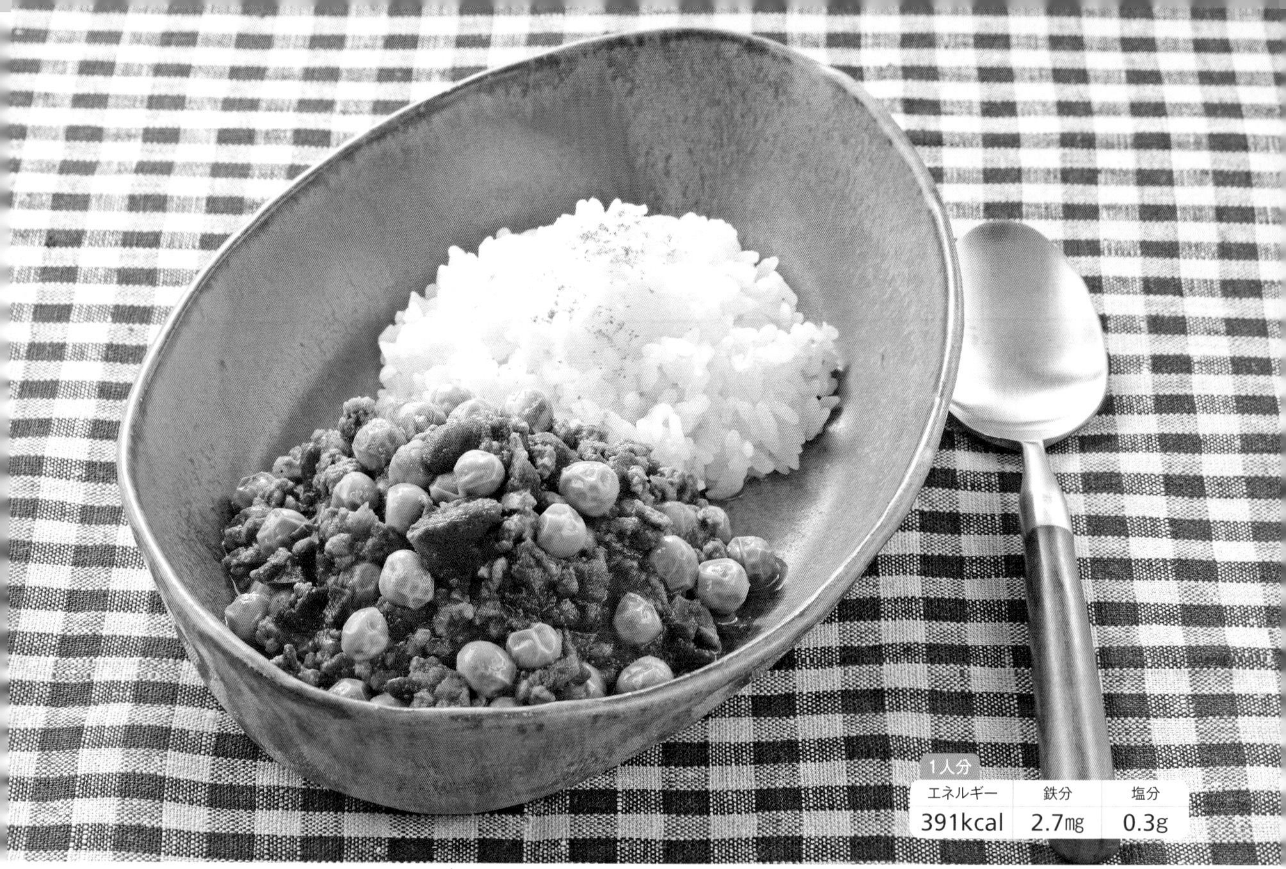

| 1人分 | | |
| --- | --- | --- |
| エネルギー | 鉄分 | 塩分 |
| 391kcal | 2.7mg | 0.3g |

グリーンピースのほくほく感がおいしいカレー

# キーマカレー

20分

**[材料（2人分）]**

| | |
| --- | --- |
| ごはん（温かいもの） | 300g |
| 玉ねぎ | 50g |
| オリーブ油 | 大さじ½ |
| にんにく（みじん切り） | ½かけ分 |
| 豚ひき肉（赤身） | 100g |
| グリーンピース | 100g |
| A ローリエ | ½枚 |
| カレー粉 | 大さじ1 |
| 水 | 100ml |
| トマト缶（ダイス） | 100g |
| 塩 | 少々 |
| チリペッパー | 適量 |

**[作り方]**

準備・炒める

1 玉ねぎはみじん切りにする。

2 フライパンに油、にんにくを中火で熱し、**ひき肉**、**玉ねぎ**の順に炒め、火が通ったら**グリーンピース**を加えて炒める（写真）。

仕上げる

3 **A**を順に加え、ほとんど汁気がなくなるまで煮て、塩で味をととのえる。**ごはん**にチリペッパーをふり、盛りつける。

**[おすすめ献立例]**

＋ほうれん草の
ヨーグルトサラダ

→p.92

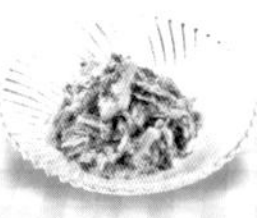

＋うずらの卵のピクルス

→p.130

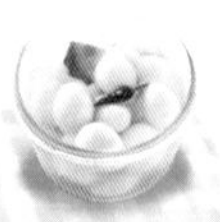

**鉄分アップ**のコツ!

グリーンピースには、鉄分が多く含まれています。また鉄分の吸収を助けるビタミンCも多いので貧血に効果的な食材です。

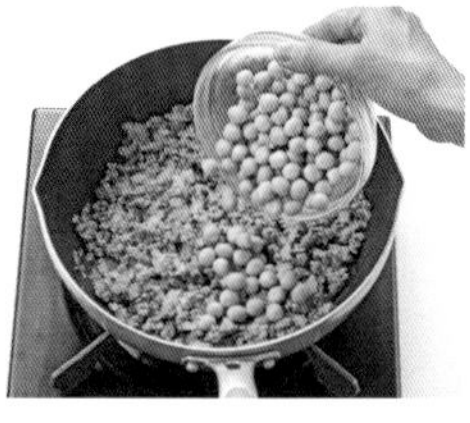

かきがたっぷり入った贅沢リゾット

# かきと大根の葉のミルクリゾット

20分

**[材料（2人分）]**

| | |
|---|---|
| ごはん | 250g |
| 生がき（むき身） | 150g |
| 大根の葉 | 100g |
| オリーブ油 | 大さじ½ |
| にんにく（つぶしたもの） | ½かけ分 |
| 玉ねぎ（みじん切り） | 50g |
| A ローリエ | ½枚 |
| 　タイム | 少々 |
| 牛乳 | 150ml |
| 塩・こしょう | 各少々 |

※大根の葉の代わりに、ほうれん草や小松菜でもおいしくできます。

**[作り方]**

準備

1 かきは塩水（分量外）で洗って水気をきり、1cm幅に切る。

2 大根の葉は色よくゆで、冷水にとる。水気をしぼり1cm幅に切る。

炒める

3 フライパンに油を中火で熱し、にんにく、1を炒める（写真）。1がふっくらしたら、玉ねぎ、ごはん、Aを加えて炒める。

4 牛乳を3回に分けて加え、ごはんに吸わせ、塩、こしょうで味をととのえる。2を加え混ぜる。

**[おすすめ献立例]**

＋グリーンピースのマッシュサラダ

→p.96

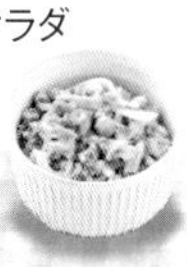

＋かぼちゃのきんぴら

→p.88

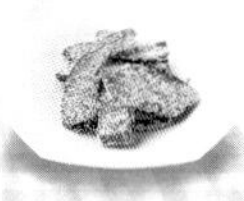

**調理のコツ!**

リゾットは、かきのうま味や栄養素が染み込んだスープをごはんが吸い込むので、余すことなく栄養をとるのに最適な調理法。

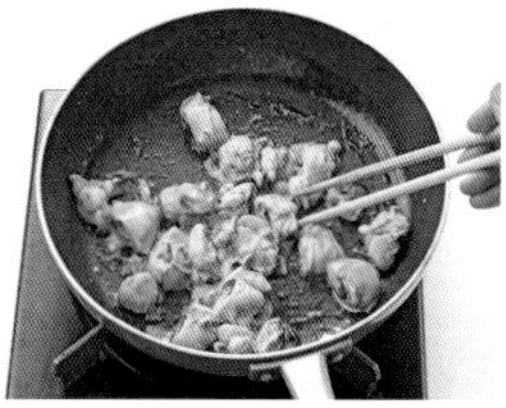

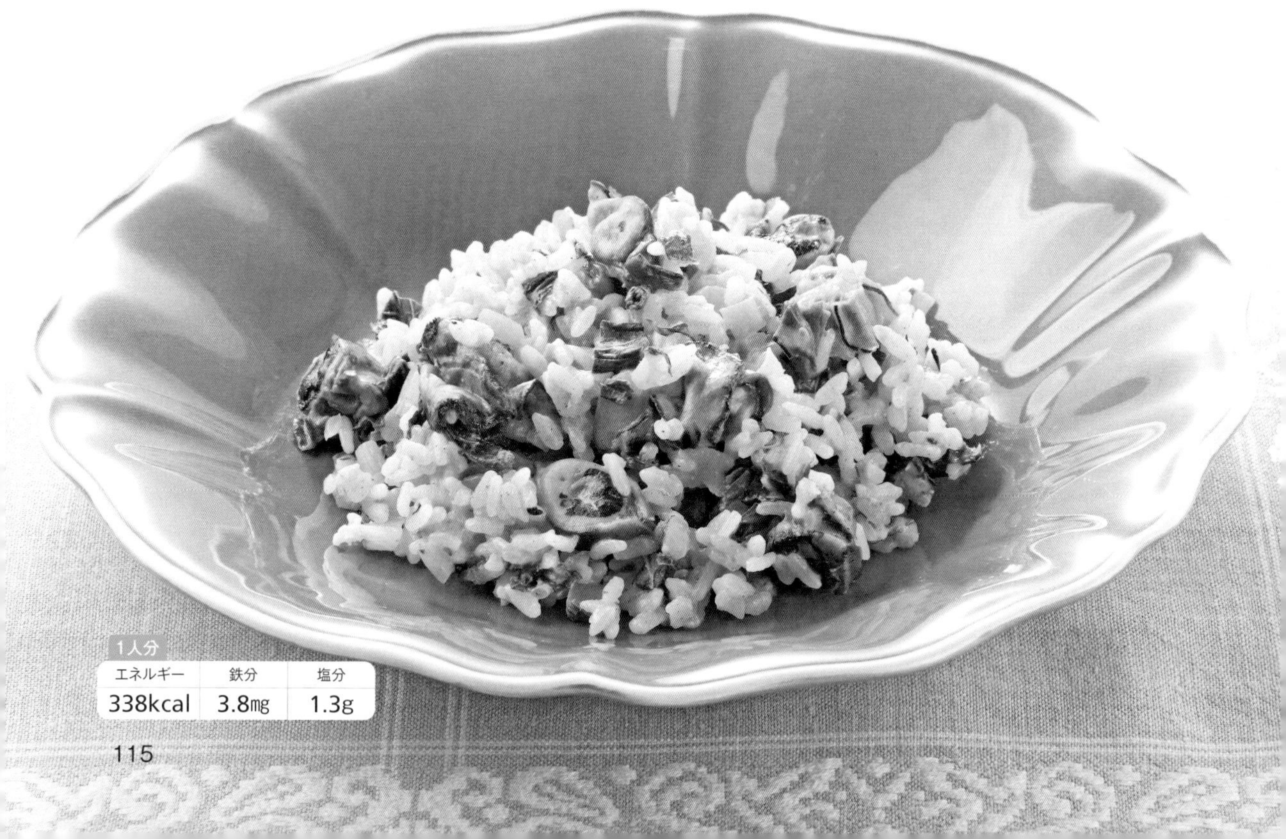

1人分

| エネルギー | 鉄分 | 塩分 |
|---|---|---|
| 338kcal | 3.8mg | 1.3g |

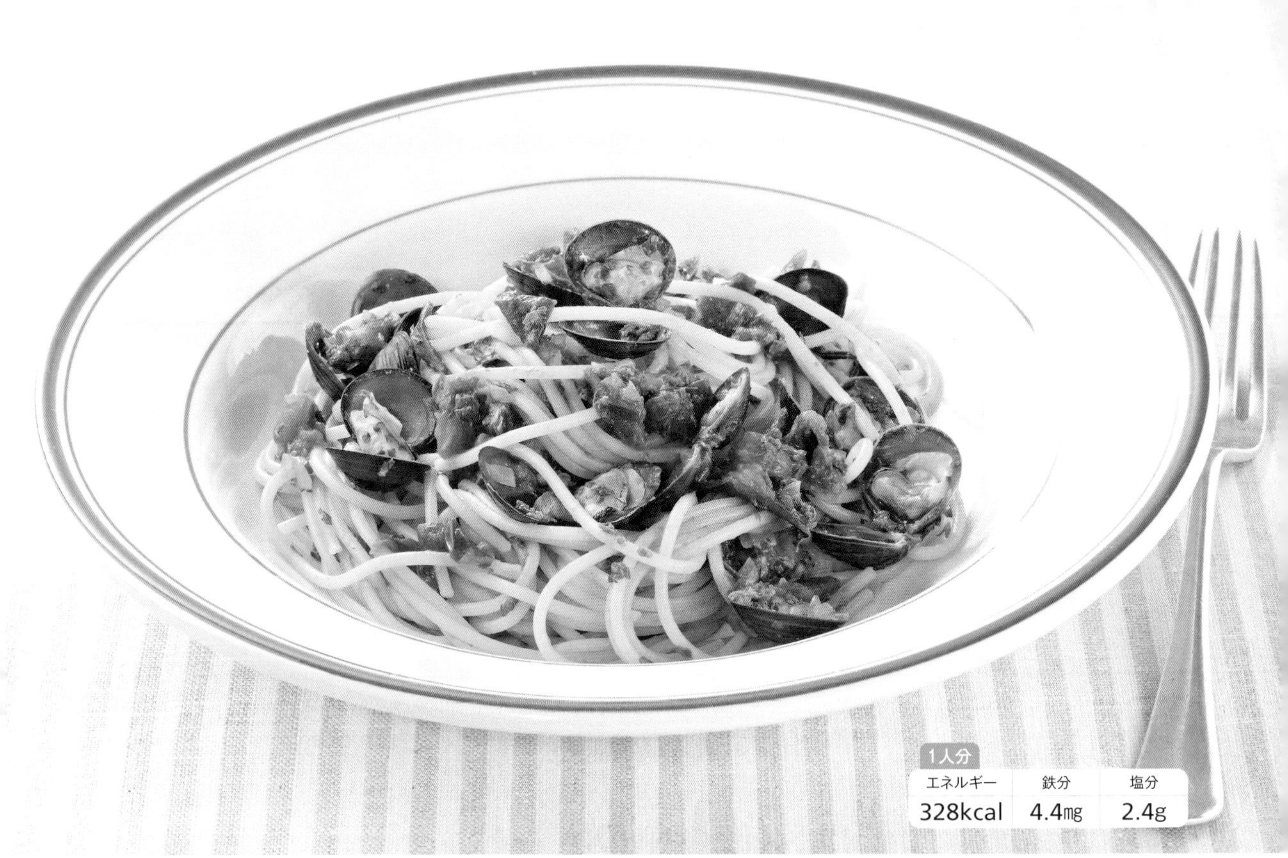

1人分

| エネルギー | 鉄分 | 塩分 |
|---|---|---|
| 328kcal | 4.4mg | 2.4g |

鉄分の多いしじみが主役

# しじみのポモドーロ

20分 （しじみの砂出しの時間は含まず）

**［材料（2人分）］**

| | |
|---|---|
| スパゲッティ（乾麺） | 150g |
| しじみ（殻つき） | 200g |
| 玉ねぎ（みじん切り） | 50g |
| トマト（1cm角切り） | 250g |
| にんにく（つぶしたもの） | ½かけ分 |
| 赤唐辛子（ちぎる） | 1本 |
| オリーブ油 | 大さじ½ |
| パセリ（みじん切り） | 20g |
| 塩 | 少々 |

**［作り方］**

準備

1 **しじみ**はバットに入れ、ひたひたの水（分量外）を注ぐ。暗くなるようにアルミホイルなどでふたをし、ひと晩おいて砂出しをする（写真）。スパゲッティはゆでる。

炒める・混ぜる

2 フライパンににんにく、赤唐辛子、油を入れて中火で熱し、**玉ねぎ**と**トマト**を炒める。**トマト**がくずれはじめたら、**しじみ**を加え、炒め合わせる。

3 **しじみ**の口が開いたらゆでた**スパゲッティ**、パセリを加えて混ぜ、塩で味をととのえる。

**［おすすめ献立例］**

＋なまりぶし入りコールスロー

→p.95

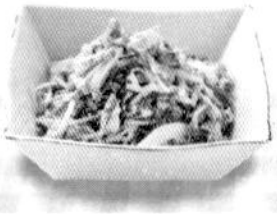

＋ひじきのマリネ

→p.130

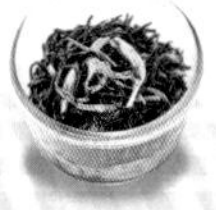

**調理のコツ！**

しじみの砂出しは、ふたやアルミホイルなどをかぶせて、光が入らないように暗くさせましょう。ひと晩おけば完了です。

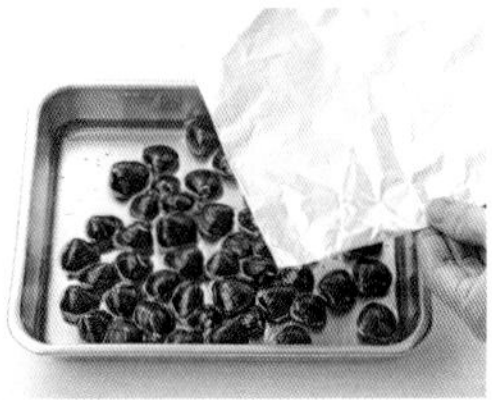

ほくほくそら豆とかりかりベーコンの濃厚パスタ

# おかかとそら豆のカルボナーラ

かんたん　10分

**[材料（2人分）]**

| | |
|---|---|
| スパゲッティ（乾麺） | 150g |
| A 卵黄 | 2個 |
| パルメザンチーズ（粉） | 25g |
| 牛乳 | 30ml |
| かつおぶし | 10g |
| あらびきこしょう | 少々 |
| ベーコン | 50g |
| そら豆 | 80g |
| オリーブ油 | 大さじ½ |

**[作り方]**

準備

1 大きなボウルにAを合わせ、混ぜる。

2 ベーコンは細切りにし、そら豆は薄皮をむく。

3 スパゲッティをゆでる。

炒める・混ぜる

4 フライパンに油を中火で熱し、2を炒める（写真）。こんがりとしたら火を止め、ゆであがったスパゲッティの湯をきって混ぜる。

5 4を1に加え、手早く混ぜる。

**[おすすめ献立例]**

＋ほうれん草の ヨーグルトサラダ

→p.92

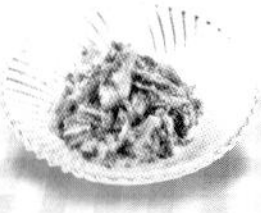

＋かりかりじゃこ入り ガスパチョ

→p.105

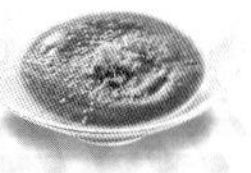

**鉄分アップ のコツ!**

鉄分の多いそら豆が主役のカルボナーラ。かつおぶしも入れることで、さらに鉄分アップ。ベーコンのうま味で炒めます。

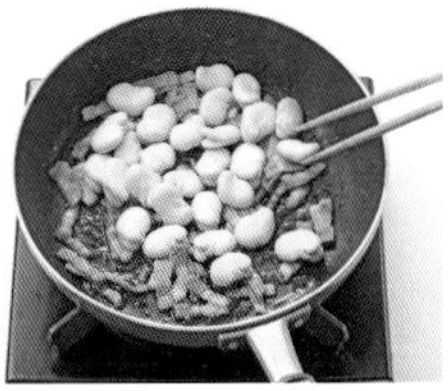

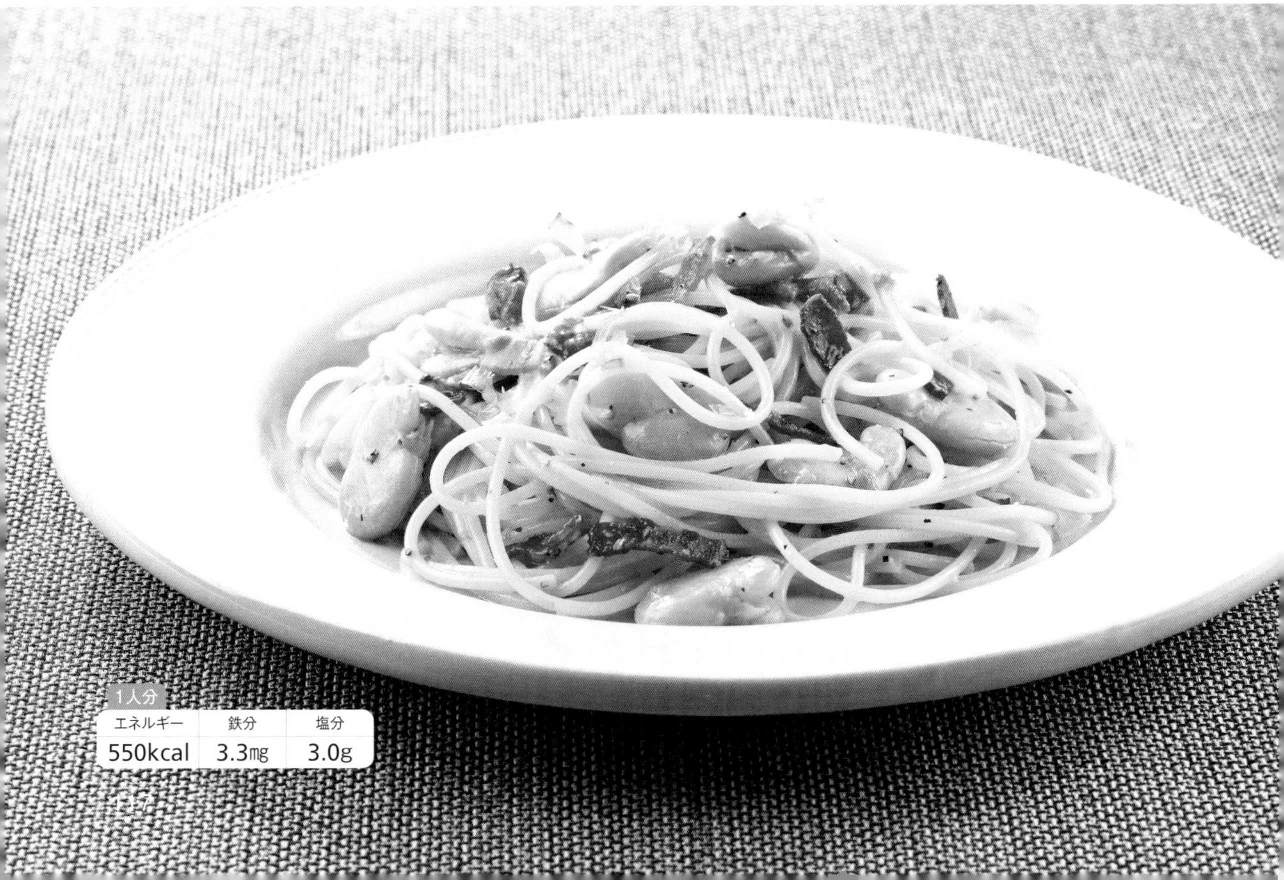

1人分

| エネルギー | 鉄分 | 塩分 |
|---|---|---|
| 550kcal | 3.3mg | 3.0g |

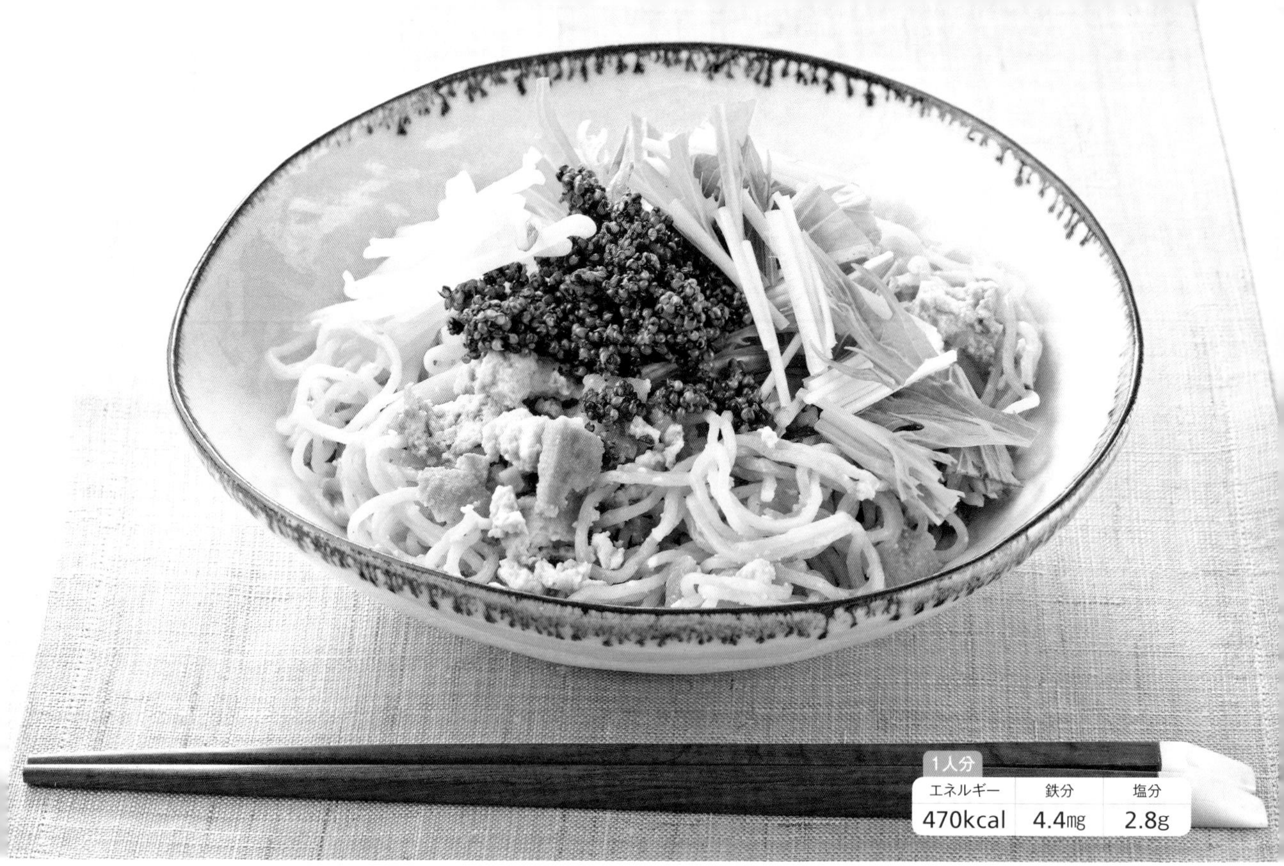

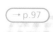

1人分

| エネルギー | 鉄分 | 塩分 |
| --- | --- | --- |
| 470kcal | 4.4mg | 2.8g |

具材を混ぜて食べる具だくさん麺

# 高菜漬けと厚揚げの混ぜそば

かんたん 10分

**[材料（2人分）]**

| | |
| --- | --- |
| 中華生麺 | 2袋（120g×2） |
| 厚揚げ | 150g |
| きざみ高菜漬け | 20g |
| A ごま油 | 小さじ1 |
| オイスターソース | 小さじ2 |
| しょうゆ | 小さじ1 |
| こしょう | 少々 |
| 水菜 | 100g |
| もやし | 100g |
| とんぶり | 30g |

**[作り方]**

準備

1 水菜は3cm長さに切る。もやしはゆでる。

2 厚揚げは油抜きし、手で細かくちぎってほぐしておく（写真）。

混ぜる・仕上げる

3 大きなボウルに2、高菜、Aを合わせてよく混ぜる。

4 中華麺をゆで、湯をしっかりきる。

5 4を3に加え、手早く和える。盛りつけて1、とんぶりをのせる。

**[おすすめ献立例]**

＋小松菜とかえりじゃこの煮びたし

→p.97

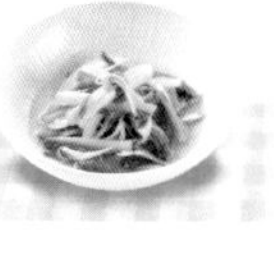

＋かつおの角煮

→p.131

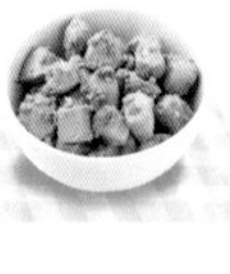

**調理のコツ！**

厚揚げは手でちぎることで、味の染み込む面積が増えて、味のなじみがよくなります。下準備として、油抜きも忘れずに。

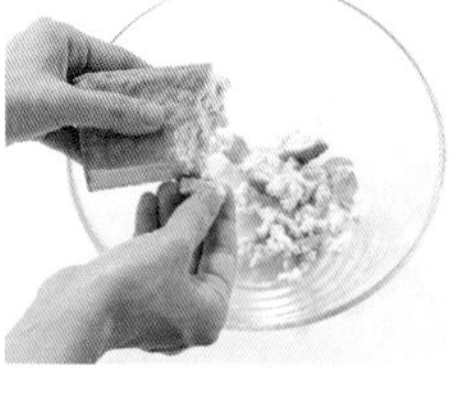

かりかり麺とあなごの香ばしさがよく合う

# あなごとねぎと小松菜の塩焼きそば

かんたん　10分

**[材料（2人分）]**

| | |
|---|---|
| 中華蒸し麺 | 2袋（120g×2） |
| サラダ油 | 大さじ1 |
| 焼きあなご | 120g |
| 小松菜 | 100g |
| 青ねぎ | 100g |
| ごま油 | 大さじ½ |
| 塩 | 少々 |

**[作り方]**

準備

1 あなごは7 ～ 8mm幅に切る。**小松菜**、**青ねぎ**は4 ～ 5cm長さに切る。

炒める

2 フライパンにサラダ油を中火で熱し、**麺**を炒める。こんがりとしたら器にとる。

3 フライパンにごま油を足して、**あなご**を炒める（写真）。こんがりとしたら**小松菜**、**青ねぎ**を加えて炒め合わせ、塩をふる。

4 2に3をのせる。食べるときに混ぜ合わせる。

**[おすすめ献立例]**

＋空芯菜ときくらげ炒め

→p.94

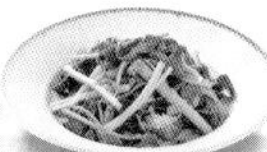

＋むろあじともずく、キウイの酢の物

→p.86

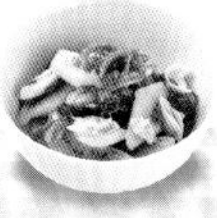

**鉄分アップ のコツ!**

あなごは、うなぎに比べて低カロリーで高たんぱく。鉄分も多く含みます。小松菜、青ねぎも鉄分豊富な食材です。

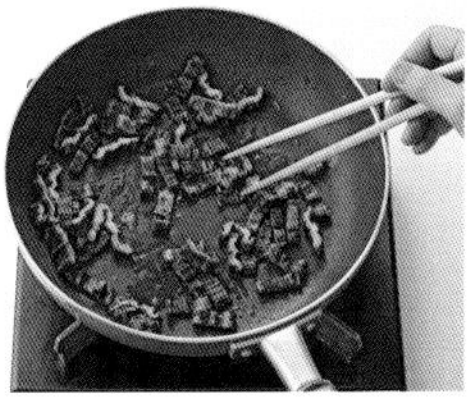

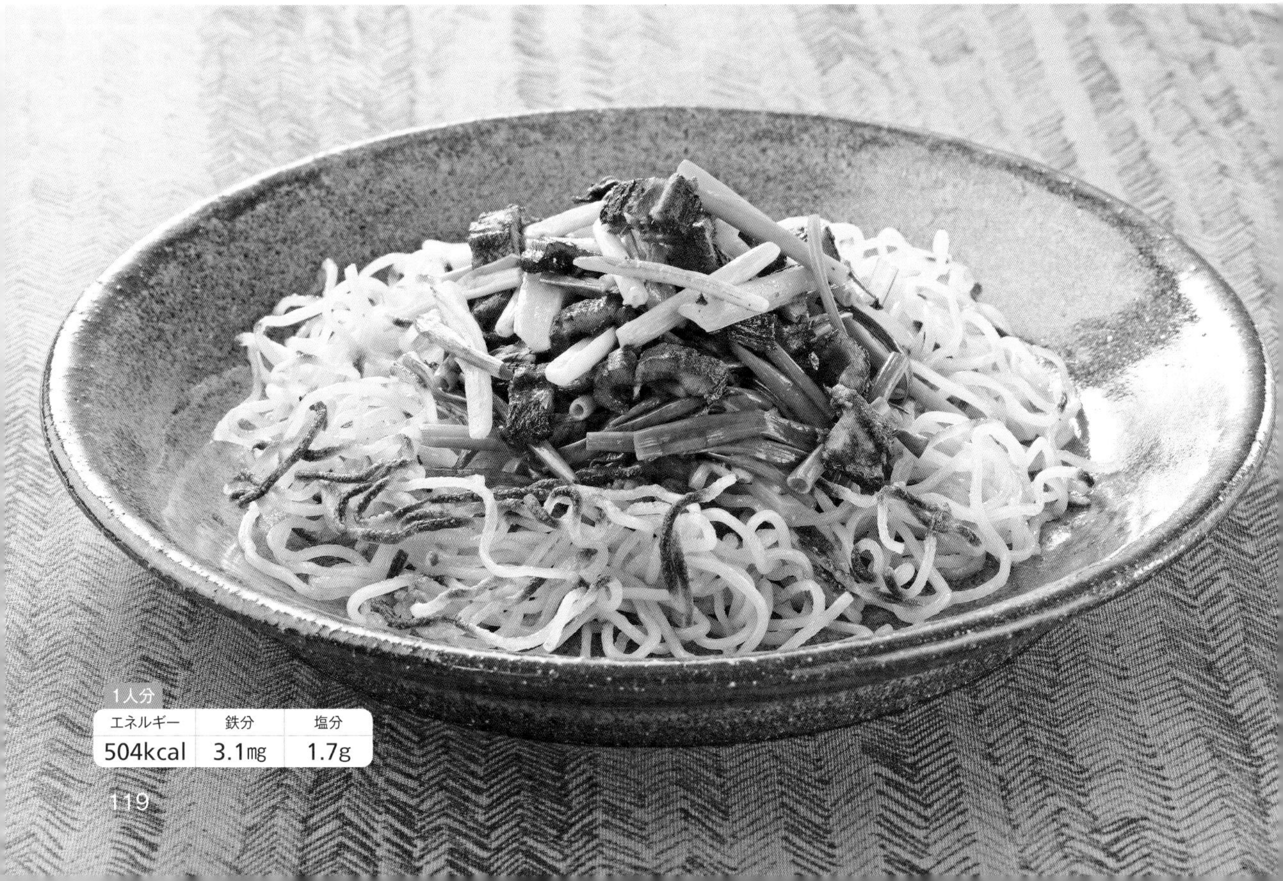

1人分

| エネルギー | 鉄分 | 塩分 |
|---|---|---|
| 504kcal | 3.1mg | 1.7g |

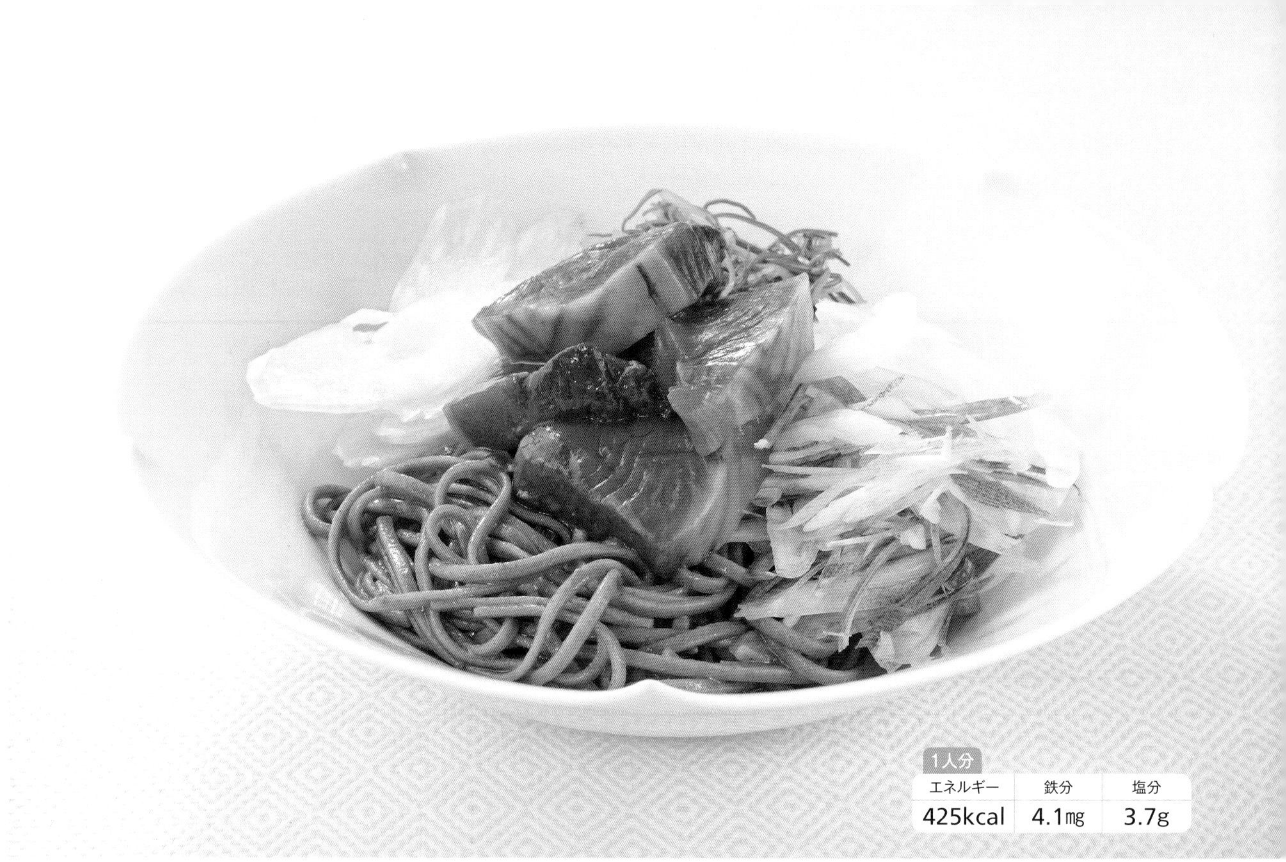

1人分

| エネルギー | 鉄分 | 塩分 |
|---|---|---|
| 425kcal | 4.1mg | 3.7g |

鉄分の多いそばを使った和風味

# かつおのビビン麺

15分

**[材料（2人分）]**

| | |
|---|---|
| そば（乾麺） | 150g |
| かつお（刺身用・さく） | 150g |
| A ごま油 | 小さじ1 |
| 塩・こしょう | 各少々 |
| おかひじき | 50g |
| みょうが | 2個（40g） |
| 玉ねぎ（薄切り） | 25g |
| セロリ（斜め薄切り） | 40g |
| B おろしにんにく | 少々 |
| おろししょうが | 小さじ1 |
| コチュジャン | 大さじ1 |
| しょうゆ | 小さじ2 |
| 砂糖・ごま油 | 各小さじ1 |

**[作り方]**

準備

1 **かつお**は7～8mm幅に切り、Aをからめ下味をつける（写真）。**おかひじき**は色よくゆで、冷水にとる。水気をしぼり4cm長さに切る。

2 **みょうが**は縦半分、斜め薄切りにする。**みょうが、玉ねぎ、セロリ**を冷水にさらしパリッとさせ、水気をきる。

混ぜる・仕上げる

3 Bを混ぜ合わせておく。

4 **そば**をゆでて湯をきり、冷水でしっかりと洗って水気をよくきる。

5 4を3で和えて盛りつけ、1、2を形よくのせる。食べるときによく混ぜる。

**[おすすめ献立例]**

＋うずらの卵のピクルス

→p.130

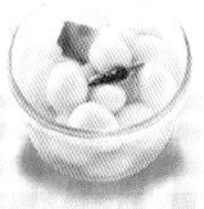

＋かぶの葉と油揚げの煮びたし

→p.87

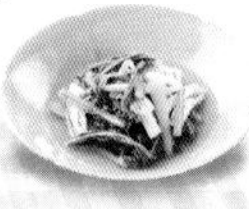

**調理のコツ!**

かつおは、春先の初がつおと秋以降の戻りがつおで、脂質量が変わります。戻りがつおの方が脂質量が高くなります。

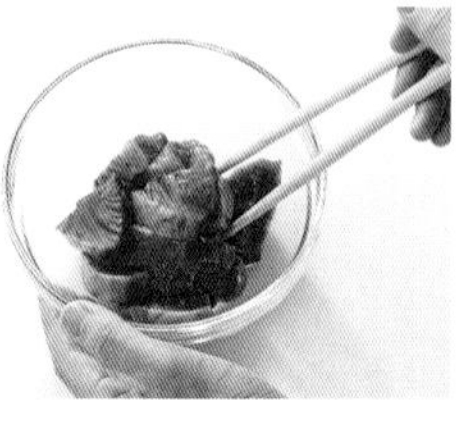

焼いた油揚げが香ばしいそば

# きざみ揚げと水菜のそば

かんたん　10分

**[材料（2人分）]**

| | |
|---|---|
| そば（乾麺） | 150g |
| 油揚げ | 1枚（40g） |
| 水菜 | 150g |
| A だし汁 | 400ml |
| 塩 | 小さじ1 |
| しょうゆ | 小さじ½ |
| みりん | 大さじ2 |

**[作り方]**

準備

1 **油揚げ**はひとゆでし、油抜きしたあと、焼き網でこんがりと焼いて1cm幅に切る。

2 **水菜**は6～7cm長さに切る。

3 Aを鍋に合わせて煮立て、2をひと煮させてとり出す。

仕上げる

4 **そば**をゆで（写真）、冷水で洗ったあと、熱湯にくぐらせて温める。

5 器にそばを入れ、1、**水菜**をのせて3の汁を注ぐ。

**[おすすめ献立例]**

＋あさりとそら豆のぬた

→p.85

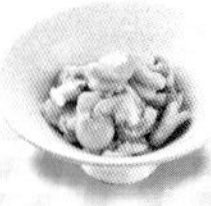

＋かつおの角煮

→p.131

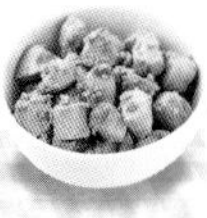

**鉄分アップ のコツ!**

そばは、うどんと比べて倍以上の鉄分を含みます。またルチンという成分が含まれており、毛細血管を強くする効果も。

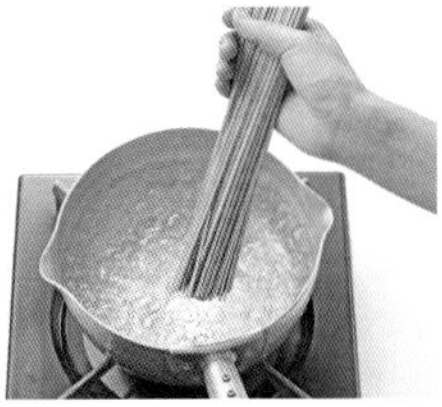

1人分

| エネルギー | 鉄分 | 塩分 |
|---|---|---|
| 375kcal | 4.2mg | 3.5g |

※かけつゆは50%残す前提で計算しています。

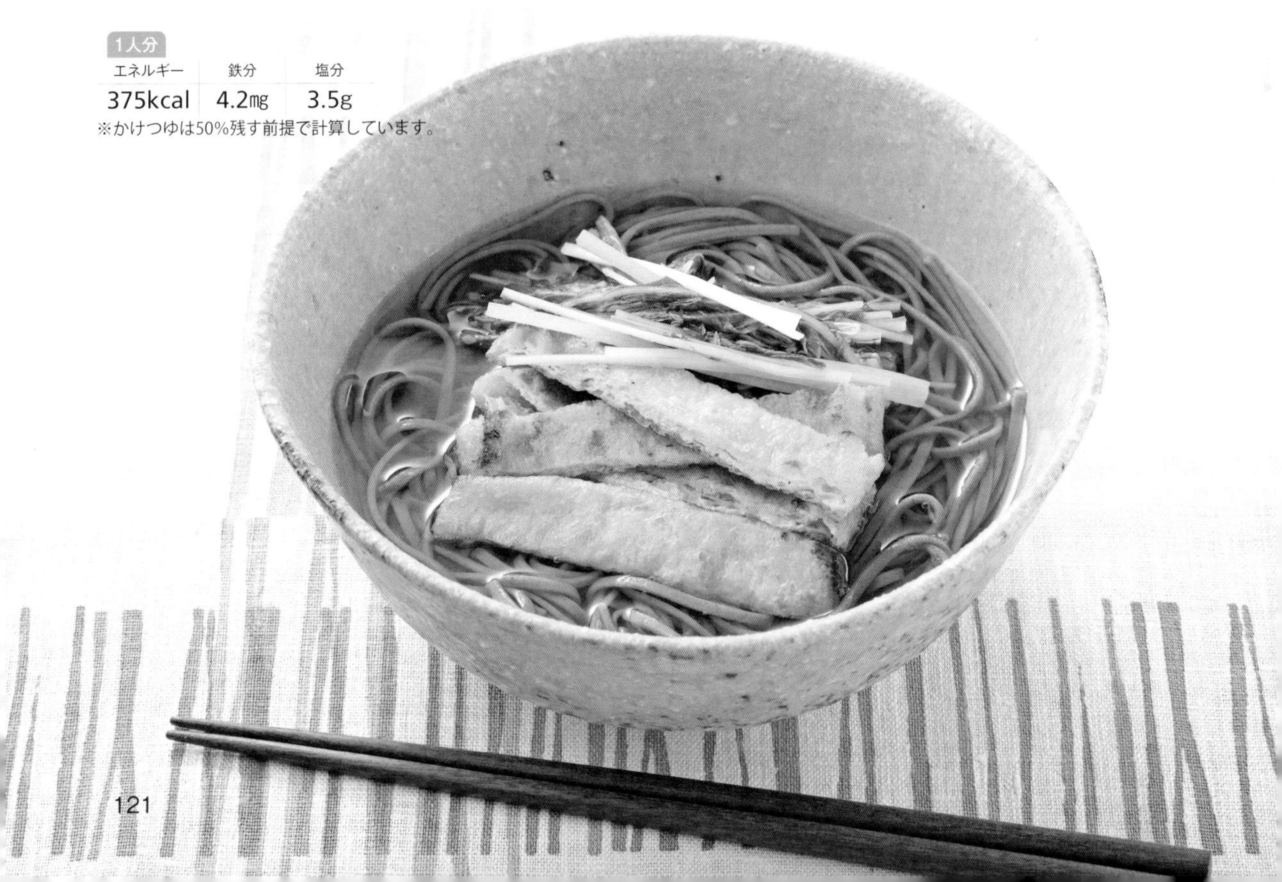

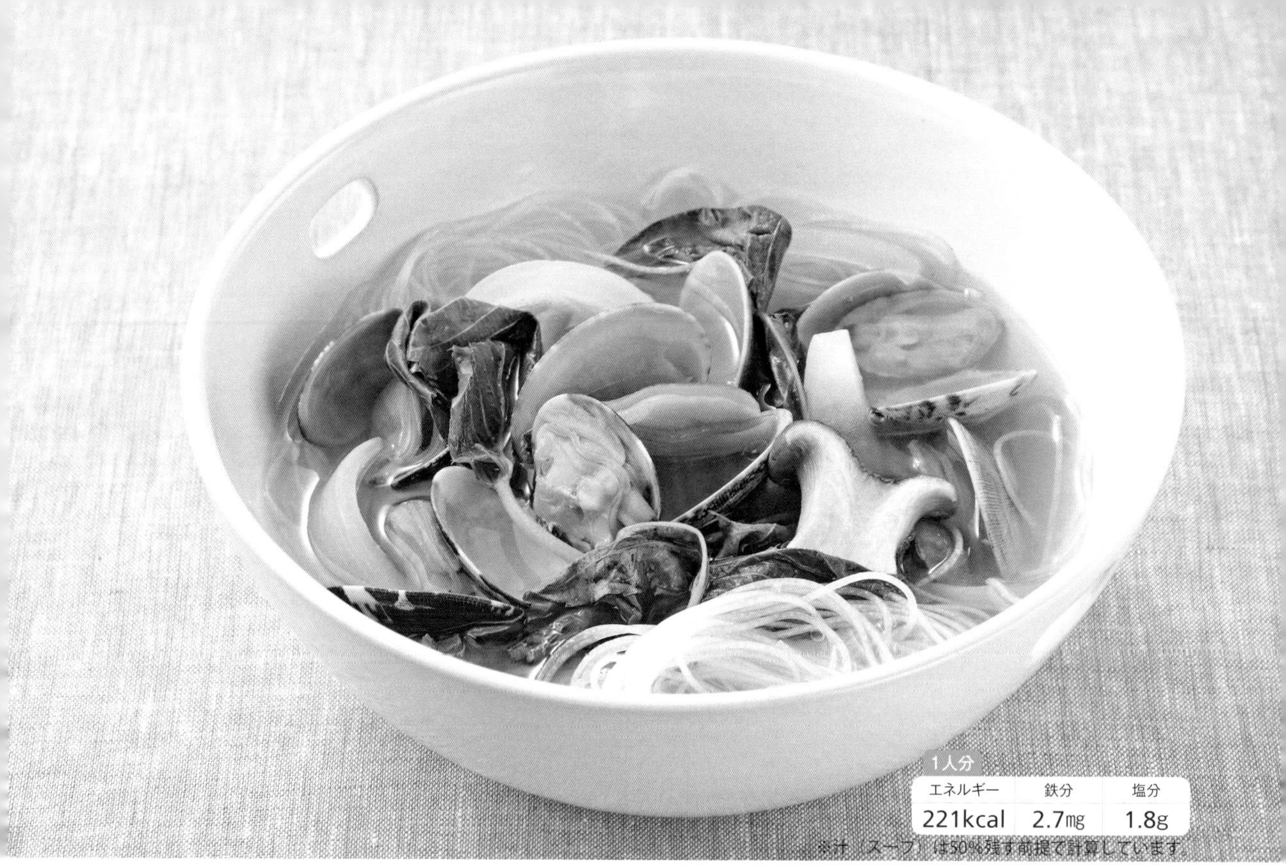

1人分

| エネルギー | 鉄分 | 塩分 |
|---|---|---|
| 221kcal | 2.7㎎ | 1.8g |

※汁（スープ）は50%残す前提で計算しています。

あさりのうま味がとけだしたスープもおいしい

# あさりとモロヘイヤの汁ビーフン

かんたん　10分

**[材料（2人分）]**

| | |
|---|---|
| ビーフン（乾麺） | 100g |
| 玉ねぎ | 50g |
| エリンギ | 50g |
| あさり（殻つき・砂出ししたもの） | 250g |
| 酒 | 大さじ2 |
| A 湯 | 400ml |
| チキンブイヨン（固形） | 1個 |
| モロヘイヤ（葉） | 40g |
| 塩・こしょう | 各少々 |

**[作り方]**

準備

1 鍋に湯（分量外）を煮立ててビーフンを入れる。火を止め3～4分おいて、湯をきっておく。

2 玉ねぎは1cm幅に切る。エリンギはひと口大に切る。

煮る・仕上げる

3 鍋にあさり、酒を入れてふたをし、中火にかける。蒸し煮にし、あさりの口が開いたらとり出す（写真）。

4 3の残った蒸し汁にAを加えて煮立て、2を加えて火を通す。モロヘイヤを加えてひと煮して、塩、こしょうで味をととのえる。

5 器に1を入れ、あさりをのせ4を注ぐ。

**[おすすめ献立例]**

＋赤貝とピーマンのナンプラー和え

→p.91

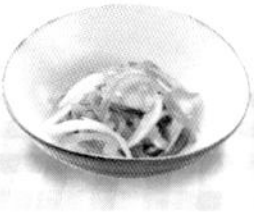

＋鶏レバーのみそ煮

→p.128

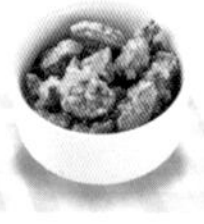

**鉄分アップ のコツ！**

鉄分たっぷりのあさりを酒蒸しにします。その際にできるうま味と栄養素が含まれた煮汁もスープとして使います。

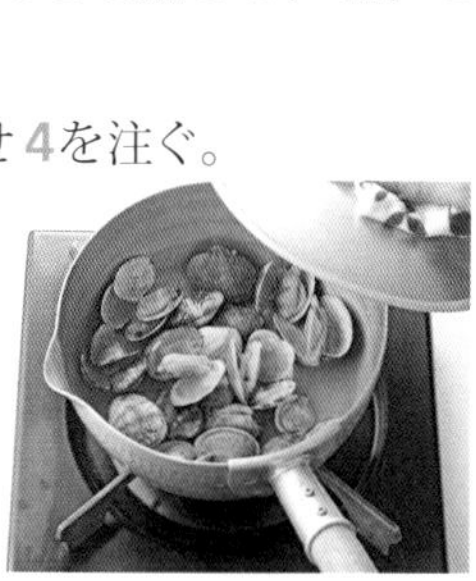

鉄分たっぷりの人気の韓国おかず

# 塩もみ春菊となまりぶしと高菜のチヂミ

20分（おいておく時間は含まず）

**[材料（2人分）]**

| | |
|---|---|
| A 卵 | 1個 |
| 水 | 100ml |
| 小麦粉 | 50g |
| 塩 | 少々 |
| なまりぶし | 50g |
| きざみ高菜漬け | 20g |
| 黒炒りごま | 大さじ1 |
| 春菊 | 100g |
| 塩 | 少々 |
| サラダ油 | 大さじ1 |

**[作り方]**

準備

1 Aをなめらかになるように混ぜ、20分おく。

2 **なまりぶし**は細かくほぐす。**春菊**は軸のほうから細かくきざむ。塩でもんでしんなりさせ、水気をしぼる。

3 1に高菜、ごま、2を加えよく混ぜる（写真）。

焼く

4 フライパンに油を中火で熱し、3を流し入れる。ふたをして弱火で7～8分焼く。返して両面こんがりと焼き、食べやすい大きさに切る。

**[おすすめ献立例]**

＋モロヘイヤと豚しゃぶのグレープフルーツ和え

→p.83

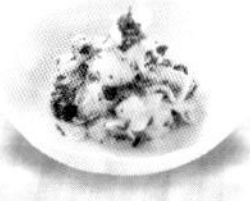

＋しじみと青ねぎのスープ

→p.102

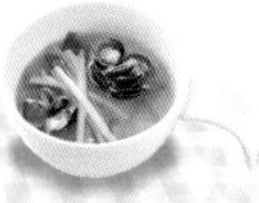

**鉄分アップ** のコツ!

生地には、なまりぶし、高菜、春菊、ごまが入っています。これらはどれも鉄分が豊富な食材。食べるだけで、鉄分アップ。

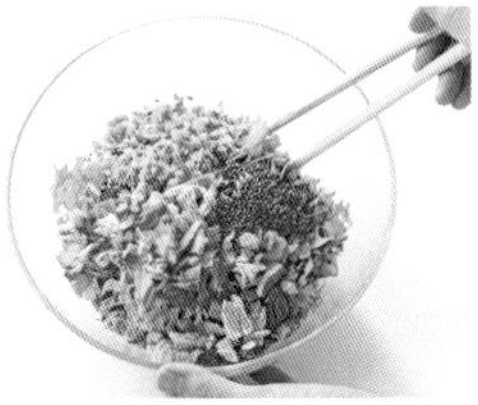

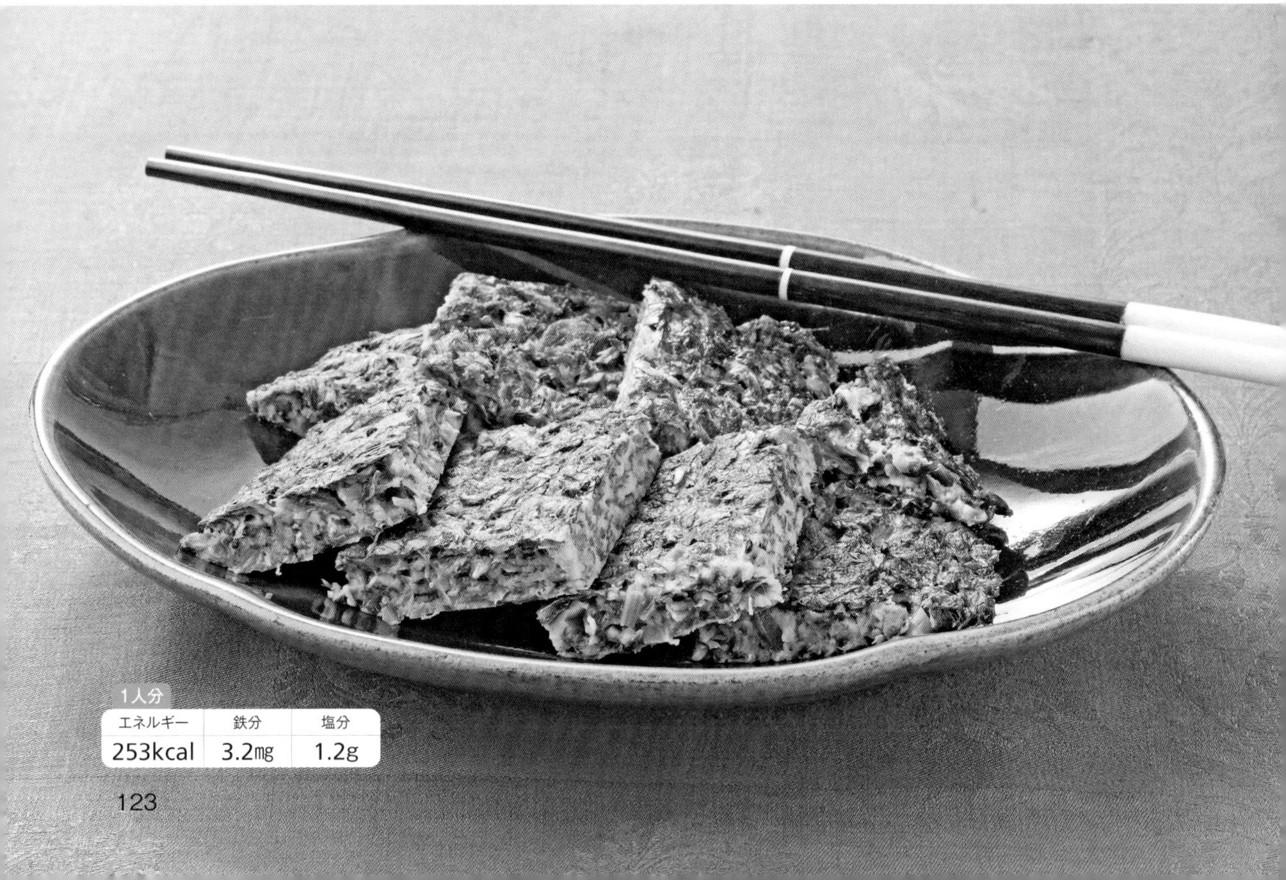

1人分

| エネルギー | 鉄分 | 塩分 |
|---|---|---|
| 253kcal | 3.2mg | 1.2g |

column
4

# 外食をするときのポイントは?

仕事の都合などで、どうしても外食が多いというケースもあるでしょう。外食でメニューを選ぶとき、意識して選ばないとついカロリーやボリュームに気を配ることになってしまい、ビタミンやミネラルは二の次になります。これはよくありません。

選びたいのは**全体の品数が多い定食風のもの**。足りなければ単品料理を追加します。

### コンビニ食も工夫して

コンビニ食ですと定食風の弁当であっても、揚げ物が多く、ご飯もやや多め。その割に野菜が極めて少ない。つまり脂質、糖質過多になりやすいのです。

これに野菜を増やす、たんぱく質やミネラルも増やす、となると、単品組み合わせのほうが確実です。おにぎりと冷や奴におひたし、果物を加えるとか、サンドイッチにサラダ、そしてヨーグルトを追加するなど工夫しましょう。

和食なら、刺身定食や焼き魚定食に果物などを追加。洋食は脂質の多いバターやクリームで満腹感が出てしまうフレンチではなく、イタリアンかスペイン料理で、これにも野菜料理を追加。中華ならレバニラ炒めやチンジャオロースの定食などがよいでしょう。

飲み会などで居酒屋へ行ったときも、鉄分の多いレバーや赤身魚に、ビタミンCが豊富な野菜、果物の料理をプラス。これに豆類、貝類のおつまみをきちんととれば、より「健康的」な食事となります。鉄の代謝で負担のかかる肝臓をいたわるためにも、もちろんお酒の量はほどほどにします。

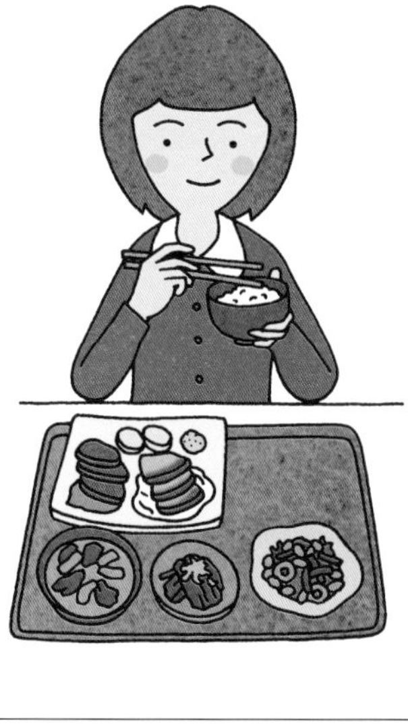

常備しておくと手軽に
鉄分補給できる、もう一品！

# もう一品（常備菜／デザート）レシピ

作りおきができる常備菜を12品紹介。
鉄分をもう少し追加したいときに便利です。
食後のデザートも6品紹介します。

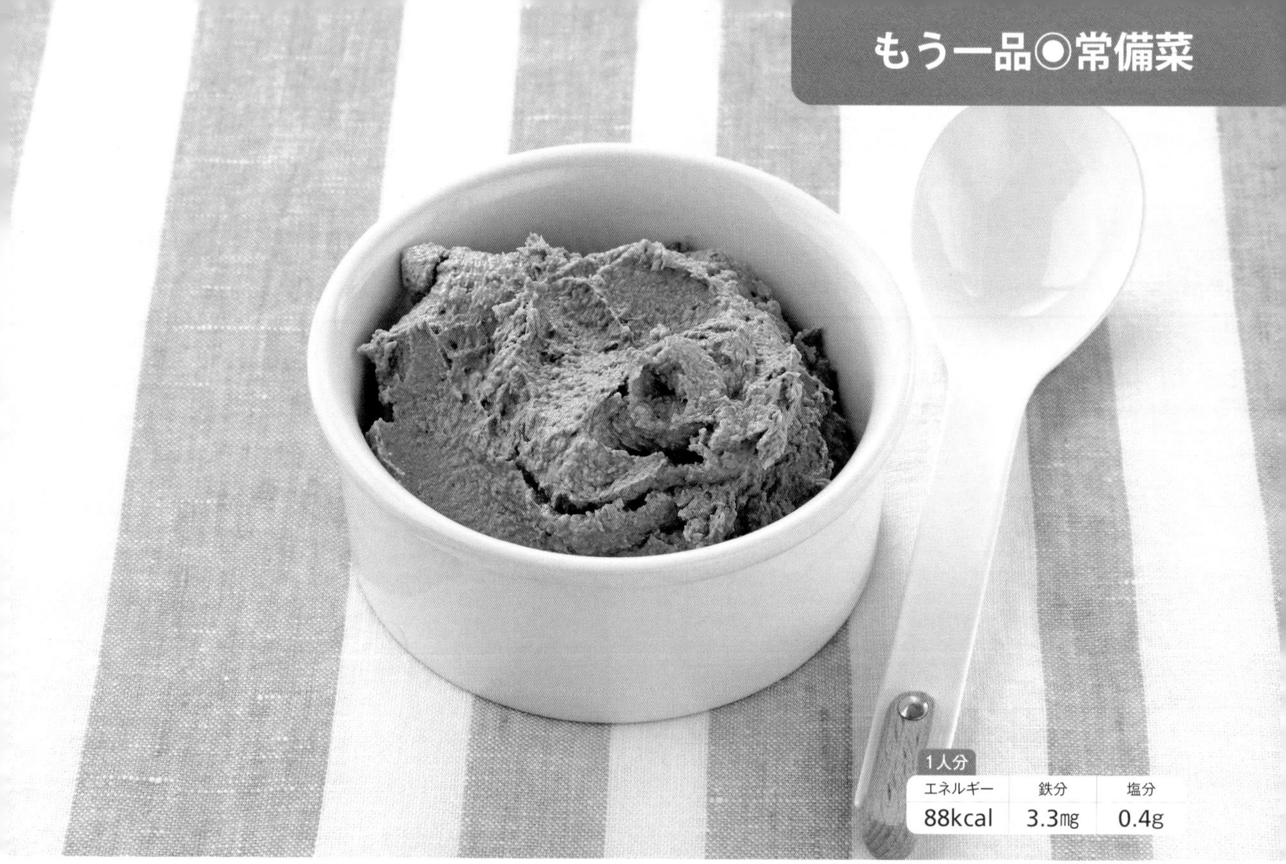

1人分

| エネルギー | 鉄分 | 塩分 |
|---|---|---|
| 88kcal | 3.3mg | 0.4g |

パンにぬって食べれば、たちまち鉄分アップ

# 鶏レバーペースト

作りおき　40分

**[材料(6人分)]**

| | |
|---|---|
| 鶏レバー | 200g |
| 玉ねぎ | 50g |
| にんにく(つぶしたもの) | ½かけ分 |
| オリーブ油 | 大さじ½ |
| A 白ワイン | 50ml |
| ローリエ | ½枚 |
| タイム・オレガノ | 各少々 |
| しょうゆ | 大さじ½ |
| こしょう | 少々 |
| 生クリーム(脂肪分32%) | 50ml |
| 塩・こしょう | 各少々 |

**[作り方]**

準備・炒める・煮る

**1** **鶏レバー**はひと口大、**玉ねぎ**は薄切りにする。

**2** フライパンににんにく、油を入れ中火で熱し、**鶏レバー**を炒める。こんがりとしたら**玉ねぎ**を加えて炒め、**A**を加える。ふたをして15～20分蒸し煮にして火を通す。ふたをとり、汁気がなくなるまで煮る。

混ぜる

**3** ローリエをとりのぞき、あら熱をとる。フードプロセッサーにかけてペースト状にし、生クリームを混ぜ、塩、こしょうで味をととのえる。

常備しておけば、手軽に鉄分がとれる

# 大根の葉とじゃこのふりかけ

作りおき　20分

**[材料(6人分)]**

| | |
|---|---|
| ちりめんじゃこ | 20g |
| 大根の葉 | 150g |
| 卵 | 1個 |
| 塩 | 少々 |
| ごま油 | 小さじ1 |

※大根の葉の代わりに、ほうれん草や小松菜でもおいしくできます。

**[作り方]**

準備

**1** **じゃこ**はフライパンでかりかりに炒ってとり出す。

**2** **大根の葉**は色よくゆで、冷水にとる。水気をしぼり細かくきざむ。

炒る・混ぜる

**3** **2**をフライパンで炒りつけてぱらぱらにする。**じゃこ**を戻し、**卵**を溶いて流し入れ、よく混ぜてぱらぱらにする。

**4** **塩**で味をととのえ、**ごま油**をふり入れる。

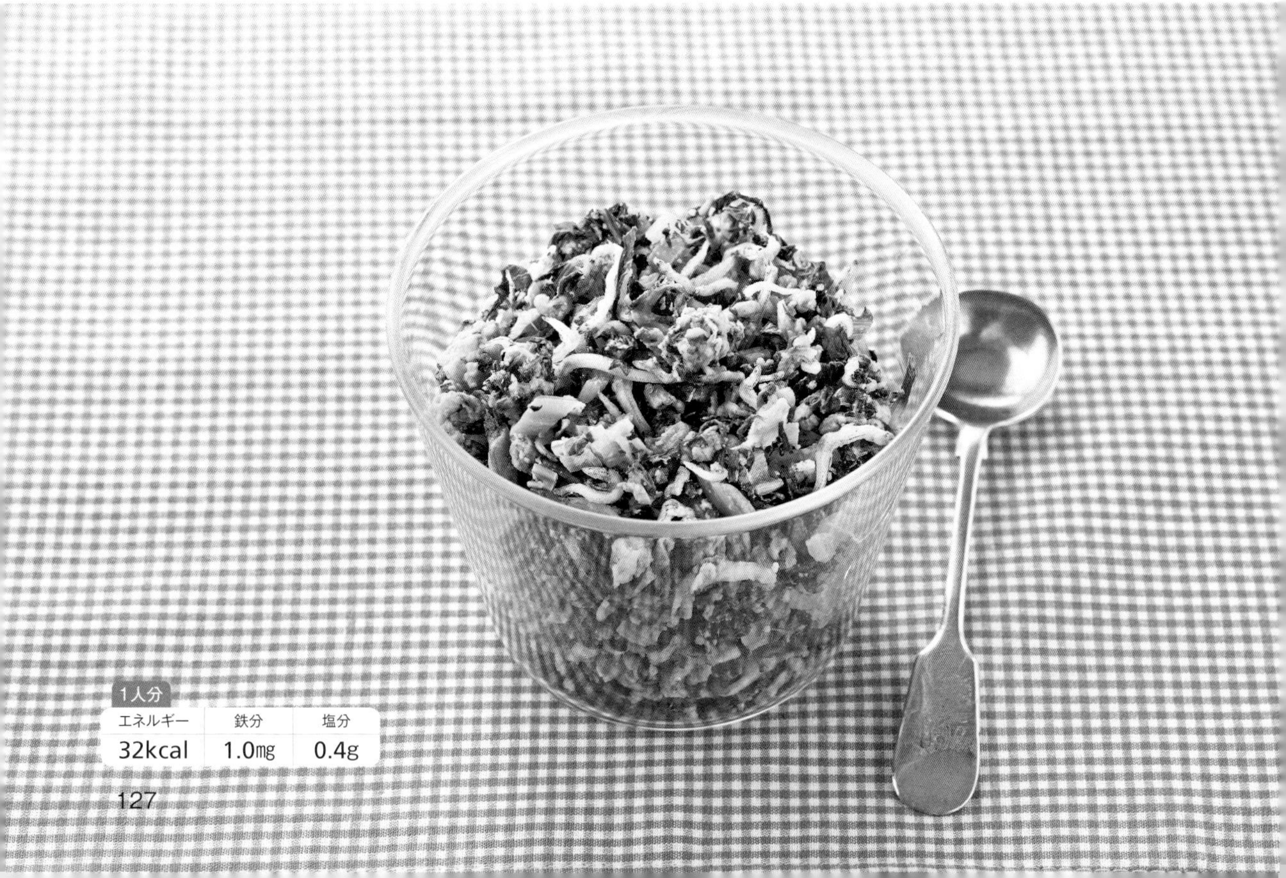

1人分

| エネルギー | 鉄分 | 塩分 |
|---|---|---|
| 32kcal | 1.0mg | 0.4g |

# ひよこ豆とごまのペースト

作りおき　20分

**[材料(6人分)]**

| | |
|---|---|
| ひよこ豆(缶詰) | 150g |
| A 白すりごま | 15g |
| オリーブ油 | 大さじ1 |
| レモン汁 | 大さじ½ |
| おろしにんにく | 少々 |
| 塩·こしょう | 各少々 |
| タイム | 少々 |

**[作り方]**

準備

**1** ひよこ豆は缶汁ごと鍋に入れ、3～4分煮立てて温める。

仕上げる

**2** **1**の汁気をきり(汁も使うのでとっておく)、木べらなどでなめらかにつぶし、汁を加えぽってりとした固さにする。

**3** あら熱がとれたら**A**を加えて混ぜる。

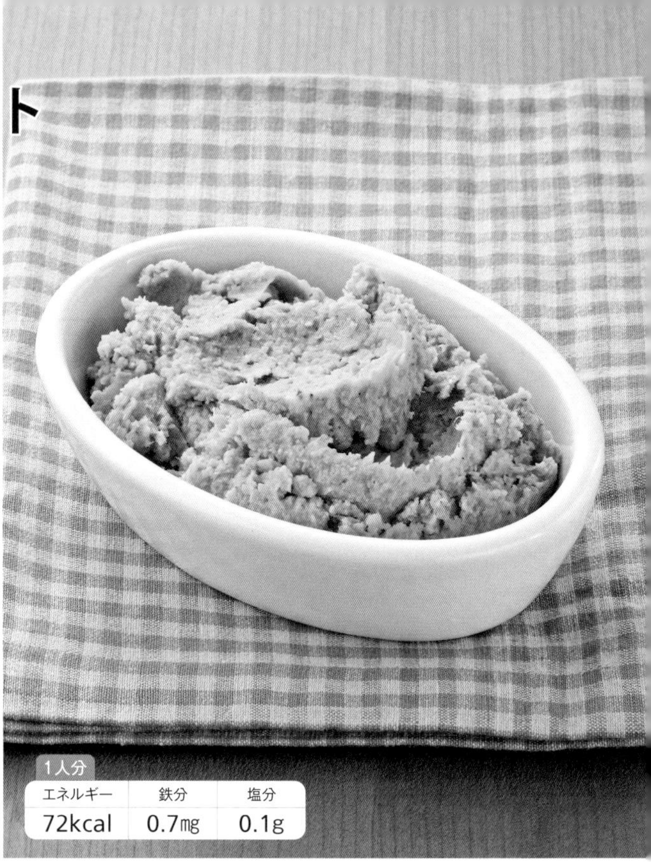

1人分

| エネルギー | 鉄分 | 塩分 |
|---|---|---|
| 72kcal | 0.7mg | 0.1g |

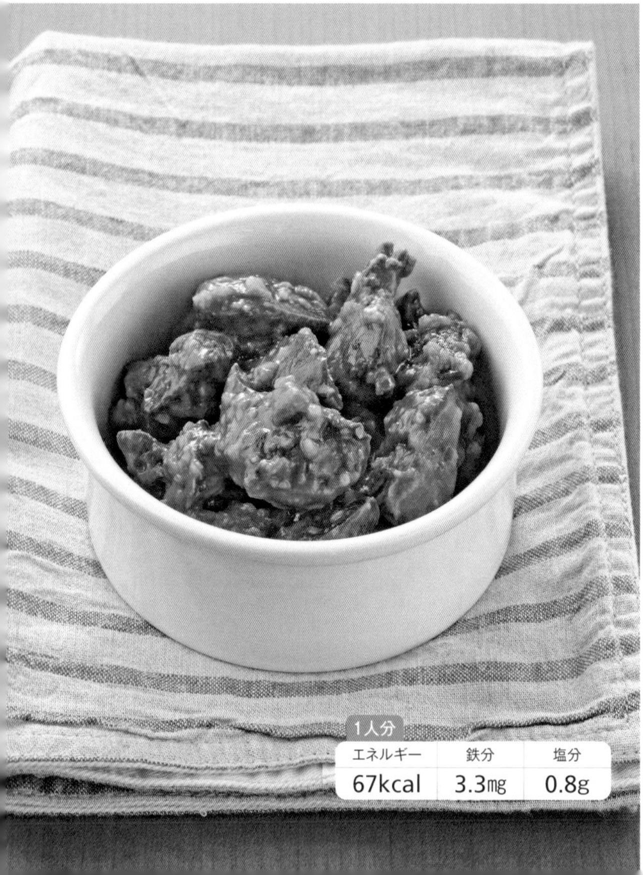

1人分

| エネルギー | 鉄分 | 塩分 |
|---|---|---|
| 67kcal | 3.3mg | 0.8g |

# 鶏レバーのみそ煮

作りおき　30分

**[材料(6人分)]**

| | |
|---|---|
| 鶏レバー | 200g |
| しょうが(みじん切り) | 20g |
| A 砂糖 | 大さじ1 ½ |
| 酒 | 50ml |
| 湯 | 150ml |
| みりん | 大さじ½ |
| みそ | 大さじ2 |

**[作り方]**

準備・煮る

**1** 鶏レバーはひと口大に切る。

**2** 鍋に**A**を合わせて中火にかけ、煮立ったところに**1**と**しょうが**を加え、再び煮立ったら弱火にする。時々混ぜながら、ほとんど汁気がなくなるまで煮る。

# 豚レバーのしょうゆ煮

作りおき 30分 (冷ます時間は含ます)

**[材料(6人分)]**

| | | |
|---|---|---|
| | 豚レバー | 200g |
| | しょうが(薄切り) | 3枚 |
| | にんにく(つぶしたもの) | ½かけ分 |
| A | しょうゆ | 50ml |
| | 酒 | 50ml |
| | みりん | 50ml |
| | 湯 | 250ml |

**[作り方]**

煮る

1 鍋にAを合わせ、中火で煮立てる。豚レバー、しょうが、にんにくを入れ、落としぶたをし30分煮る。

仕上げる

2 火が通ったら、そのまま冷ます。

3 食べやすく切り、煮汁に戻して保存する。

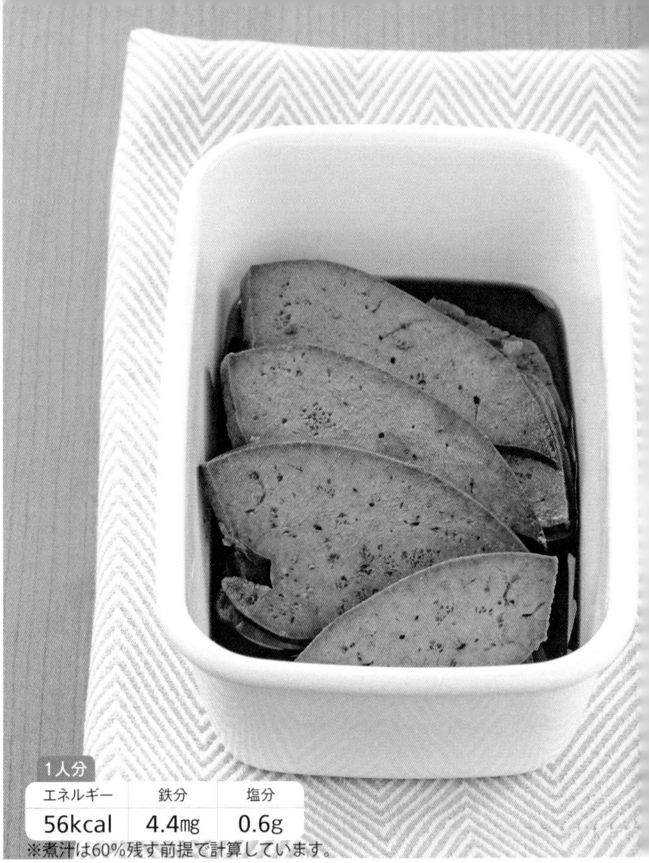

1人分

| エネルギー | 鉄分 | 塩分 |
|---|---|---|
| 56kcal | 4.4mg | 0.6g |

※煮汁は60%残す前提で計算しています。

# 牛肉と松の実のふりかけ

作りおき 20分 (煮る時間は含まず)

**[材料(6人分)]**

| | | |
|---|---|---|
| | 牛もも赤身肉(5mm厚さ) | 200g |
| A | しょうゆ | 大さじ1 |
| | 砂糖 | 大さじ1 |
| | 湯 | 400ml |
| | 紅しょうが | 20g |
| | 松の実 | 20g |

**[作り方]**

煮る

1 鍋にAを合わせて中火で煮立て、牛肉を入れる。煮立ったら弱火にし、あくをとる。牛肉がやわらかくなり、ほとんど汁気がなくなるまで50～60分煮る。

2 1をすり鉢ですりつぶし、ぽろぽろにする。

炒る・仕上げる

3 2をフライパンに移し、弱火でぱらぱらに炒る。

4 紅しょうがはよく汁気をきってみじん切りにする。

5 3に4、松の実を混ぜる。

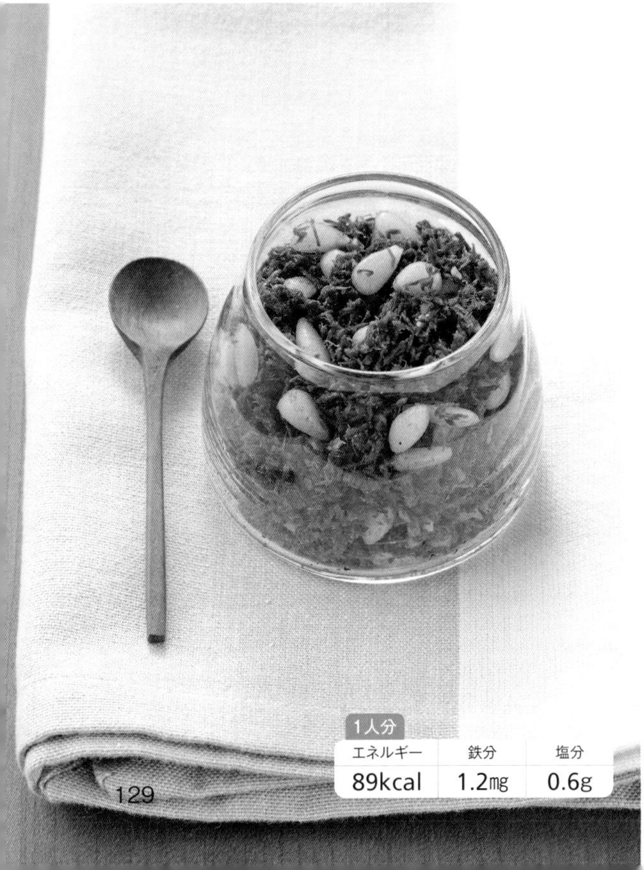

1人分

| エネルギー | 鉄分 | 塩分 |
|---|---|---|
| 89kcal | 1.2mg | 0.6g |

# ひじきのマリネ

かんたん　作りおき　10分（ひじきを水で戻す時間は含まず）

**[材料（6人分）]**

| | |
|---|---|
| ひじき（乾物） | 20g |
| にんじん | 30g |
| 玉ねぎ | 50g |
| オリーブ油 | 大さじ1 |

| | | |
|---|---|---|
| A | 酢 | 大さじ3 |
| | しょうゆ | 大さじ1 |
| | みりん | 大さじ1 |
| | 白ワイン | 大さじ2 |
| | こしょう | 少々 |

**[作り方]**

準備

1 ひじきは水（分量外）に20分つけて戻す。洗って水気を切る。

2 にんじんはせん切り、玉ねぎは薄切りにする。

炒める・漬ける

3 フライパンに油を中火で熱し、1を炒める。水気がとんで油がなじんだら火を止める。

4 Aを合わせ、3を漬ける。冷めたら2を合わせる。

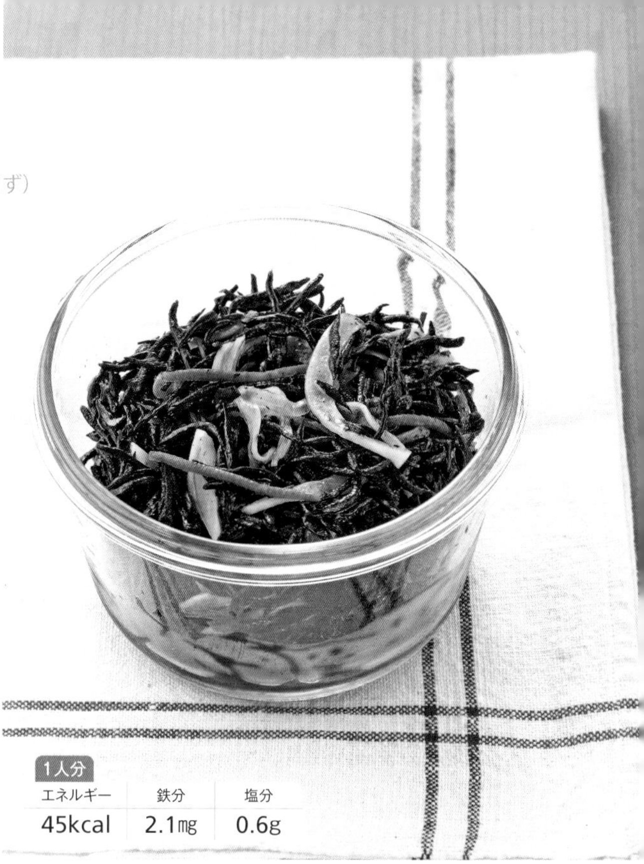

1人分

| エネルギー | 鉄分 | 塩分 |
|---|---|---|
| 45kcal | 2.1mg | 0.6g |

# うずらの卵のピクルス

かんたん　作りおき　10分（漬けこむ時間は含まず）

**[材料（4人分）]**

| | | |
|---|---|---|
| | うずらの卵 | 20個 |
| A | 砂糖 | 大さじ½ |
| | 塩 | 小さじ¼ |
| | ローリエ | ½枚 |
| | 赤唐辛子（ちぎる） | 1本 |
| | 水 | 50ml |
| | 酢 | 100ml |

**[作り方]**

準備・漬ける

1 小鍋にAを合わせて中火にかけ、塩、砂糖を煮溶かす。冷まして酢を加える。

2 うずらの卵はゆでて殻をむく。水気をきって、1に漬け、ひと晩おく。

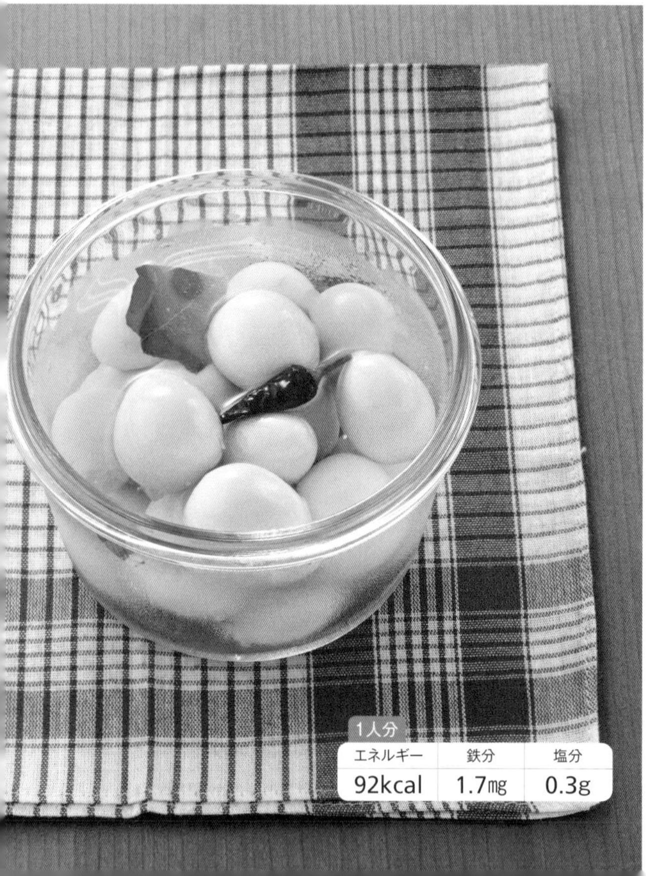

1人分

| エネルギー | 鉄分 | 塩分 |
|---|---|---|
| 92kcal | 1.7mg | 0.3g |

# かつおの角煮

作りおき　30分

**[材料（6人分）]**

| | |
|---|---|
| かつお（刺身用） | 200g |
| A 砂糖 | 大さじ1 |
| 　しょうゆ | 大さじ2 |
| 　酒 | 大さじ2 |
| 　湯 | 100ml |
| しょうが（みじん切り） | 20g |

**[作り方]**

準備・煮る

1 かつおは2cm角に切る。

2 鍋にAを合わせ中火で煮立てる。1、しょうがを入れ、再び煮立ったら少し火を弱め、落としぶたをする。時々混ぜて、ほとんど汁気がなくなるまで煮る。

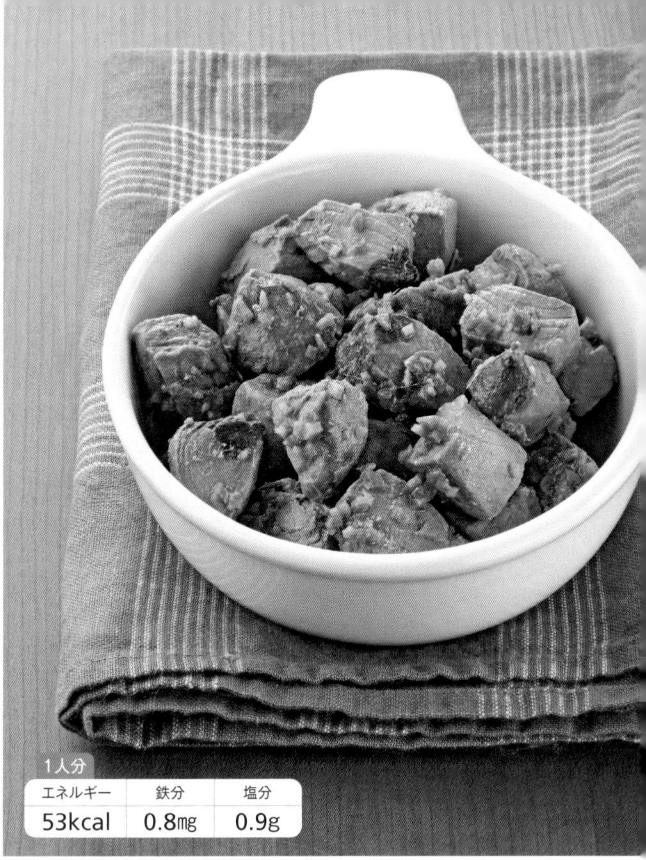

1人分

| エネルギー | 鉄分 | 塩分 |
|---|---|---|
| 53kcal | 0.8mg | 0.9g |

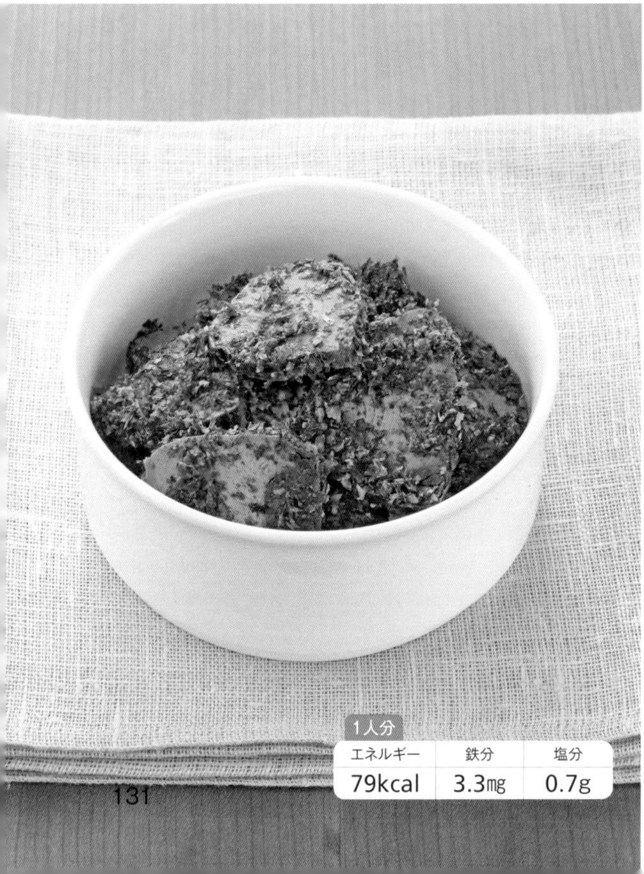

1人分

| エネルギー | 鉄分 | 塩分 |
|---|---|---|
| 79kcal | 3.3mg | 0.7g |

# なまりぶしのとくさ煮

作りおき　30分

※黒っぽい緑色を「とくさ色」といい、仕上げに青のりをまぶす料理のことをとくさ煮といいます。

**[材料（6人分）]**

| | |
|---|---|
| なまりぶし | 200g |
| ごま油 | 大さじ½ |
| A 酒 | 大さじ1 |
| 　湯 | 200ml |
| 　しょうゆ | 大さじ1 |
| 　砂糖 | 大さじ1 |
| 青のり | 大さじ4 |

**[作り方]**

準備・煮る

1 なまりぶしは7～8mm幅に切る。

2 フライパンに油を中火で熱し、1を焼きつける。こんがりとしたらAを加え、再び煮立ったら少し火を弱め、落としぶたをする。

3 時々混ぜ、ほとんど汁気がなくなるまで煮る。

まぶす

4 バットに青のりを広げておき、3のなまりぶしを移し入れ、全体にまぶす。

# 大豆のしょうゆ漬け

作りおき　20分（漬けこむ時間は含まず）

**［材料（8人分）］**

| | |
|---|---|
| 大豆（乾物） | 150g |
| A だし汁 | 100ml |
| しょうゆ | 50ml |
| みりん | 50ml |
| 赤唐辛子 | 1本 |

**［作り方］**

準備

1 鍋にAを合わせ、ひと煮立ちさせておく。

2 大豆はさっと洗って水気をきる。

炒る・漬ける

3 フライパンを弱火にかけて2を入れ、大豆がうすく色づき、皮がはじけてくるまでしっかりと炒る。

4 3を1に漬け、ひと晩おく。

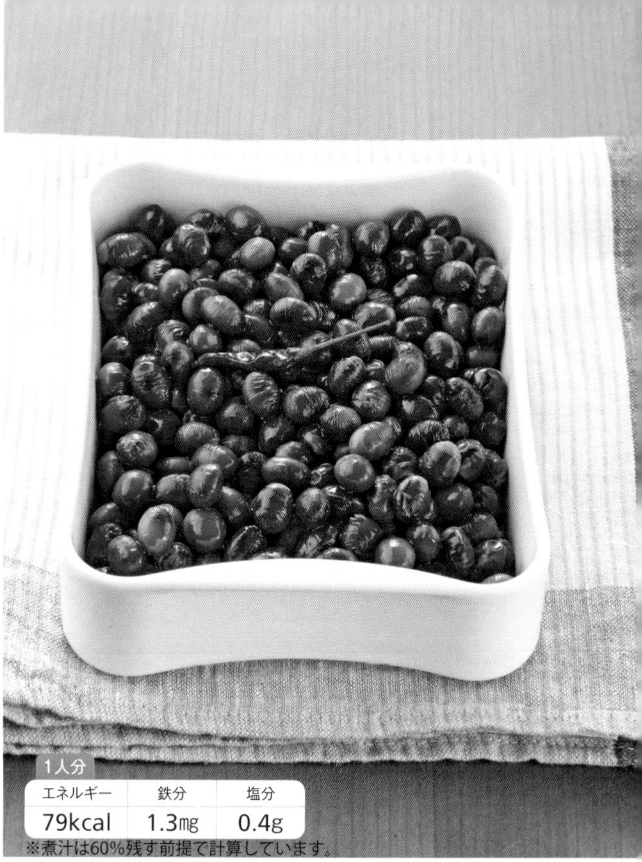

1人分

| エネルギー | 鉄分 | 塩分 |
|---|---|---|
| 79kcal | 1.3mg | 0.4g |

※煮汁は60%残す前提で計算しています。

# そら豆の含め煮

作りおき　40分

**［材料（6人分）］**

| | |
|---|---|
| そら豆 | 250g |
| A だし汁 | 250ml |
| しょうゆ | 小さじ2 |
| みりん | 大さじ1 |

**［作り方］**

準備・煮る

1 そら豆は薄皮に切り込みを入れる。

2 鍋にAを合わせ、中火で煮立てる。1を入れ、再び煮立ったら少し火を弱める。落としぶたをし、薄皮もやわらかくなるまで30～40分煮る。

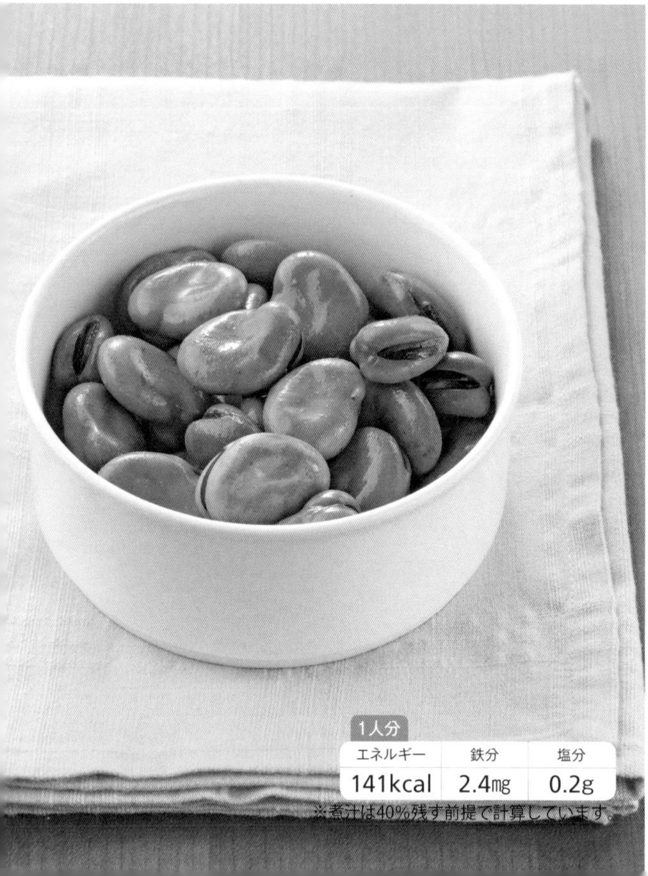

1人分

| エネルギー | 鉄分 | 塩分 |
|---|---|---|
| 141kcal | 2.4mg | 0.2g |

※煮汁は40%残す前提で計算しています。

# 黒ごまミルクプリン

かんたん　10分

（冷蔵庫で冷やす時間は含まず）

**［材料（4人分）］**

| | |
|---|---|
| 粉ゼラチン | 5g |
| 冷水 | 大さじ3 |
| 牛乳 | 300ml |
| 砂糖 | 30g |
| 黒練りごま | 大さじ4 |
| A ハチミツ | 大さじ2 |
| 　湯 | 大さじ4 |
| 　クコの実 | 20粒（4g） |

**［作り方］**

**準備・煮る**

1 冷水にゼラチンをふり入れ、戻す。

2 鍋に**牛乳**、砂糖、1を入れて温め、煮立てないように煮溶かす。

**混ぜる・仕上げる**

3 ボウルに**練りごま**を入れ、溶きのばすように2を加えて混ぜる。

4 器に3を移し、冷やし固める。

5 Aを合わせて冷やしておき、4にかける。

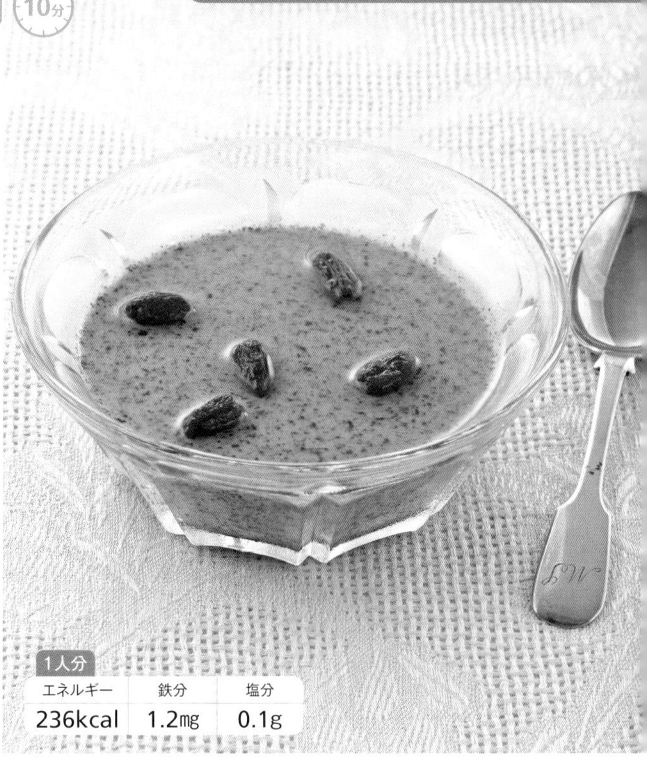

1人分

| エネルギー | 鉄分 | 塩分 |
|---|---|---|
| 236kcal | 1.2mg | 0.1g |

# 草白玉入りぜんざい

20分

**［材料（2人分）］**

| | | | |
|---|---|---|---|
| 小豆 | 60g | 春菊（葉） | 50g |
| 砂糖 | 25g | 白玉粉 | 35g |
| 塩 | 少々 | 水 | 30ml |

**［作り方］**

**ゆでる**

1 小豆は一度ゆでこぼし、やわらかくゆでる。砂糖を加え、ひたひたになるまで煮詰め、塩を加える。

**白玉をつくる**

2 **春菊**はやわらかくゆでる。細かくきざんだあとにすりつぶし、**白玉粉**を加え、分量の水を少しずつ加えてなめらかにこねる。

3 湯を煮立て、2を小さく丸めてゆで、水にとる。

4 1を盛りつけ、水気をきった3を加える。

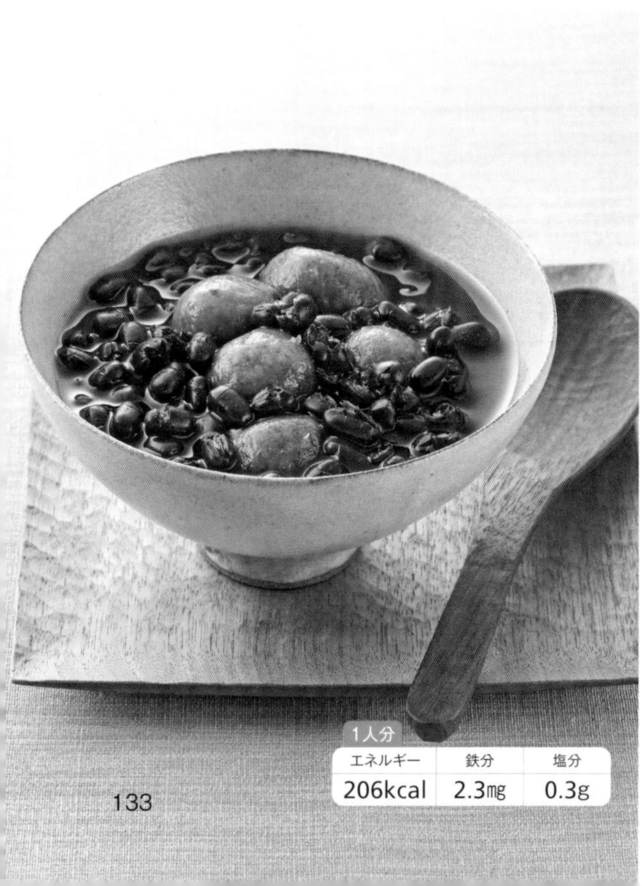

1人分

| エネルギー | 鉄分 | 塩分 |
|---|---|---|
| 206kcal | 2.3mg | 0.3g |

# いちじくのフローズンヨーグルト

かんたん　作りおき　10分（冷凍庫で冷やす時間は含まず）

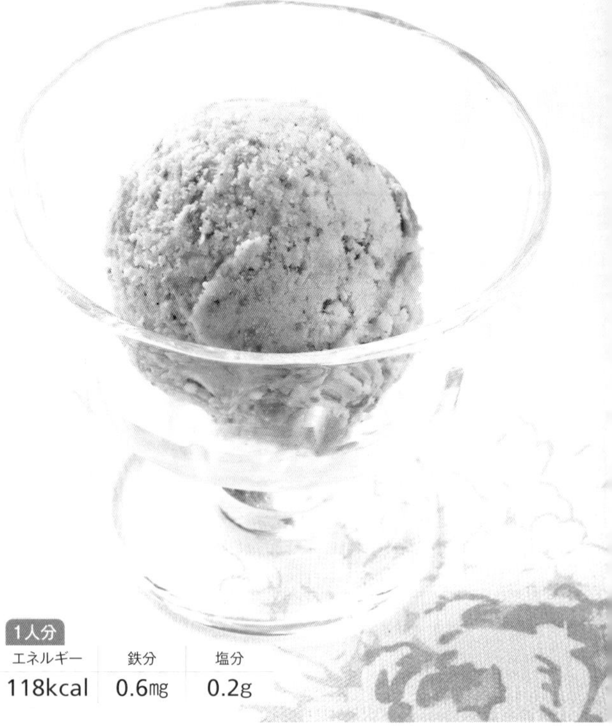

**[材料（2人分）]**

| | |
|---|---|
| 干しいちじく | 50g |
| シナモン（粉） | 小さじ½ |
| A ラム酒 | 小さじ1 |
| 　レモン汁 | 大さじ1 |
| プレーンヨーグルト | 150g |

**[作り方]**

煮る

**1** いちじくは1cm角に切り、ひたひたの水（分量外）、**シナモン**を加えて、汁気がなくなるまでやわらかく煮る。

混ぜる

**2** **1**に**A**をからめ、**ヨーグルト**に混ぜる。

**3** **2**を冷凍庫に入れ、時々よく混ぜながら凍らせる。

1人分

| エネルギー | 鉄分 | 塩分 |
|---|---|---|
| 118kcal | 0.6mg | 0.2g |

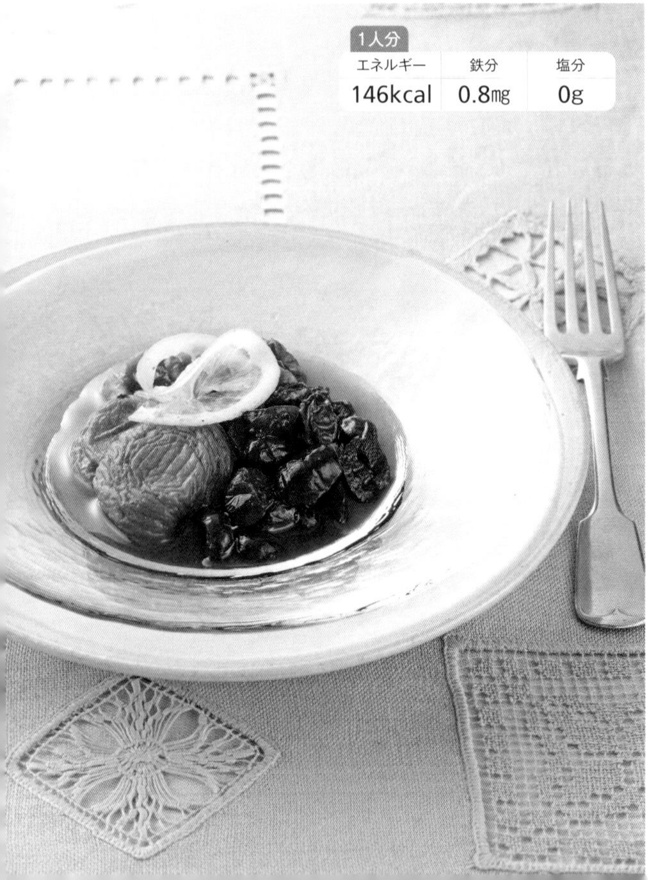

1人分

| エネルギー | 鉄分 | 塩分 |
|---|---|---|
| 146kcal | 0.8mg | 0g |

# ドライフルーツのコンポート

作りおき　20分

**[材料（2人分）]**

| | |
|---|---|
| A シナモンスティック | ½本 |
| 　干しあんず | 30g |
| 　干しぶどう | 30g |
| 　クランベリー（干し） | 30g |
| B ラム酒 | 小さじ1 |
| 　レモン汁 | 大さじ1 |
| レモン（薄切り） | 少々 |

**[作り方]**

煮る

**1** 鍋に**A**を入れ、ひたひたの湯（分量外）を注ぐ。中火にかけて煮立ったら弱火にし、15分煮る。

仕上げる

**2** **フルーツ**がふっくらとやわらかくなったら火を止め、**B**を加える。食べるときに**レモン**を飾る。

# 松の実とピスタチオ入りそばがき

かんたん　10分

**[材料（2人分）]**

| | |
|---|---|
| 松の実 | 20g |
| ピスタチオ（殻をのぞく） | 30g |
| そば粉 | 40g |
| 熱湯 | 60ml |
| A きな粉 | 10g |
| 　黒糖（粉） | 10g |

**[作り方]**

準備

1 ピスタチオはざっときざむ。

2 そば粉に熱湯を注ぎ入れ、手早く混ぜる。松の実とピスタチオを飾り用に少し残して混ぜる。

仕上げる

3 器にAをふって2を盛りつけ、松の実とピスタチオを散らす。

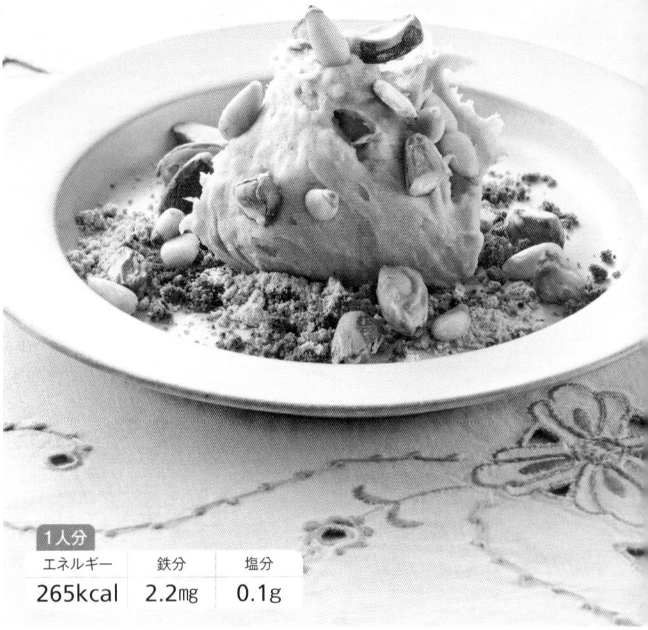

1人分

| エネルギー | 鉄分 | 塩分 |
|---|---|---|
| 265kcal | 2.2mg | 0.1g |

1人分

| エネルギー | 鉄分 | 塩分 |
|---|---|---|
| 156kcal | 2.2mg | 0.3g |

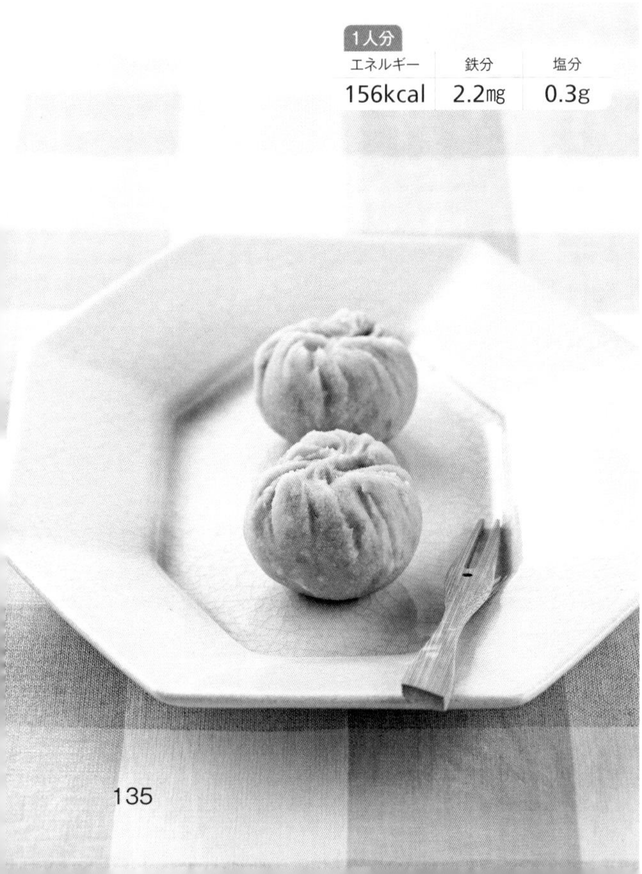

# そら豆きんとん

20分

**[材料（2人分）]**

| | |
|---|---|
| そら豆 | 100g |
| 砂糖 | 大さじ2 |
| 塩 | 少々 |
| 湯 | 50ml |

**[作り方]**

準備・煮る

1 そら豆はやわらかくゆで、薄皮をむく。

2 1を鍋に入れなめらかにつぶし、砂糖、塩を加える。湯でのばし、弱火にかけて練り、ぽってりと煮詰める。

3 2を4等分し、布巾で包んで形を整える。

column
5

# 過ぎたアルコールは貧血のもと

お酒、つまりアルコールの飲み過ぎは、さまざまな健康被害をもたらしますが、貧血に対しても例外ではありません。

まず、大量のアルコールの摂取は、**ビタミンB群、ビタミンCの他、ミネラル（カルシウム、マグネシウムなど）の吸収を妨げること**が知られています。

また大量の飲酒で肝臓がアルコールを分解するときにできるアセトアルデヒドは、**葉酸を消費してしまう**可能性が指摘されています。葉酸が不足すると巨赤《きょせき》芽《が》球《きゅう》性貧血を起こしやすくなります。

鉄も含めてさまざまな物質の代謝を担う肝臓ですから、アルコールの飲み過ぎによるアルコール性肝炎、肝硬変などで、肝臓の機能が低下するのも避けたいところです。鉄の利用が障害されます。

肝臓ばかりではなく、お酒の飲み過ぎから胃を傷め、慢性胃炎、胃潰瘍《かいよう》などになった場合も心配です。これは胃の粘膜が傷ついている状態ですから、**潰瘍からの出血**などで貧血へとつながります。

肝臓や胃に大きく負担をかけることで、せっかく摂取した鉄分や葉酸の吸収や利用が下がってしまうのは、貧血のもととなります。

飲み過ぎはよくありませんが、適量の飲酒であれば問題は起きません。いわゆる適量（ビール中ビン１本、日本酒１合、ウイスキーならダブルで１杯のいずれか）を守り、週２日の休肝日設定で健康的にお酒を楽しみましょう。

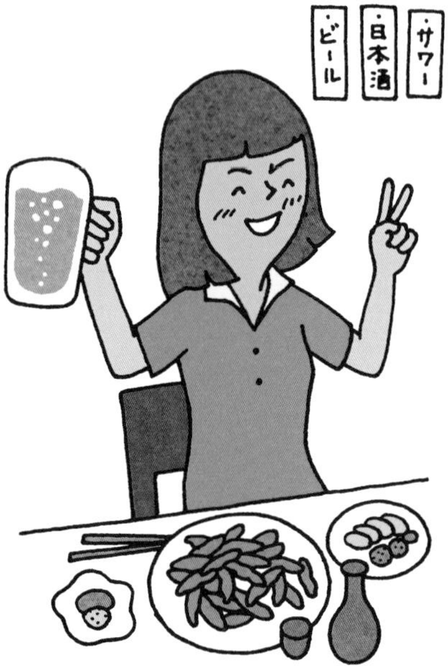

貧血と向き合うための
知識満載

# 貧血の
# 基礎知識

「貧血特有の症状とは」

「食事療法で鉄分を補うには」

「貧血に隠された病気のサインって?」など

貧血に関する情報を紹介しています。

# 貧血　危険度チェック

## 症状・見た目・生活面からズバリわかる

### まず自分の状態をつかむ

貧血大国とさえ言われる日本。平成22年度国民健康・栄養調査の結果では、**月経があり、妊娠や出産を経験する20～40代の女性の3人に1人が鉄欠乏の状態にあるということ**が報告されています。さらにその前の世代である中高生では、成長期だったり、ダイエットに取り組んだりで貧血の割合が増加しているという報告がなされています。

しかし、その貧血の症状は「誰がどう考えても間違いなく貧血」というものから、貧血が原因とはつゆほども思わず、年齢や運動不足、疲労から来ていると考えがちなものまでさまざまです。慢性化してしまって、本当は倒れてもおかしくない状態でありながら、ほとんど自覚のないまま日常を過ごし、あろう事か心臓に負担のかかるスポーツをしている人もいるのです。本人が健康であると思っていても、一度チェックしてみてください。

### あなたの不快症状は？

貧血であるかどうかを調べるには血液検査がもっとも簡単でよくわかります。しかしもちろん、これは医療機関へ行かなければ調べることができません。健康診断のときに血液検査があれば問題ありませんが、しばらく受けていない人も多いでしょう。

そこで簡易的にですが、症状、見た目、生活面の3つのパートに分けて、**貧血（鉄欠乏性貧血）の可能性を診断できるチェックポイント**を左ページにまとめてみました。各5項目ありますが、1パートに2個以上チェックが入れば、他のパートがクリアでも「鉄欠乏性貧血の疑いあり」となります。

このチェックで「疑いあり」となった方はぜひ、医療機関を受診してください。

### 忍び寄る貧血の恐怖!?

チェック項目を見ていくと「こんな症状も貧血？」とか「確かにこれは変だ」といったものがあるのではないでしょうか。あるいは「年齢的なことなのだ」「ダイエットしたんだからしばらくはしかたない」と思い込んでいたケースなどもあるかもしれません。

しかし、それらの症状が短期間で回復しないとなれば、やはりその裏には健康に何らかの問題があるということです。サプリメントや民間健康法に頼ることなく、まずは医療機関に行って、血液検査をしてみましょう。

もし何も異常がなく健康であっても、そのデータは次に体調を崩したときに参照できます。検査結果は保険証などとともに保管しておくとよいでしょう。

## 危険度チェックポイント

貧血の可能性を症状、見た目、生活面のパートに分けたチェック表です。当てはまるものをチェックしてみましょう。

### 症状

□ めまいをときどき感じる

□ 食事をうまく飲み込めないことがある

□ いつも何となく疲れている、だるさがある

□ わずかな階段を上がっただけなのに息切れがする

□ 運動と言えないほどの動きでも動《どう》悸《き》がする

### 見た目

□「顔色が悪いね」「青い顔してるよ」とよく言われる

□ 爪が薄くなって割れたり、スプーン状に凹んでいる

□ 肌の色、爪の色つやがよくない、肌荒れ気味

□ 髪の毛が傷んでいて枝毛、抜け毛が多い

□ 歯茎や口の内側、まぶたの裏の血色が悪く、白い

### 生活面

□ 普段から朝食抜きの日が多い

□ 仕事でつい夕食の時間が遅くなってしまう

□ 仕事や家事、育児で食生活が不規則になりがち

□ ダイエットを何回もやったけれど失敗ばかり

□ バランスのとれた食事をしていないと思う

※1パートでもチェックが2個以上入れば、貧血の疑いがありますので、医療機関で検査を受けることをおすすめします。

# 貧血の症状
## こんなことも貧血が原因

### 貧血の症状とは？

P139チェック項目のところにもあったように、貧血の症状は身体のさまざまな部分に現れます。めまいや立ちくらみ、頭痛、顔色の悪さなどは気づきやすいものです。また歯茎《はぐき》の血色の悪さは、朝晩の歯磨きのときに確認することもできます。口内炎や口角炎も起こしやすくなるのでこちらも気をつけましょう。

髪質の悪化も症状のひとつとされています。抜け毛が急に増えたなら、貧血を疑う必要があります。また**髪の毛同様に爪も各種健康のバロメーター**。薄くなって割れやすくなることも症状としてはありますが、貧血に特徴的なのは、爪の中央がスプーンのように凹むことです。

変わったところでは「異嗜症《いししょう》」というものがあります。普通ではあまり食べないものを多く食べるようになる症状で、氷ばかりを食べる「氷食《ひょうしょく》症」が有名ですが、堅いせんべいやハッカ入りの菓子を好んで食べるような事例もあります。

鉄欠乏性貧血以外では、舌に強い刺激があったり、黄疸《おうだん》や皮下出血といった明らかな症状が出ることもありますから、そういった場合はすぐに医療機関を受診しましょう。

### 隠れている貧血症状

一方、眠気や動悸《どうき》、息切れ、食欲不振、そして便秘や下痢となると、貧血とは思わず過ごしている人が多いのではないでしょうか。これらにもちゃんと理由があるのです。

酸素が十分に運べなくなりますから、そのぶん心臓は血液を送り出す量を増やそうとして、心拍数を増やします（＝頻《ひん》脈《みゃく》）。運動をすればなおさら（＝動悸）ですし、酸素を一生懸命取り込もうとして息苦しく（＝息切れ）もなります。もちろん、それだけ心臓や肺が頑張っても、十分な酸素が送られなければ、筋肉に十分な力を発揮することができません。だるさ、疲れやすさを感じるのも当然です。

そして酸素が必要なのは体を動かす筋肉だけではありません。胃腸の働きも落ちます。食欲不振や嘔吐《おうと》、便秘や下痢が起こります。食道粘膜の炎症が見られる場合は嚥下《えんげ》障害、つまり食べ物が飲み込みにくくなります。

ところが、ゆっくりと進む慢性貧血の場合は、身体が慣れていくのと同時に、赤血球のほうが適応して酸素をより多く運べるようになってしまい、**全く症状が見られないこともあります**。通常なら立つことさえ難しいような数値であっても、普段と変わらずに生活をしている場合があるのです。

こういった人はたまたま健診で貧血が

## 貧血特有の症状

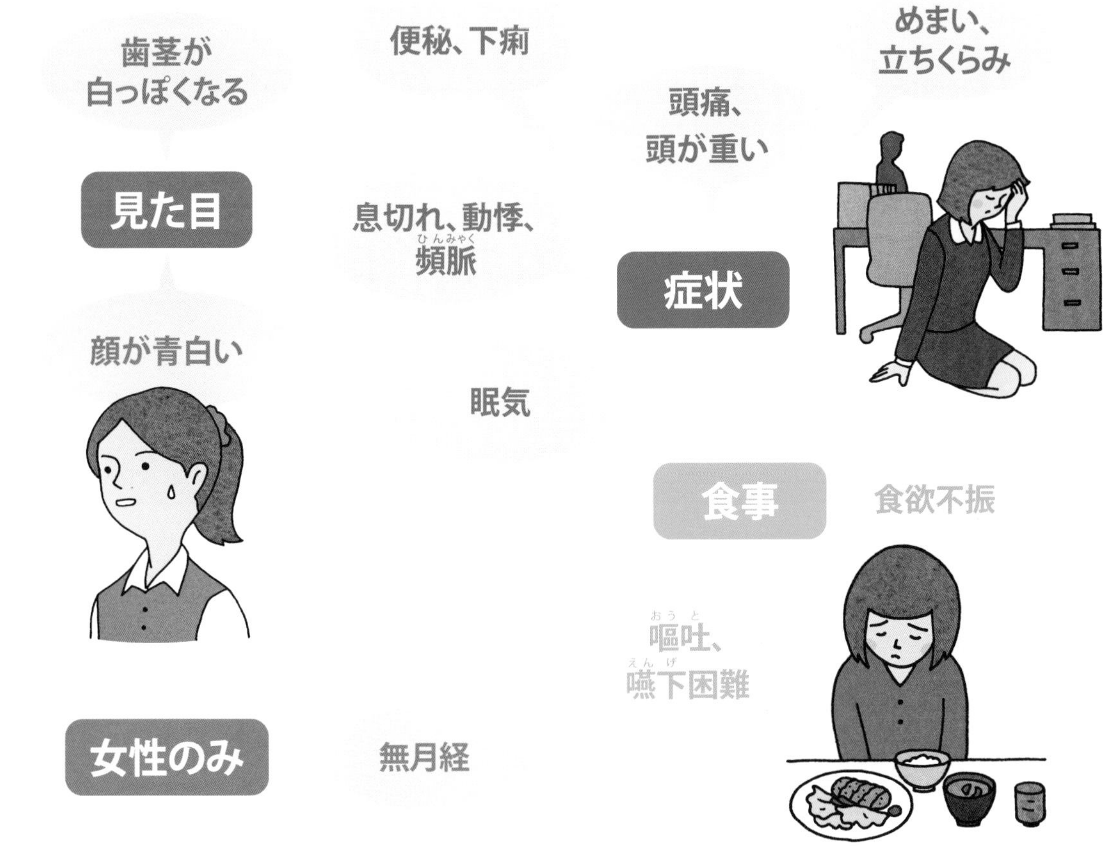
見た目
歯茎が白っぽくなる
顔が青白い
便秘、下痢
息切れ、動悸、頻脈《ひんみゃく》
眠気
頭痛、頭が重い
めまい、立ちくらみ
症状
食事
食欲不振
嘔吐《おうと》、嚥下《えんげ》困難
女性のみ
無月経

## 貧血が原因かもしれない症状

| 病名 | 症状 |
|---|---|
| **鉄欠乏性貧血**（→P142） | ・爪が薄くなり割れやすい、スプーンのように凹む<br>・口内炎、口角炎ができやすくなる<br>・抜け毛、薄毛<br>・冷たいものが舌にしみる |
| **巨《きょ》赤《せき》芽《が》球《きゅう》性《せい》貧血**（→P151） | ・舌の粘膜が薄くなる<br>・足が振動を感じなくなる<br>・歩くことが不自由になる<br>・食欲の著しい減退<br>・吐き気 |
| **溶血性貧血**（→P151） | ・黄疸 |
| **再生不良性貧血**（→P151） | ・出血しやすい。出血斑が出る<br>・感染症にかかりやすくなる |

見つかることがありますが、がんなど、重い病気の可能性もあります。血液検査を含む健康診断は、定期的に受けることが大切です。

# 鉄欠乏性貧血とは？

## 落ち入りがちな鉄分の摂取不足

### 貧血中のもっとも多くを占める

血が赤く見えるのは、血液中にある「赤血球」のためだということはご存じでしょう。この赤血球が全身に酸素を届けてくれるのですが、その秘密は、色の由来でもある**赤い色素＝ヘモグロビン**。酸素とそのヘモグロビンに含まれる鉄が一時的に結びついて、身体の各部に運ばれれます。

当然、この**鉄が不足すれば赤血球が十分つくられず、貧血になります。これが「鉄欠乏性貧血」**です。貧血症状のもっとも多くをも占めると言われるほど患者数が多いものですが、そのほとんどの原因が、他の重大な病気などではなく、バランスの悪い食事による鉄分の摂取不足です。つまり日頃から、鉄分を十分に含む食材を使ったバランスのとれた食事を、適正な量食べること。そうすれば多くの人の貧血は防げるのです。**食事療法が貧血に効果的**と言われる理由はここにあります。ただし、鉄欠乏性貧血の症状が出ていても、そこに重大な病が潜んでいる場合があり、自己判断は危険です。必ず医療機関で検査を受けてから、改善に取り組みましょう。

### 食事療法で補うには

鉄が重要とはいっても、病気が原因の出血や鉄の吸収力不足を除けば、主な対策は食事による鉄分の摂取になります。偏りのない、バランスのとれた食事を、きちんと毎日食べることが重要です。

ただ、現代社会ではそれがなかなかできないシーンも多々あるもの。栄養を補うためにさまざまなサプリメントや成分強化食材が販売されていますが、鉄分もそれに漏れません。サプリメントはもとより、乳製品や菓子類、シリアルまであるので、ライフスタイルに合わせて使うのもよいでしょう。ただし強化されているといっても、その量はわずかですし、鉄だけをとっても十分に赤血球がつくられるわけではありませんから、あくまで食事の補助であることは忘れないようにしましょう。

ケガや吐血などにより急を要するときは食事やサプリメントだけでは全く足りませんので、医療機関で鉄剤の処方を受けることになります。

### 貧血になりやすい状態とは？

では「鉄欠乏性貧血になりやすい状態」とは、どういうときが考えられるでしょうか？　それは、小学校高学年や中高生ごろの**「成長期」**です。身体がどんどん成長するのですから、血液量も必要になります。これに対して十分な栄養、ビタミン、そしてヘモグロビンの材料である

## 原因

### バランスの悪い食事
- 不規則な生活
- 無理なダイエット
- 偏食（菜食主義を含む）

### 鉄の消費
- 月経
- 妊娠
- 授乳

### 成長
- 体の成長のため鉄を消費する

### 何らかの病気
- 消化器官から出血

### 病気治療
- 他の病気の治療により鉄の吸収が悪くなる

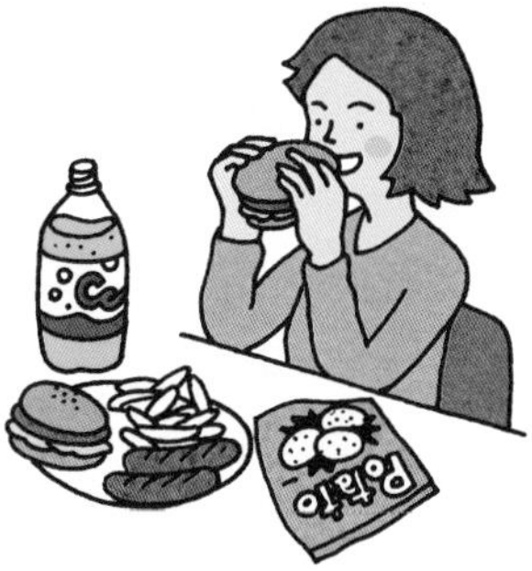


## 鉄が欠乏しやすいシーンとは？
- 月経
- 妊娠／出産／授乳
- 成長
- ハードワーク
- ダイエット
- 出血を伴う病気

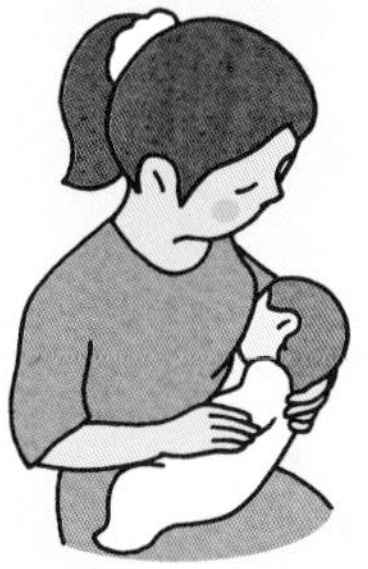

## 治療法（食事療法）
- バランスのとれた食事
- 生活習慣の改善
- 鉄を含むサプリメントの服用
- 鉄分強化食材の利用
- 鉄剤の服用

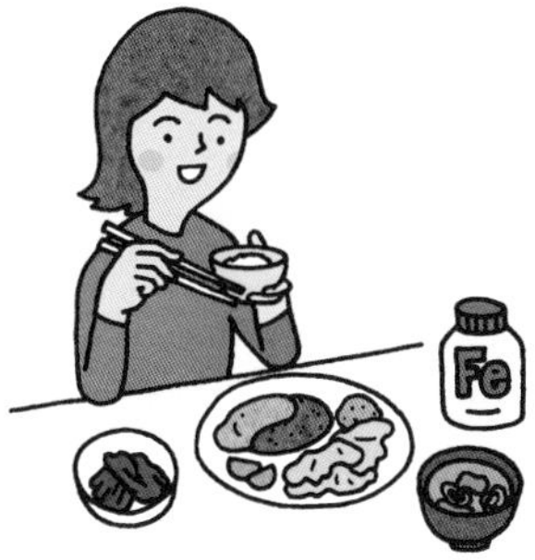


鉄が不足すれば、必要な分の血液がつくられません。

似たことは女性限定になりますが**「妊娠」**や**「出産」「授乳」**でも起こります。自分は成長していませんが、赤ちゃんが育つのですから、その分確実に多く、摂取しなければなりません。

同じく女性の場合は**「月経」**という血液が不足せざるを得ない状態があるのも、忘れてはなりません。月経血量の多い人や、子宮筋腫、子宮内膜症などがあれば、さらに出血は増えます。

また、昨今多いのが**誤ったダイエットによる鉄不足**です。あわせて、鉄以外の血液をつくるのに必要なビタミンなども不足してしまい、貧血になってしまいます。また、偏食も同様です。

他には全く別の病気で、消化器官から出血することによって貧血が起きていることもあります。胃や十二指腸の潰瘍《かいよう》やがん、大腸がん、そして子宮がんなどはその例です。自分で判断せずに、医療機関にまず相談というのは、こういう大病が隠れていることがあるからなのです。

# 日常生活でも気をつけたい
# 大きなアクシデントを防ぐには

## 貧血が関係する事例

まず、**貧血の重症度と症状が相関しないということを知っておきましょう**。急速に進行した出血性の貧血ではヘモグロビン値が9g／dl程度でも立っていることさえできませんが、ゆっくり進んだ慢性貧血だと5～6g／dlでも普通に生活ができてしまいます。

ですから周囲の人が自分の経験をもとに「その程度ではまだまだ大丈夫」などと素人アドバイスをしてはいけません。本人の自覚症状や医師の診断をもとに、貧血が改善するまで注意して生活しましょう。

## 日常の危険を避けよう

貧血の症状がある人がやってはいけないことのひとつに、**激しい運動**があります。身体の各部筋肉の酸素要求量が増えるため、それをカバーすべく他の臓器の血流が減少したり、負担が大きくなるのです。

貧血の状態で無理をして激しいスポーツを継続的に行った場合、心臓にも大きな負担がかかります。心臓肥大を起こす場合もあり、これはスポーツ選手の突然死の原因ともなる、危険な兆候です。

運動は生活習慣病の予防も含めて効果がありますが、貧血の方はウォーキング程度にとどめましょう。運動選手（特に女性）は、貧血でなくとも、慢性的な鉄欠乏状態にある事例が多いと言われていますので、鉄分の摂取を意識した食生活を心がけましょう。

また、日常生活でよくある危険が**「立ちくらみ」**です。貧血以外（起立性低血圧など）でも起こりますが、貧血の人は起こしやすくなります。これを引き起こす**脳血流の低下である「脳貧血」**そのものは、立ちくらみ程度では大きな問題ではありませんが、めまいにより倒れて大ケガをする可能性があります。

## 安全な入浴を考えよう

脱水症状が加わり、血液量が減った状態では、立ちくらみを起こしやすくなりますが、これで危険なのが入浴中の転倒です。発汗による脱水に加え、浴槽内で身体に水圧がかかること、体温の上昇による血管の拡張で血圧が下がること、などの結果、浴槽内で立ち上がるときを中心に、脳貧血から転倒し、頭を打つ、骨折するなどの大ケガをするのです。

これを防ぐには、入浴前にコップ1杯の水分をとること、熱い風呂を避けて長風呂をしないことがあげられます。どうしても長く浸かりたいときは、水圧のかかりにくい半身浴を、ぬるめのお湯で楽しむのがよいでしょう。高齢者の場合は

## 日常生活で気をつけたい４つのポイント

### 1 体を温かく保って血行維持

- 全身の酸素不足や新陳代謝の低下で、体温が下がることがある
- 血行を保つためにも、保温が大切
- 靴下や手袋、マフラー、上着などを上手に利用
- 手足をマッサージしたり、お湯につける足湯などもよい

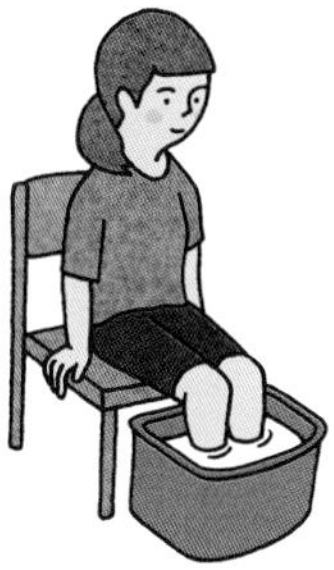

### 2 脳貧血を予防しよう

- 特に入浴時、脱水症状などに注意する
- 転倒防止に手すりなどを利用する
- 急に立ち上がる、起き上がるなどの動作をしないよう心がける

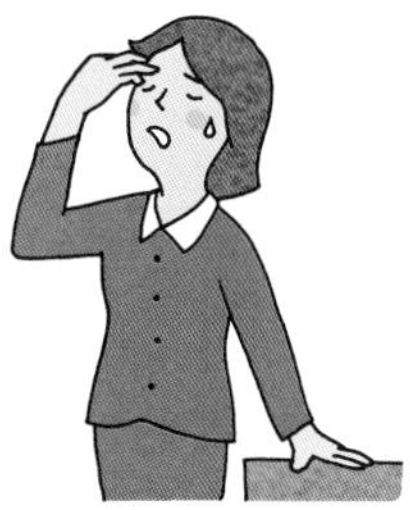

### 3 運動は無理のない程度に

- ウォーキング程度（生活習慣病にも効果あり）
- 激しいスポーツなどは貧血が改善してから
- 無理をすると心臓肥大の可能性も

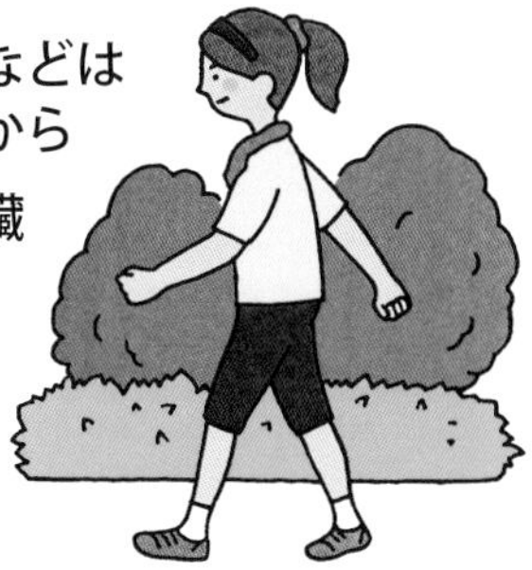

#### 起こしてしまったら

- 数分で回復するのでしゃがんで静かにしているとよい
- 頭を低く、足を高くして横になると脳への血流が改善する。ベルトなどは緩める

※意識が戻らないときは医療機関の受診が必要

### 4 免疫力の低下に気をつける

- 貧血状態がもたらす抵抗力、免疫力の低下に気をつける
- 帰宅後、食前食後など、こまめなうがい、手洗いを習慣にする
- 入浴やシャワーは清潔に保つにはよいが、酸素消費が激しいので、ぬるめのお湯で疲れない程度にする

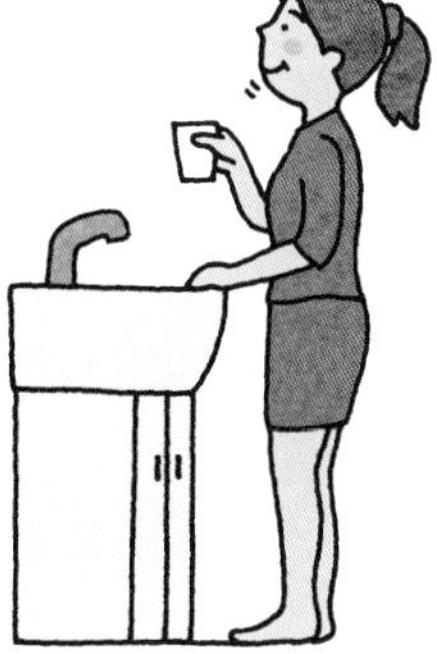

特に注意が必要です。

また、浴室のドアのガラス戸や鏡などはその配置に気をつけましょう。転倒したときを考えて位置を変えたり、危険の少ないプラスチック製品に交換するといったことも必要になります。

# ダイエットと貧血
## その肩こりの原因は貧血かも？

### 激しい肩こりの原因は

　貧血で頭痛、というと直感的に「ああ、頭に血が足りないのか」と理解できます。しかし、肩こりや冷え性までも、貧血が原因の場合があるとしたらどうでしょうか？　でも、**実際に貧血の治療をしたら、頑固な肩こりや冷え性が治った**という例は少なからずあるのです。

　肩こりになる原因は姿勢だったり疲れであったり、ストレスであったりさまざまですが、症状としては肩周辺の筋肉の疲労が回復しないことです。貧血が改善すれば、筋肉に十分な酸素が行き渡り、疲労物質も取り去ることができますから、肩こり症状が消えるということは十分あり得ることです。冷え性も同様で、末端の血流が回復しますから、手先や足先の冷たい感じが消えていきます。

　このように、日頃悩まされていた不快な症状が貧血によるものだった、という事例は少なくないのです。

### ダイエットで貧血に!?

　その、気付かない貧血がもっとも発生しやすい状況が、ダイエットと言えるでしょう。目標体重を算出し、全体的にバランスをとって、摂取エネルギー量を適正値にコントロールすればよいのですが、現実にはそれはなかなか難しく、結果的に安易な「○○抜きダイエット」や「食事を抜く、我慢する」という方向に走りがちです。

　そうすると、栄養バランスが崩れてしまい、鉄をはじめビタミンB群、ビタミンCやたんぱく質などの不足が起きて、貧血症状が出てしまいます。運動しようにも、だるくて続けられない、息切れがするといった貧血の症状からそれも続かず、さらに間違った食事制限を、ということでは、体重が減っても決して健康的とは言えません。

### 健康的に美しくなろう

　間違ったダイエットから貧血を起こし

#### 貧血による肩こり

肩の筋肉に疲労物質が溜まり、肩こりが起こる。貧血が改善されると、疲労物質が排出され、肩こりも改善されることがある。

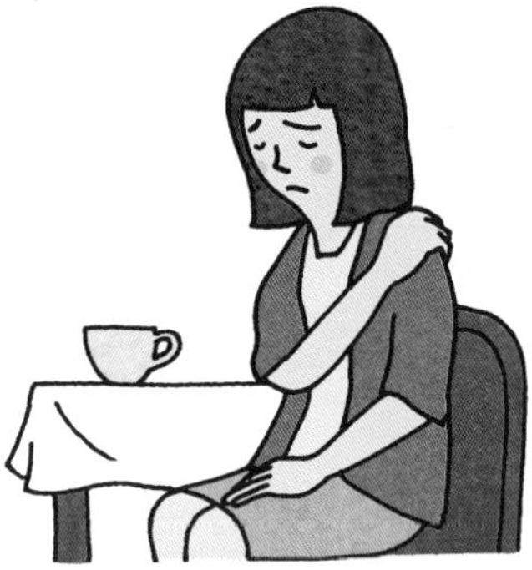

## ■ダイエットの際は貧血に注意

新しく皮膚をつくることができないので、肌が荒れてしまう。爪が薄くなったり、凹みやすくなってしまったりして、ボロボロに。髪の毛も抜け毛が増えて、薄毛になってしまったり、髪質が悪化してしまったりして、パサパサでつやのない髪に。鉄は新しく皮膚細胞をつくったり新陳代謝を活性化するのにも役立つので、貧血対策はもちろんのこと、健康的にやせる方法を選びましょう。

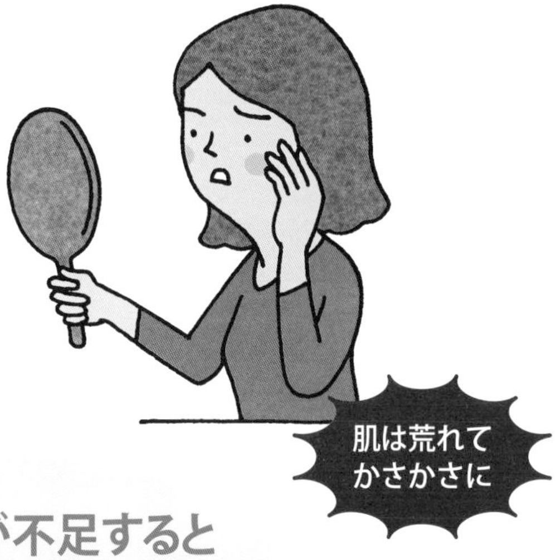
肌は荒れて
かさかさに

**ダイエットで鉄分が不足すると美容によくない!**

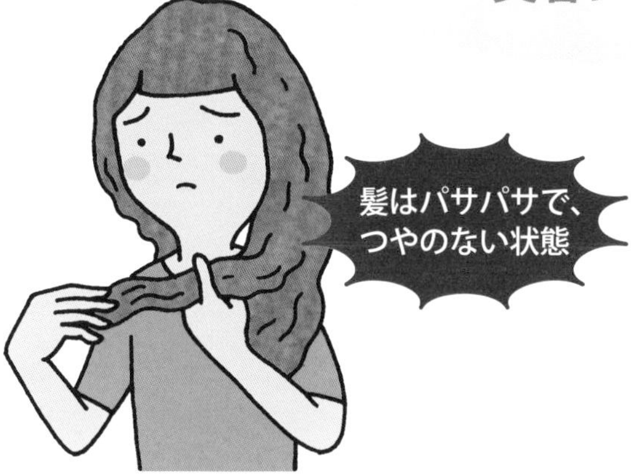
髪はパサパサで、
つやのない状態

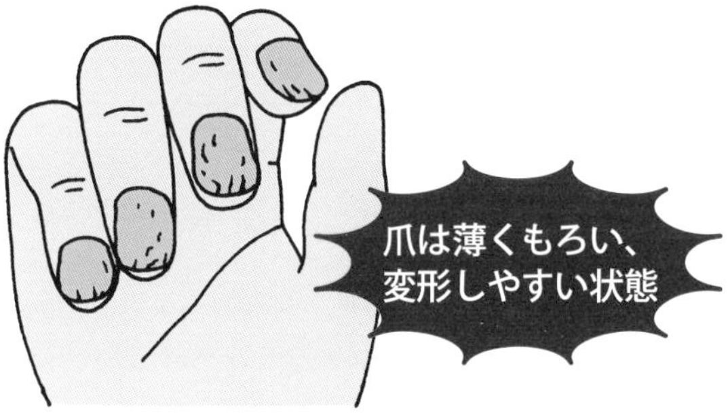
爪は薄くもろい、
変形しやすい状態

た場合、美容の点からも問題が生じてきます。血液が十分になく、末梢の血行が悪化しますから、皮膚や爪、髪の毛など上皮細胞に影響が出てくるのです。

　まずは肌荒れ。これは他の栄養が不十分な場合にも現れてくる例です。末端まで血液が運んでくれるはずの栄養や酸素が行き渡らず、新しく皮膚の細胞をつくり出すことができずに起こります。

　そしてＰ１４０にも紹介したように、爪が薄く、弱くなってボロボロになったり、中央が凹むように変形（スプーン爪）したりもします。髪の毛も、抜け毛が増えるだけでなく、髪質の悪化も生じて、薄毛でパサパサでつやがなくなるという最悪の事態も起こります。

　クリームや美容液などで表面的に取り繕っても、あまり効果はありません。やはり身体の中から改善しなければ不十分なのです。サプリメントで補っても十分には補いきれないのですから、真剣にダイエットの仕方（バランスのよい食事や運動など）を見直すとともに、貧血の治療を行う必要があります。

# 隠された病気のサイン
## 貧血の裏にある重病の可能性とは

### ただの貧血とあなどらない

**いくら治療しても治らない鉄欠乏性貧血が、ピロリ菌の除菌で治ってしまった例**というのもあります。ピロリ菌による慢性胃炎が鉄の吸収力を弱めてしまい、鉄剤を投与しても効果が薄かったことが原因です。同様に胃がんや胃潰瘍《いかいよう》では、胃の損傷によって鉄の吸収力が落ちると同時に、出血により血液が不足し、貧血が起きてしまう場合があります。

　大腸がんや子宮がんも、出血による貧血が起きます。肝障害、肝臓がんでは、鉄などの代謝がコントロールできないことによる貧血を起こします。

　その他、腎臓《じんぞう》の疾患や、慢性の感染症、膠原病《こうげんびょう》、内分泌疾患でも赤血球、ヘモグロビンの合成がうまくできないなどの理由で、貧血が症状として出ることがあります。

　個人の判断ではなく医療機関への受診をおすすめするのは、こういった病状が隠れているのに、貧血気味だから鉄分をとろうとサプリメントや自己流の食事療法などでごまかしているうちに、早期発見・早期治療のチャンスを逃してしまうことがあるからです。

### あやしいときは必ず検査

　貧血の疑いがあって医療機関を受診すると、さまざまな検査が行われます。まずは問診と血液検査です。

　血液検査だけでも、貧血の他、白血球はじめ血液全体の状態から、コレステロール、血糖、肝臓や腎臓の働きなどがわかります。検査項目を増やせば、さらに

### ■隠れている重病

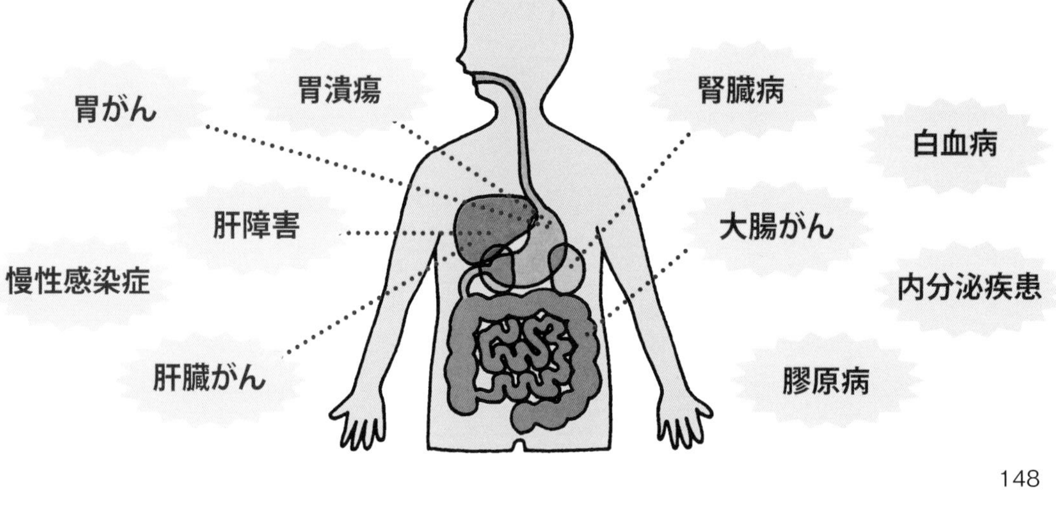

## ■検査方法、血液検査の数値の説明

検査を受けるため医療機関を受診すると、医師の問診とともに血液検査が行われます。血液検査では貧血以外のさまざまな疾患も把握できますが、貧血に関する検査項目の数値に関する内容と標準的数値については、以下のとおりになっています。

| 項目 | 数値の内容 | 基準値・男 | 基準値・女 |
|---|---|---|---|
| ①赤血球数 | 血液中の赤血球の数 | 395～540万/μl | 353～484万/μl |
| ②ヘマトクリット値 | 赤血球の容積。貧血があると赤血球が小さくなったり数が減る | 38～48% | 31～43% |
| ③ヘモグロビン値 | 血液中のヘモグロビンの量 | 13.0～16.0g/dl | 11.0～14.8g/dl |
| ④MCV値 | 赤血球の大きさ。少ない場合は、鉄欠乏性貧血や慢性疾患による貧血などが疑われる | 84～102fl | 80～100fl |
| ⑤MCH値 | 赤血球1個が持っているヘモグロビンの量 | 28～35pg | 27～34pg |
| ⑥MCHC値 | 赤血球1個のヘモグロビン濃度 | 30～34g/dl | 30～34g/dl |
| ⑦網状赤血球数 | 骨髄での赤血球をつくる働きが正常かがわかる | 0.5～2.5% | 0.5～2.5% |

※医療機関により、基準とする数値は変わります。受診した機関の数値を目安にしてください。

さまざまな病気を知ることもできます。

　検査項目は一般的な検査でも多岐にわたっていますので、ここでは、貧血に関する項目と数値について解説します。

**①赤血球数**＝血液中の赤血球の数です。

**②ヘマトクリット値**＝赤血球の容積です。貧血があると赤血球が小さくなったり数が減るので、この数値も下がります。

**③ヘモグロビン値**＝血液中のヘモグロビンの量です。貧血が起きて赤血球が小さくなっても、代償的に数を増やしてこの数値だけが正常になる場合もあります。

**④MCV値**＝赤血球の大きさです。正常範囲を下回った場合は、鉄欠乏性貧血や慢性疾患による貧血などが疑われます。

**⑤MCH値**＝赤血球1個が持っているヘモグロビンの量です。

**⑥MCHC値**＝赤血球1個のヘモグロビン濃度です。

**⑦網状赤血球数**＝骨髄での赤血球をつくる働きが正常かどうかを調べる数値です。

　以上のような検査のほか、さらに追加でいくつかの検査を行うことで、貧血の種類まで確定できます。

# 鉄分不足以外の貧血

## 貧血そのものが重病ということも

### 非常に危険な貧血

貧血は鉄の欠乏や、他の病気、ケガによる大量出血によって引き起こされるものばかりではありません。**貧血そのものが重い病**であることもあります。前項でご紹介した腎疾患や内分泌系の疾患により血液、赤血球がうまくつくれないという症状にも似ていますが、もっと直接的に、血液や赤血球がつくれない、あるいは壊れてしまうという病気があるのです。これらは鉄分を補給する食事療法で改善するものではなく、病院での治療となります。

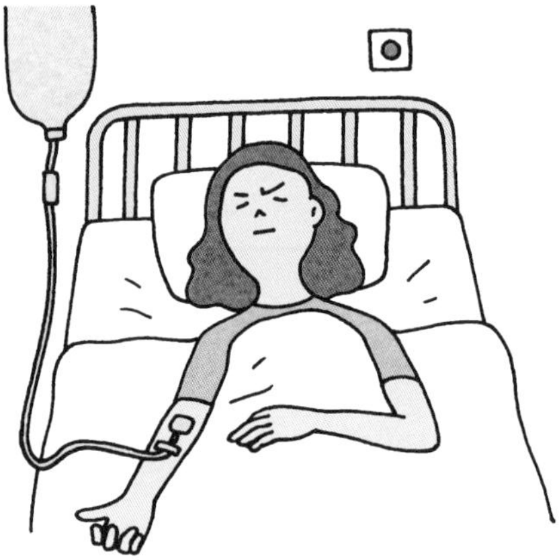

#### ●悪性貧血・巨赤芽球《きょせきがきゅう》性貧血

赤血球の元となる赤芽球《せきがきゅう》が、骨髄の中で壊れてしまう病気です。遺伝子をつくるのに必要なビタミン$B_{12}$や葉酸の不足により、遺伝子に異常が起こり、正常な赤血球がつくれなくなります。

胃がんなどで胃を手術した人、胃粘膜の萎縮が進んだ高齢者では、ビタミン$B_{12}$の吸収が悪くなってこのタイプの貧血を起こしやすくなります。また妊娠中の葉酸不足、さらにアルコール依存症でも、葉酸不足から、この貧血が引き起こされる場合があります。

#### ●溶血性貧血

本来１２０日程度とされる赤血球の寿命が、もっと早く尽きてしまうために、血液の供給が間に合わず起きる貧血です。先天的に血液の代謝に関わる酵素の異常で発症する場合と、後天的に自分の赤血球を異物と勘違いした免疫細胞が攻撃してしまうことで発症する場合があります。また、ヘモグロビンが代謝されたときに黄色い胆汁色素「ビリルビン」が大量に発生することで、皮膚や眼球の白いところに黄疸《おうだん》が生じるのも特徴的な症状のひとつです。

#### ●再生不良性貧血

骨髄にある赤血球や白血球、血小板をつくる細胞が減少して貧血状態になるもので、赤血球以外も減少するのが特徴です。

赤血球がつくられないため、体内の鉄はむしろ余ります。原因不明のものがほとんどですが、抗がん剤などの薬剤が原因となる例もあります。

#### ●骨髄異形成症候群（不応性貧血）

## 溶血性貧血

**原因**
- 赤血球の寿命が早く尽きてしまうことで、血液の供給が間に合わずに起こる
- 先天的：血液の代謝に関わる酵素の異常で発症する
- 後天的：自分の赤血球を異物と勘違いした免疫細胞が攻撃してしまうことで発症する

**特徴**
- ヘモグロビンが代謝によって胆汁色素「ビリルビン」を大量に発生させ、黄疸が生じる

## 悪性貧血（巨赤芽球性貧血）

**原因**
- 赤血球のもととなる赤芽球が、骨髄の中で壊れてしまう
- ビタミン$B_{12}$や葉酸の不足により、遺伝子合成に異常が起こり、正常な赤血球がつくれなくなる

**特徴**
- 胃がんなどで胃を手術した人、胃粘膜の萎縮が進んだ高齢者は、ビタミン$B_{12}$の吸収が悪くなって起こしやすい
- 妊娠中、アルコール依存症の葉酸不足でも起きることがある

## 骨髄異形成症候群（不応性貧血）

**原因**
- 骨髄機能の異常によって前白血病状態となり、造血障害を起こす

**特徴**
- 経過中に急性骨髄性白血病になる危険性が高い

**治療**
- 支持療法（必要な成分のみの輸血）、骨髄移植、末梢血幹細胞移植、臍帯血移植などによって治療する

## 再生不良性貧血

**原因**
- 骨髄にある赤血球や白血球、血小板をつくる細胞が減少して貧血状態になる

**特徴**
- 赤血球以外も減少するのが特徴

**治療**
- 免疫抑制療法、骨髄移植、蛋白同化ステロイド療法、支持療法（必要な成分のみの輸血）などによって治療する

骨髄機能の異常によって前白血病状態となり、造血障害を起こす症候群です。患者さんは経過中に急性骨髄性白血病になる危険性が高いことも特徴です。

## それぞれの治療法

悪性貧血・巨赤芽球貧血の治療は、ビタミン$B_{12}$や葉酸を内服、あるいは注射で補います。

先天性溶血性貧血の場合は、赤血球を壊して回収する臓器である脾臓《ひぞう》を手術で切除する場合があります。自己免疫性溶血性貧血では、ステロイド治療を行います。

再生不良性貧血では免疫抑制療法、骨髄移植、蛋白《たんぱく》同化ステロイド療法などが行われ、支持療法と呼ばれる対症療法的な赤血球輸血、血小板輸血が選択される場合もあります。

骨髄異形成症候群も、貧血症状が強くなれば赤血球輸血を、血小板減少のため出血傾向が見られる場合には血小板輸血を行います。比較的若い患者さんには骨髄移植などを行うこともあります。

# 鉄剤の服用と副作用
## 飲めばいいというものではない

### 足りなければ鉄を「足す」

本来、鉄は月経などを含む出血以外、汗、上皮細胞から、わずかに失われるだけです。**男性なら1日0・5〜1mg、月経のときの女性でも、2mg**といわれています。赤血球そのものもリサイクルされるので、バランスのとれた食生活なら、日常の食事で足りる程度でよいということを、まず理解しましょう。

ただし、鉄は体内に吸収されにくい(食事の鉄は10%ほどしか吸収されない)ので、摂取目標値よりも多めにとるつもりで鉄分の多い食材などを食べて調整しましょう。

さて、食事療法では補えない、重い鉄欠乏性貧血の治療で使われるのが鉄剤ですが、処方薬のそれは、入手しやすいサプリメントの10倍から１００倍近い鉄が含まれています。まさに桁《けた》違いの量です。これは、使い切ってしまった「貯蔵鉄」も補うためです。身体の中にある鉄の70%が血液中のヘモグロビンと言われますが、残りの30%が肝臓や脾臓《ひぞう》に蓄えられており、それが**「貯蔵鉄」**なのです。多少の欠乏はこれで補うのですが、重い貧血ですと、これも使い切ってしまっています。それも回復しなければ、治癒とは言えないのです。

鉄剤投与による治療開始2〜3週間で、ヘモグロビン値は上昇を始めますが、そこでやめてしまうと、また、貧血が再発する場合が多くみられます。そういったことから、貧血が改善してからも数カ月間は服用し続けなければなりません。なおビタミンCを同時に投与して、鉄の吸収力を上げることもあります。

また、胃の切除などで吸収力が落ちている患者さんに対しては、経口ではなく、静脈注射や点滴による鉄剤の投与が行われることもあります。

### 鉄剤にもある副作用

身体には鉄が必要ではあるのですが、**過剰な鉄は有害**です。厚生労働省も鉄の摂取上限基準を定めていますので、通信販売などで安易に鉄剤を入手し、自己判断で飲むのはやめましょう。貧血の治療期間を短縮しようと、医師から処方されたものに増量するのも危険です。

**鉄剤を内服した際に、副作用が出ることがあります。**鉄剤の飲み始めに胃のむかつきや吐き気、便秘、下痢を起こすことがあるのはよく知られており、軽いものまで含めれば、半数以上の人が何らかの副作用を感じているとの統計もあります。

副作用は1週間程度で収束するとされていますが、こういった副作用を感じた場合は主治医に相談して、薬を飲むタイ

## 鉄剤で補給

- 食事での鉄分の補給が厳しい場合は、鉄剤で補給をする
- 条件によっては、内服ではなく、静脈注射や点滴で投与することもある
- 服用は、長期間（２～３カ月以上、半年くらい）必要
- 鉄剤に含まれる鉄は、サプリメントの10倍以上

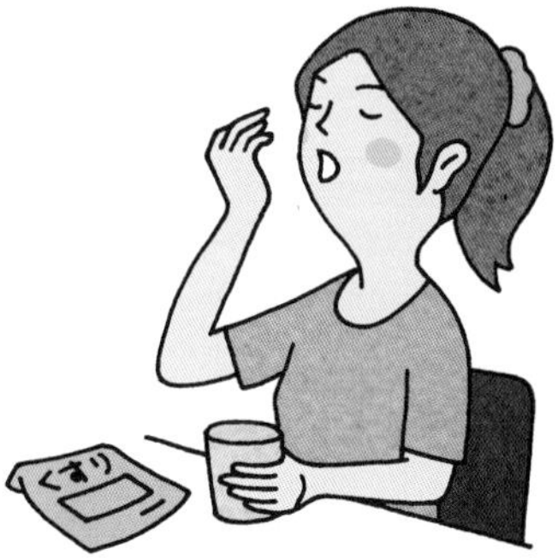


### 鉄剤の副作用

- 胃の不快感
- 吐き気がする
- 下痢・便秘
- 黒色便

※副作用が出たら、鉄剤の飲み方を医師と相談し調整する
※１週間程度で身体が慣れ、改善されることが多い

（女性）
**日本人の鉄摂取量の上限値**

| 年齢 | mg |
|---|---|
| 1～2歳 | 20 |
| 3～5歳 | 25 |
| 6～7歳 | 30 |
| 8～9歳 | 35 |
| 10～11歳 | 35 |
| 12～14歳 | 45 |
| 15～49歳 | 40 |
| 50～69歳 | 45 |
| 70歳以上 | 40 |

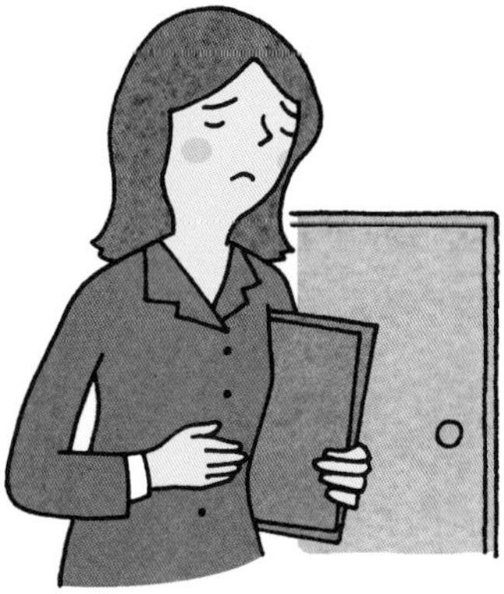

※資料：「日本人の食事摂取基準2010年版」より作成

ミングを食前から食後にする、服用回数を減らす、量を減らす、種類を変えるなどの対策をします。胃薬を併用したり食直後の服用により副作用を感じにくくするといった指導をされることもあります。
　また、便が黒くなることもありますが、これは吸収しきれなかった鉄が腸で変化して排出されるものですので、異常ではありません。
　なお、鉄剤に限りませんが、医療機関で処方された薬は基本的に必ず飲んでください。もし飲めなかったり、飲んだことによる体調不良があった場合は、主治医に相談のうえ服用を中断し、早急に医療機関で診てもらうことが大切です。自己判断で勝手に中断してはいけません。主治医は処方した薬を全部飲んでいる前提で診察しますので、飲んでいるはずなのに治療効果がなければ、もっと強いお薬を出さざるを得ない、ということになります。副作用の疑いなど、飲めない理由を相談すれば、適切に対処してくれます。

# 貧血Q&A

貧血について、本書で紹介した基礎知識以外の、気になる疑問をまとめました。
正しい知識を持って、貧血を改善しましょう。

## Q 貧血は遺伝するのでしょうか？

**A** 貧血のほとんどは生活習慣や偏った食事による後天性のものですから遺伝はしませんが、先天性の溶血性貧血や再生不良性貧血は遺伝する可能性があります。

地域的な遺伝性の貧血として、地中海沿岸のサラセミア、アフリカの鎌形赤血球症があり、非常に重い症状を起こすことがあります。

日本の遺伝性貧血としては、溶血性貧血を起こす「遺伝性球状赤血球症」があります。この貧血は、脾臓《ひぞう》の摘出手術により症状の改善が可能です。

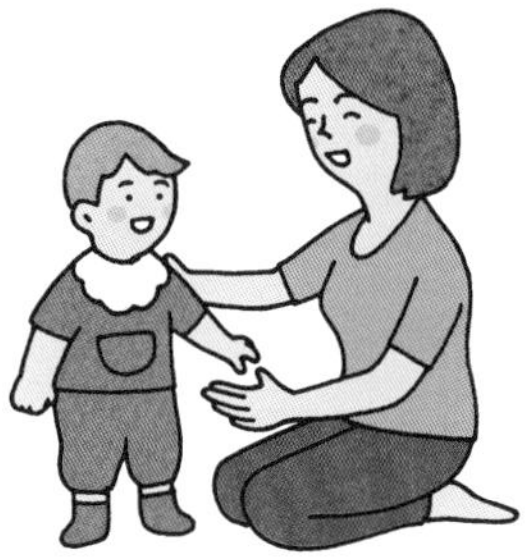

## Q 鉄剤はお茶で飲むと意味がないの？

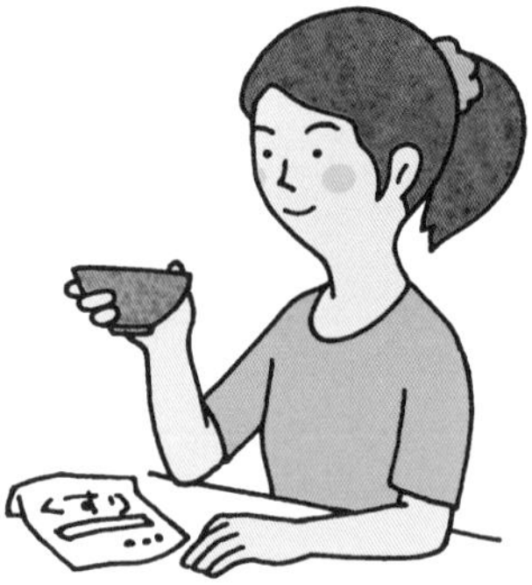


**A** たしかに昔はそう言われていました。しかし現在では、薬をお茶で飲んだとき、お茶の中のタンニンがさまたげる程度の量は、鉄剤の鉄含有量から比べれば微々たるものだと考えられています。

逆に食後のお茶などの習慣を変えることで、薬を飲む生活習慣が変わって、飲み忘れが多くなっては意味がありません。積極的にお茶で飲む必要はないのですが、それが習慣という方はお茶といっしょに飲んでも大丈夫です。

## Q 採血中に倒れるのは貧血ですか？

**A** いくら血を採ると言っても、採血検査程度の、わずか数 ml の量で貧血を起こすことはありません。

ではなぜ倒れることがあるのかと言えば、原因は「血管神経迷走反射」、いわゆる「失神」した状態です。大脳皮質や脳幹への血流が悪化して、一時的に意識を失うものです。危険性もなく、後遺症などはありませんが、倒れたときにケガをすることがありますので、倒れたことのある人は医師や看護師に伝えておきましょう。

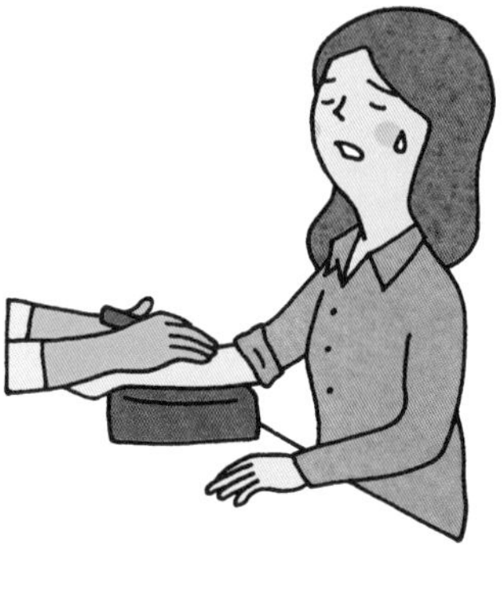

## Q 高齢のひとり暮らしで食事をつくるのが面倒です

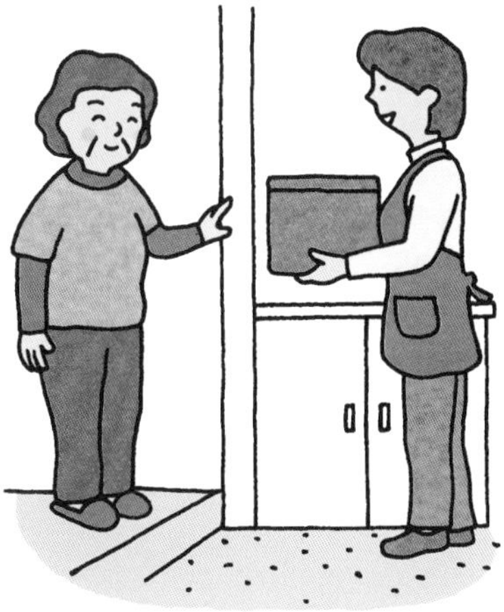

**A** 高齢者のひとり暮らしでは、バランスよくいろいろな食材を買いたいが分量が多すぎて食べきれないことも。そうはいっても傷みにくい食材や、米、乾麺ばかりでは栄養が偏ります。そこで考えてみたいのが宅食（調理済み食品宅配サービス）の利用です。メニューも豊富で栄養バランスにも優れているものが多数販売されています。

一方コンビニやスーパーに、最近では少量パックのお惣菜があります。野菜の煮物、サラダ、焼き魚など種類も豊富で、多少の保存も効き便利です。

これらをうまく利用して食事療法を続けましょう。

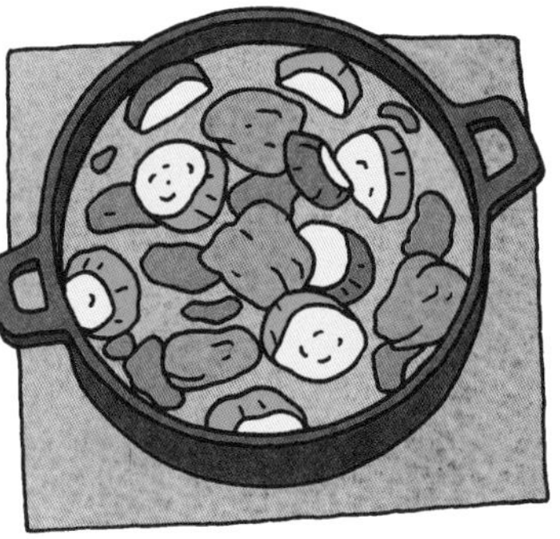

## Q 鉄製の調理器具を使うと鉄分補給できる？

**A** たしかに鉄製の鍋やフライパンといった調理器具を使うと、鉄分が食品中に溶け出します。

しかし溶出した鉄は非ヘム鉄。吸収もあまりよくありませんし、量もごく微量。摂取量として足りるかと言えば全く足りません。やはり食物からきちんと摂取することが大切です。

## Q 鉄分をとるのに銅も必要って本当？

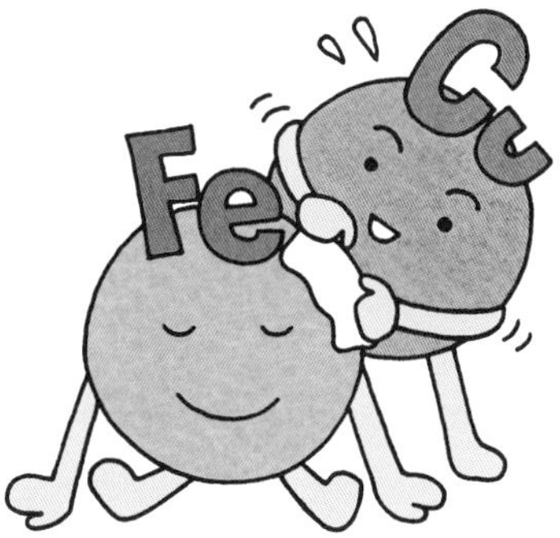


**A** 銅は体内で酵素の成分として存在していることが多い金属です。血液中では主にセルロプラスミンという酵素の成分として存在しています。

銅を含有した酵素は、鉄の吸収や利用に重要な役割を持っています。銅は鉄をヘモグロビンとして利用できるように形を変える働きをします。貧血に欠かせない銅は食品からとるようにしましょう。

# 食材別索引

※レシピの中のメイン、およびサブの中心的食材を索引にしています。

# 献立別 鉄分量索引

※主菜(定番、肉、魚、卵・豆腐)、副菜、汁物・スープ、麺・丼・ワンプレート、もう一品(常備菜、デザート)ごとに、鉄分量順に並べています。

**監修**

**鈴木　謙**（すずき・けん）

同愛記念病院血液内科部長、医学博士。1986年、東京医科歯科大学医学部卒。東京医科歯科大学第1内科、横浜赤十字病院内科、都立駒込病院血液内科、日立総合病院血液内科、東京医科歯科大学血液内科、東芝病院血液内科を経て、現職。血液内科の専門医として豊富な経験を持つ。血液に関するさまざまな病態の診療に日々、力を注いでいる。監修書に『貧血の人のおいしいレシピブック』（保健同人社）がある。

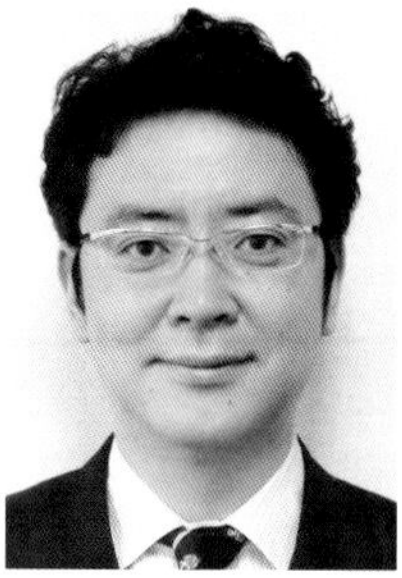

**料理制作**

**検見﨑聡美**（けんみざき・さとみ）

管理栄養士、料理研究家。テレビや書籍を中心に幅広く活躍中。管理栄養士として病人食やヘルシーな健康レシピの著書も多い。また、初心者でも手軽にできるレシピに定評がある。『いちばんやさしい基本のおかず』『おいしさのコツが一目でわかる　基本の料理』（ともに成美堂出版）、『免疫力が上がる食べ合わせ』（学研パブリッシング）、『病気にならない食べ物事典』（PHP研究所）など著書多数。

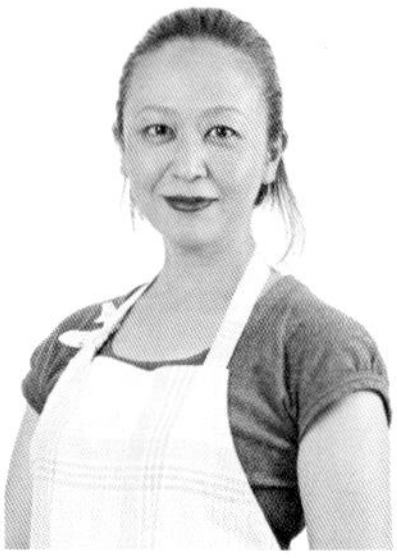

| | |
|---|---|
| 料理アシスタント | 大木詩子、熊谷笑美 |
| 栄養計算 | 藤原朋末（エミッシュ） |
| 撮影 | 糸井康友 |
| スタイリング | カナヤマヒロミ |
| 本文デザイン・DTP | シーツ・デザイン |
| DTP協力 | オノ・エーワン |
| 本文イラスト | 山村ヒデト |
| 執筆協力 | 佐久間　功 |
| 校正 | ぷれす |
| 編集協力 | ヴュー企画 |

＜協力＞
●UTUWA
〒151-0051　東京都渋谷区千駄ヶ谷3-50-11明星ビルディング1F
Tel　03-6447-0070
http://www.awabees.com/

# 改訂新版　貧血の人の基本の食事

2021年11月2日　第1刷発行

発行人　中村公則
編集人　滝口勝弘
編集担当　亀尾　滋
発行所　株式会社 学研プラス
〒141-8415　東京都品川区西五反田2－11－8
印刷所　大日本印刷株式会社

●この本に関する各種お問い合わせ先
本の内容については、下記サイトのお問い合わせフォームよりお願いします。
https://gakken-plus.co.jp/contact/
在庫については　Tel 03-6431-1250（販売部）
不良品（落丁、乱丁）については　Tel 0570-000577
学研業務センター　〒354-0045 埼玉県入間郡三芳町上富279-1
上記以外のお問い合わせは　Tel 0570-056-710（学研グループ総合案内）